AME 科研时间系列医学图书 1B065

# 观察性研究论文撰写规范STROBE解读

主　编：吴进林
副主编：王闯世　张开平　黄　琰

中南大学出版社
www.csupress.com.cn
·长沙·

AME
Publishing Company

**图书在版编目（CIP）数据**

观察性研究论文撰写规范STROBE解读/吴进林主编.
—长沙：中南大学出版社，2023.3
ISBN 978-7-5487-5137-3

Ⅰ.①观… Ⅱ.①吴… Ⅲ.①医学—论文—写作—
研究 Ⅳ.①R

中国版本图书馆CIP数据核字(2022)第189861号

AME 科研时间系列医学图书 1B065

观察性研究论文撰写规范 STROBE 解读
GUANCHAXING YANJIU LUNWEN ZHUANXIE GUIFAN STROBE JIEDU

主 编：吴进林

□出 版 人　吴湘华

□丛书策划　汪道远　陈海波

□项目编辑　陈海波　廖莉莉

□责任编辑　李 娴　李沛宇　周小雪

□责任印制　唐 曦　潘飘飘

□版式设计　汤月飞　林子钰

□出版发行　中南大学出版社

　　　　　　社址：长沙市麓山南路　　　　　　邮编：410083

　　　　　　发行科电话：0731-88876770　　　　传真：0731-88710482

□策 划 方　AME Publishing Company

　　　　　　地址：香港沙田石门京瑞广场一期，16 楼 C

　　　　　　网址：www.amegroups.com

□印 装　天意有福科技股份有限公司

□开 本　710×1000　1/16　□印张 18　□字数 349 千字　□插页

□版 次　2023 年 3 月第 1 版　□2023 年 3 月第 1 次印刷

□书 号　ISBN 978-7-5487-5137-3

□定 价　285.00 元

# 编者风采

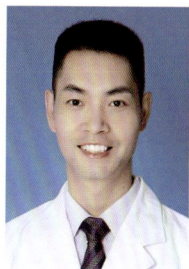

**主编：吴进林**

**广东省人民医院**

北京协和医学院阜外医院博士，美国耶鲁大学访问学者，师从于存涛和John Elefteriades教授。*Annals of Translational Medicine*学术编辑，手术技术报告指南SUPER协作组成员，AME出版社学术讲师。主要研究方向为主动脉疾病的临床诊治，擅长R语言、机器学习、数据可视化等。在国际上率先提出"升主动脉延长预测主动脉夹层"的理论，该项研究被JACC主编Valentine Fuster评为2019年度血管外科顶级研究。目前发表论文60篇，其中以第一/通讯作者发表论文26篇，参编《疯狂统计学（第二版）》。

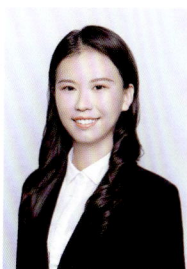

**副主编：王阁世**

**中国医学科学院阜外医院，国家心血管病中心医学统计部**

助理研究员，北京协和医学院流行病与卫生统计学博士，加拿大McMaster大学人群健康研究所联合培养博士，北大核心期刊审稿人。入选2021年"北京市科技新星计划"并主持相关课题，参与国际大规模前瞻性城乡流行病学研究（PURE）及多项国内外临床研究和临床试验项目。研究方向为心血管流行病学及相关方法学研究、临床研究/试验方案设计与分析。

在国内外专业期刊发表文章27篇，其中以第一/共同第一作者发表SCI文章6篇，在核心期刊发表文章2篇。参编《医疗器械临床试验统计方法》（第2版），参译《医疗器械临床试验的设计、实施与管理》。

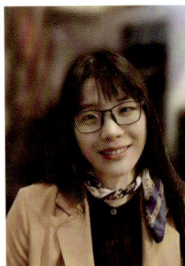

## 副主编：张开平

**AME出版社**

PhD，MPH，药理学博士，公共卫生学硕士，主要负责AME出版社旗下多本SCI等英文期刊医学评论稿件的邀约及自由投稿的编辑部内审，包括对稿件质量和报告质量的审查。手术技术报告指南SUPER的主要制定人之一，以第一/通讯作者发表英文学术论文20余篇。主译《生物医学研究报告指南：用户手册》，主编《病例报告撰写规范CARE解读》。

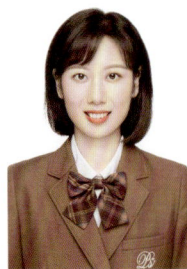

## 副主编：黄琰

**广东省第二中医院**

北京中医药大学针灸学硕士，中国针灸学会会员，发表中英文学术论文8篇，参与国家自然科学基金资助项目1项，参与重大心血管研究项目1项。

# 编委会

**主　编：**

　　吴进林　广东省人民医院心外科

**副主编：**

　　王闯世　中国医学科学院阜外医院，国家心血管病中心医学统计部
　　张开平　AME出版社
　　黄　琰　广东省第二中医院

**编　　委**（以姓氏拼音首字母为序）：

陈舸
中山大学公共卫生学院

陈亮
中国医学科学院阜外医院心脏外科

陈中丽
中国医学科学院阜外医院

管秀雯
中国医学科学院肿瘤医院

胡志德
内蒙古医科大学附属医院检验科

黄莹
广州医科大学附属第一医院胸外科

罗淞元
广东省人民医院心内科

马艳芳
香港浸会大学 EQUATOR 中国中心

聂志强
广东省人民医院心血管病研究所

任燕
北京中医药大学东直门医院心血管病中心四病区

苏展豪
广东省人民医院心外科

王润辰
广州医科大学附属第一医院胸外科

王子兴
中国医学科学院基础医学研究所

张斌
中国医学科学院阜外医院心内科

夏良涛
广东省人民医院心外科

张策
中国医学科学院阜外医院心内科

肖媛媛
昆明医科大学公共卫生学院

赵毅
广州医科大学附属第一医院胸外科

闫丽
内蒙古医科大学附属医院呼吸与危重症
医学科

郑文琪
内蒙古医科大学附属医院检验科

姚佑楠
广东省人民医院心血管病研究所

# 丛书介绍

很高兴，由AME出版社、中南大学出版社联合出品的"AME科研时间系列医学图书"，如期与大家见面！

虽然学了4年零3个月医科，但是，仅仅做了3个月实习医生，就选择弃医了，不务正业，直到现在在做医学学术出版和传播这份工作。2015年，毕业10周年。想当医生的那份情结依旧有那么一点，有时候不经意间会触动到心底深处……

2011年4月，我和丁香园的创始人李天天一起去美国费城出差，参观了一家医学博物馆——马特博物馆（The Mütter Museum）。该博物馆隶属于费城医学院，创建于1858年，如今这里已经成为一个展出各种疾病、伤势、畸形案例，以及古代医疗器械和生物学发展的大展厅，展品逾20 000件，其中包括战争中伤者的照片、连体人的遗体、侏儒的骸骨以及人体病变结肠等。此外还有世界上独一无二的收藏，比如一个酷似肥皂的女性尸体、一个长有两个脑袋的儿童的颅骨等。该博物馆号称"Birthplace of American Medicine"。走进一个礼堂，博物馆的解说员介绍宾夕法尼亚大学医学院开学典礼都会在这个礼堂举行。当时，我忍不住问了李天天一个问题：如果当初你学医的时候，开学典礼在这样的礼堂召开的话，你会放弃做医生吗？他的回答是：不会。

2013年5月，参加《英国医学杂志》（BMJ）的一个会议，会议之后，有一个晚宴，BMJ为英国一些优秀的医疗团队颁奖，BMJ的主编和BBC电台的著名节目主持人共同主持这个年度颁奖晚宴。令我惊讶的是，BMJ给每个获奖团队的颁奖词，从未提及该团队过去几年在什么"大牛"杂志上发表过什么"大牛"论文，而是关注这些团队在某个领域提高医疗服务质量，减轻病患痛苦，降低医疗费用等方面作出的贡献。

很多朋友好奇地问我，AME是什么意思？

AME的意思就是，Academic Made Easy, Excellent and Enthusiastic。2014年9月3日，我在朋友圈贴出3张图片，请大家帮忙一起从3个版本的AME宣传彩页中选出一个喜欢的。最后，上海中山医院胸外科的沈亚星医生竟然给出一个AME的"神翻译"：欲穷千里目，快乐搞学术。

AME是一个年轻的公司，拥有自己的梦想。我们的核心价值观第一条是：Patients Come First！以"科研（Research）"为主线。于是，2014年

4月24日，我们的微信公众号上线，取名为"科研时间"。"爱临床，爱科研，也爱听故事。我是科研时间，这里提供最新科研资讯，一线报道学术活动，分享科研背后的故事。用国际化视野，共同关注临床科研，相约科研时间。"希望我们的AME平台，能够推动医学学术向前进步，哪怕是一小步！

如果说酒品如人品，那么，书品更似人品。希望我们"AME科研时间系列医学图书"丛书能将临床、科研、人文三者有机结合到一起，像西餐一样，烹调出丰富的味道，搭配出一道精美的佳肴，一一呈现给各位。

**汪道远**
AME出版社社长

# 序（一）

2021年5月19日，我收到AME社长汪道远先生的信息："你最近工作是否忙？"面对领导突然的关心，我诚惶诚恐。当时我刚刚进入广东省人民医院工作没多久，还在适应过程中，感觉生活和工作都是一地鸡毛，剪不断理还乱，所以我直说"工作忙"。对于AME，我充满了敬意和感激。它从零起步，在西方各大期刊出版社的包围下顽强生长，颇有"星星之火，可以燎原"之势。另外，在论资排辈的科研界，我们这些年轻人能够通过AME，亲身参与编辑、审稿、讲课等学术活动，有充分的舞台去交流和分享经验，所以，我又坚定地补充道："但是不影响您指派任务"。对于AME的召唤，必应之。虽然我还不知道要做哪些工作，但就是信任，于是有了这本书的故事。

什么是STROBE，为什么我们需要了解它？STROBE全称Strengthening the Reporting of Observational Studies in Epidemiology（《加强流行病学中观察性研究报告质量》），其目的是教我们如何报告观察性研究，包括队列研究和病例对照研究等。鉴于观察性研究是临床研究最常见的类型，STROBE也可以说是最重要的报告指南之一。STROBE指南已获得120多种期刊（包括Lancet、British Medical Journal、Annals of Internal Medicine等）的推荐。说个小技巧，在写论文的时候加上一句"This study was reported according to the STROBE guideline"，编辑和审稿人估计会嘀咕："哟，懂行啊！"

本书名为《观察性研究论文撰写规范STROBE解读》，实际上我们在STROBE的基础上做了极大的拓展。一方面是为了更充分地解读STROBE，另一方面是希望读者获得全面的关于临床研究的认识。我们的定位是卓越设计、高级统计、优秀写作，也就是说，本书希望带领读者充分了解观察性研究的试验设计，尤其是高水平研究的设计。统计和试验设计不分家，高水平的临床研究常常会用到一些复杂的统计学模型，比如逆概率加权、混合效应模型等，这些方法在本书里都有介绍。临床研究是一个知行合一的学科，不光要知道"why"，还要知道"how"。对于一些关键的统计模型，我们提供了完整的练习数据和R语言代码，以及统计结果解读，让大家都能上手练练，找找感觉。最后，也是STROBE的重点，如何做到准确和透明地报道？我们在STROBE的基础上，结合自身的经验和文献，力图把STROBE的理论具体化，增强实际写作的指导性，在准确的基础上做到优美。

本书的语言风格是庄谐杂出、雅俗共赏。我要求编者尽量用通俗的语言解释深奥的道理，不要用写教材的风格来写，而要用知乎回答的风格来写文章，多讲例子和个人体会，少讲理论。趣味性和学术性实际上很难兼得，毕竟"学海无涯苦作舟"，而不是"甜作舟"。在把理论通俗化的过程中，可能会在一定程度上牺牲准确性，还请各位读者海涵并予以斧正。

本书的作者很多都手握10分以上的SCI论文，有内科医生、外科医生，还有学术编辑和方法学家，可谓"八仙过海，各显神通"。本书编写的全过程得到AME出版社的鼎力支持，逢山开路、遇水搭桥。我们献上自己的雄心和诚意以飨读者，希望诸君有所收获和启发。

吴进林

2022年2月9日

# 序（二）

去年5月底的一个晚上，我收到吴进林博士的消息：蒙AME社长汪道远先生邀请，拟对STROBE指南进行深度解读，询问我是否有兴趣参与其中。作为初出茅庐的青年科研人员，我当时的第一反应是为有这样宝贵的机会而深感荣幸。因为在此之前，我早已耳闻AME出版社如一颗冉冉升起的新星，短短十年迅速发展壮大并占有一席之地，让人敬佩不已；旗下拥有一系列期刊及书籍，尤其是《疯狂统计学》，令人印象深刻。敬佩、荣幸、感激之余，我也深感这项工作意义非凡：如果能够尽自己的微薄之力，让临床和流行病学科研工作者们更好地理解STROBE指南并运用到文章撰写中，对于国内观察性研究报告质量的进一步提升将大有裨益。

STROBE指南是由参与观察性研究的流行病学家、方法学家、统计学家、研究人员和期刊编辑共同发起的国际倡议，旨在提高观察性研究报告的撰写质量。我理解的STROBE指南不仅是一个报告规范，更像是一个"标准操作流程（standard operating procedure，SOP）"，指导研究人员高质量地开展观察性研究：确定研究关键要素、明确控制偏倚的方法、预先估算样本量、选择恰当的统计分析方法、准确清晰地展示结果、研究结果分析与类比等。STROBE指南为世界范围内的观察性研究提供了一个报告"模板"，为研究人员间的借鉴与交流提供了极大的便利。对于这本STROBE解读之书，吴进林博士建议编者尽可能用通俗的表达，把枯燥、深奥的理论讲清楚——"不要用写教材的风格，要用写知乎回答的风格来写"。为兼顾通俗和严谨准确，编者对内容进行了反复修改打磨，很多次的沟通和反馈都是在晚上、周末或其他节假日完成的，希望这本带着所有编者的认真、负责与热情的图书能让读者有所获益。

STROBE指南就像一篇文章的摘要，高度概括了观察性研究的精华；而本书就像文章的正文，从观察性研究的研究设计（包括样本量确定），到相关统计方法（处理混杂、亚组分析及交互作用、缺失值处理、匹配等），再到研究结果报告与讨论，在对精华中的每一个关键点进行详解和延伸的同时，配以生动翔实的案例或解读详尽的程序代码，"手把手"教读者如何撰写一篇优秀的观察性研究论著。本书中的实例均节选自高水平期刊上发表的高质量论文，让读者在真实研究情境下更直观地体会指南中每一个条目的要求，这也是本书的一大亮点。

本书通俗易懂，可作为初尝科研、羽翼未丰的学生们的入门书籍，相信他们通读全书后会对观察性研究有一个系统而感性的了解；亦可作为基础扎实、略有小成的青年研究人员的进阶宝典，结合高质量研究实例牢牢掌握观察性研究中的每一个核心点，为未来产出更高水平、更有意义的研究成果作铺垫；最后，也特别欢迎资深研究人员和领域内专家阅读、提出宝贵意见并予以斧正！

　　感谢吴进林博士的邀请和信任，遍布全国各地的优秀青年学者因本书得以相识结缘、互学互鉴。最后，感谢AME出版社所有工作人员的支持和帮助，得以让本书顺利与读者见面。敬请广大读者提出宝贵意见，以便进一步修订和改进！

王闯世

2022年3月23日

# 序（三）

9年前，我还是一名待毕业的学生，起早摸黑是科研人的日常，最疯狂的一次，我近40小时没有合过眼。即便是这样，我也是老师和同学眼中"基本判定"为会延期的那一个，因为我的稿件被拒数次，每一次的投稿—拒稿—再修稿—投稿都耗时数月。直到毕业答辩前两天，我的文章才被正式接收。作为一名作者，我自嘲是"踩点王"。在那几年间，导师还安排我审核过几十篇英文稿件。作为一名审稿人，我大多时候也都是摸着石头过河，摸索出来的审稿框架也谈不上多么完备和条理清晰。我还自费1 000多元人民币，参加过一个线下科研交流会，学习前辈们都是怎么审稿的。这对于一个没有工作的学生而言，简直就是一笔巨款。而且，参加完那场沙龙后，我还获赠了"彩蛋"——一听全会，一用全废。5年前，我又多了一重身份——期刊的学术编辑。我的日常工作便是处理AME出版社旗下期刊收到的稿件，在确保稿件符合国际出版规范并得到科学的评审的基础上，尽可能遴选出最有价值的稿件。随着阅稿量的不断增加，我发现上述情况十分普遍——大量作者因投稿前对编辑部的常见拒稿原因不甚清楚，而没有做好充分的准备，要么被反复拒稿，要么在修稿中耽误大量不必要的时间；不少审稿人的审稿意见缺乏清晰的矩阵思维且完备性不足。这在观察性研究论文中更是普遍，因为观察性研究是临床研究中最常见的研究，也是AME出版社旗下期刊收到的自由投稿中最多的类型之一。

有没有能同时助力于改善上述两种现状的方法或工具？有。STROBE便是绝佳工具之一。STROBE是专门就队列研究、病例对照研究和横断面研究这3类观察性研究制定的报告规范。据笔者估计，目前有超过200本期刊认可该规范，包括AME出版社旗下的60多本期刊。作为报告规范，STROBE的22个条目对标题、摘要、引言、方法、结果、讨论等一篇观察性研究论文所需具备的最关键要素给出了建议。这无论是对作者，还是审稿人而言，都是一个详实而考究的路标。

STROBE规范已有配套的官方解释文件，国内也已有不少中文版本和解读。那么，本书有何不同，读者又能有哪些新收获？其一，就条目的解析而言，这本书不仅囊括了STROBE报告规范的官方解读文件，还另外用了15个章节之多的篇幅，对STROBE指南的22个条目进行详细解读，对每个条目的解析足够深入，也诚意十足。20多名优秀的编者对条目的解析绝非"假大空"，而是采用通篇举例这一十分接地气的方式，力争减少读者"一看就会，一用全废"的体验。其二，这本书的定位是力争让读者"知其然且知其所以然"。本书不仅剖析了应该怎么报告（发表流程中的下游），还重点介绍如何设计研究、如何做好统计（发表流程中的上游）。无论读者想要了解的是怎么更好地写作，还是了解如何制定抽样策略、确定样本量、控制偏倚、处理缺失值、做敏感性分析等，在本书中全部都能读到。其三，本书的编委团队算得上是"多学科团队"，有临床各科室医生、统计学家、方法学家、期刊编辑等，读者可感受多个维度的思想碰撞，撞出火花的概率应该不小。例如，读者能了解到一个期刊编辑在审核一篇稿件时，脑海里究竟想些什么、心中有什么顾虑、会基于什么作出判断。读者也能读到稿件被拒绝的常见原因，并可以此提前做好准备，提高自己稿件的命中率。

期待这本书能带给各位惊喜。

张开平

2022年3月25日

# 序（四）

　　观察性研究是临床研究最常见的类型，临床专业期刊发表的10篇研究论文中，约有9篇为观察性研究，但许多观察性研究报告的质量不高，进而妨碍了对研究的优缺点及其结果的普遍性的评估，在此背景下，《加强流行病学中观察性研究报告质量》（STROBE）应运而生。STROBE涉及文章的标题、摘要、引言、方法、结果和讨论部分，清晰地呈现了观察性研究中的各个部分。

　　但STROBE也明确指出其目的是解释如何做好研究报告，而不是如何进行研究。当我们拿到这一份"指南"并想以此为框架开展科研生涯中的第一项观察性研究的时候，可能还是会疑惑，我们该如何设计研究，又该如何灵活运用STROBE呢？高水平的试验研究设计往往涉及更为复杂的统计学模型，我们又该如何解读结果？因此，我们需要的不仅仅是一份翻译为中文的"指南"，我们更需要可以指导实践的"指南解读"。

　　于是，出于想要帮助读者解答以上疑惑之心，《观察性研究论文撰写规范STROBE解读》诞生了。我很荣幸参与了《观察性研究论文撰写规范STROBE解读》的翻译和编辑工作。本书在充分解读STROBE的基础上，从试验设计、统计等方面入手，增强了对实际写作的指导作用。编者更是奉上了完整的练习数据、R语言代码及统计结果解读，以便读者迅速在实践中巩固理论，以达事半功倍之效。如果您计划进行或正在进行观察性研究，请翻开《观察性研究论文撰写规范STROBE解读》，相信它能给您带来新的启发。

黄琰

2022年3月24日

# 目　录

# 第一章　什么是*STROBE*?

古时，烽火只有在外敌入侵需紧急召唤诸侯来救援时才被点燃。周幽王为博宠妃褒姒一笑，下令在20多座烽火台点起烽火。结果，诸侯们率兵匆匆赶到却发现只是君王为博宠妃一笑，愤然而去。后来，西夷太戎攻周，周幽王再燃烽火而诸侯未到。最终，周幽王被逼自刎，褒姒也被俘。

著名期刊*Lancet*曾发表一篇错误地将麻腮风三联疫苗与自闭症联系在一起的论文。虽然该文最终被撤回，但在时隔20多年的今天，国外众多父母仍拒绝给自己孩子接种疫苗。2000年，美国在宣告麻疹灭绝的同时，却报道出2 200余例新确诊麻疹病例。

信任会因一朝不慎而崩塌，错信也能因根植而难拔。此类案例绝非罕见，在科学界尤为常见。2021年，国际科学、技术和医学出版商协会（International Association of Scientific, Technical and Medical Publishers，STM）发布了《2025国际科技出版趋势》[1]，该蓝图绘制了一个三角洲科研生态系统，科研成果和科研出版物则在三角洲之间流动。STM指出，在整个科研生态系统中，核心宗旨是要向上游寻找信任和真理的源泉。

如今，海量的科技文献出现在我们身边。2020年全年，仅PubMed新收录的文章就超过160万篇[2]。哪些是可以信任的好文章？哪些是鱼目混珠的"垃圾"？甚至，哪些是论文工厂伪造出来污染科学界的"黑暗势力"？一篇论文值得信任的标志是读者能很便利地去评估它的研究质量，能去重复研究结果，能对研究发现有恰当的理解。这一前提是，读者能够很好地理解研究的假说、方法的细节、数据的细节，还有明确的缺陷是什么。这就需要一个规范，以把这些要点不遗余力地拎出来。所以，学术出版的不应只是研究结论，而应当包含数据背景、资助背景、思路来源、撰写过程、同行评议过程、文章传播、内容交流和撤回过程等。只有这样，我们才能知悉内情、经过，让论文工厂这一害群之马现身，让选择性报告现形，让掠夺他人科研成果的"科研海盗"无处藏身，才能更接近可信任的学术论文，接近真理。

《加强流行病学中观察性研究报告质量》（*Strengthening the Reporting of Observational Studies in Epidemiology*，*STROBE*）指南便是在这样的宗旨下诞生的，在2007年的那个秋天。

# 一、*STROBE*报告指南是什么？

## （一）*STROBE*报告指南：诞生即巅峰

尽管随机对照试验（randomized controlled trial，RCT）因其在减少混杂因素和降低偏倚风险等方面的优势而成为验证假说的"金钥匙"，但由于其过于严格的设计和现实中伦理的挑战，RCT并无法完全满足我们接近真理的需求。事实上，有研究统计过，在10篇涉及临床方向的研究中有9篇都是观察性研究[3]。虽然许多医学知识都来自观察性研究，但这类研究比其他研究更容易出现混杂和偏倚。

怎么办？控制好混杂因素，控制好偏倚风险，如此，观察性研究才能更加可信。可是，如果作者在撰写论文时根本就不提这些搭建我们信心的要点，我们何从判断？所以，继1996年针对RCT的《临床试验报告的统一标准》（*Consolidated Standards of Reporting Trials*，*CONSORT*）报告指南发表后，2001年3月，英国部分流行病学家便提出制定观察性研究报告指南的想法。而后，经过2001年11月、2003年4月、2003年8月、2004年9月多次会议的讨论，制定*STROBE*报告指南的倡议最终被确定，并敲定*STROBE*报告指南的范围是3种研究设计——队列研究、病例对照研究和横断面研究[4]。*STROBE*网站也在2004年正式上线[5]，*STROBE*草案清单在2005年5月正式亮相。一直到2007年10月，*STROBE*报告指南和配套的解释与说明文件才被正式发表[6]。

*STROBE*报告指南的制定为何历时如此之久？有很多原因，最主要的是其首先要广泛收集资料，再用严谨的流程从如同大海般浩瀚的资料中捞出大家都认可的"针"。需要收集包括教材、图书数据库、以往的报告指南、系统检索文献及所有与观察性研究相关的资料[4]。为了让整个制定过程严谨科学，*STROBE*制定小组包括了流行病学家、方法学家、统计学家、临床医生、期刊编辑等近60位专家[5]。

正因如此，*STROBE*报告指南一经发表便迅速得到世界范围内诸多期刊的认可。在*STROBE*官网上，*STROBE*报告指南就已有中文、西班牙语、德语、意大利语、日语、葡萄牙语、希腊语和波斯语等9种语言的翻译版本。官网显示，*STROBE*指南已获得120多种期刊（包括*Lancet*、*BMJ*等期刊）和国际医学期刊编辑委员会（International Committee of Medical Journal Editors，ICMJE）的认可。由于包括AME出版社旗下的60多种期刊在内的诸多期刊都加入了ICMJE

而没有再单独列出来，所以可以很有信心地说，认可STROBE报告指南的期刊早已超过了200种。不仅如此，STROBE报告指南也是众多报告指南中应用最为广泛的报告指南之一。例如，STROBE报告指南是AME出版社旗下部分期刊在2020年使用最高频的报告指南，见图1-1。

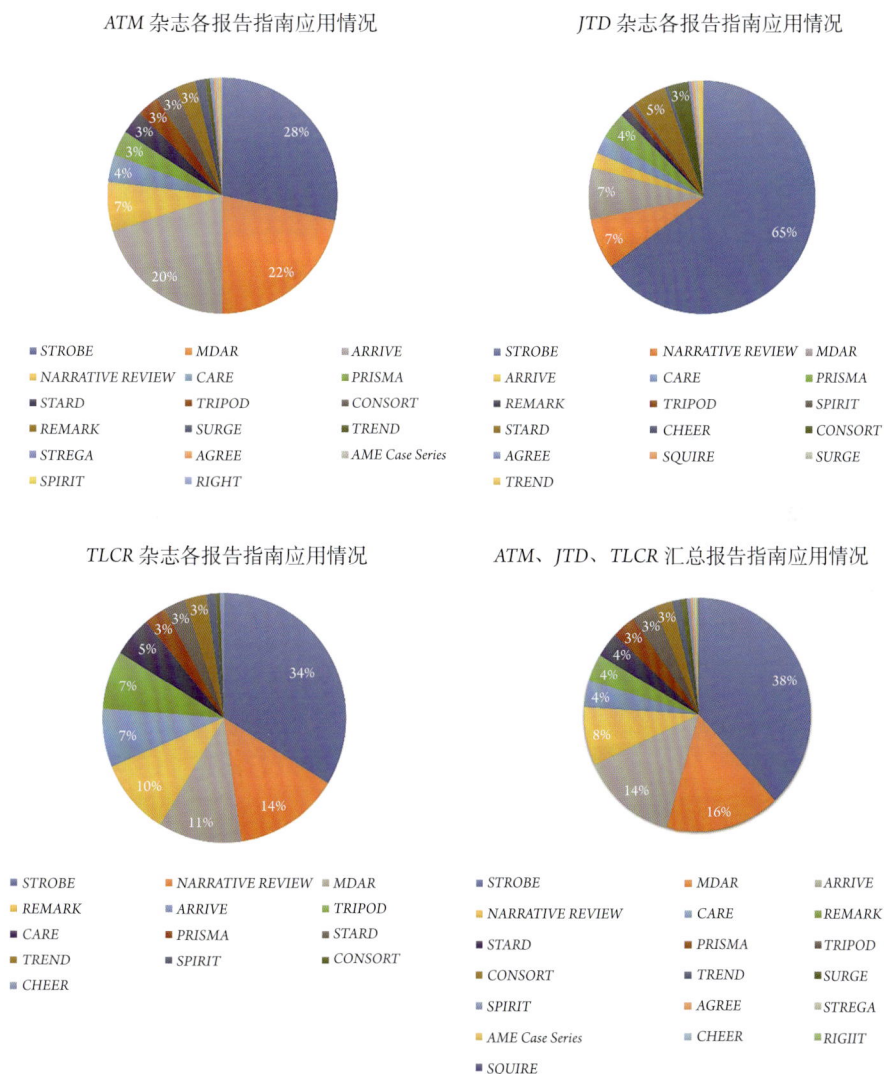

数据统计自378篇文章，其中ATM中165篇文章，JTD中155篇文章，TLCR中58篇文章。ATM：*Annals of Translational Medicine*，《转化医学年鉴》；JTD：*Journal of Thoracic Disease*，《胸部疾病杂志》；TLCR：*Translational Lung Cancer Research*，《肺癌转化研究》。

图1-1　**ATM杂志、JTD杂志、TLCR杂志中各报告指南的应用情况**

### （二）STROBE报告指南：3类研究，22个条目

如前文所述，STROBE报告指南适用于3类研究：队列研究、病例对照研究和横断面研究。①队列研究，是指研究者在一段时间内对研究对象进行随访的研究。在基线时获得研究对象及其暴露的信息，通过一段时间的随访，评估其研究结局的发生情况，计算其发病率、率比和相对危险度。②病例对照研究，是指将具有特定疾病/结局的人群（病例）与没有该疾病/结局的人群（对照）之间的暴露情况进行比较。依据病例和对照的抽样策略以及研究人群的特征，病例对照研究中获得的比值比被解释为风险比、率比或（患病率）比值比。③横断面研究，是指研究人员在同一时间评估样本中的所有个体的情况，通常是为了评估暴露、危险因素或疾病的患病率。

制定STROBE报告指南如同大海捞针。最终，STROBE报告指南包括了22个被认为不可或缺的"定海神针"条目[4]，见表1-1。

## 二、STROBE报告指南究竟如何帮到我们？

### （一）离稿件被拒之坑更远

稿件被拒的原因有哪些？最常见的原因见表1-2[7]。

我们把这些常见的拒稿原因和STROBE报告指南的22个条目比对一下，是不是发现关心的维度高度重合？例如，STROBE条目3对应被拒原因3，STROBE条目4对应被拒原因4，STROBE条目10对应被拒原因6，STROBE条目6对应被拒原因7，STROBE条目12对应被拒原因8，STROBE条目20对应被拒原因9。

按照STROBE报告指南进行稿件撰写并不代表稿件一定会被接收，但规范的报告给了编辑和审稿人给出合理审稿意见和决定的重要线索。

作为期刊编辑，我日常的工作主要是审稿，有大量的稿件还没有送达同行评议前就会在我手里被"毙"掉。拒稿的原因中，很多都是关于方法学的细节缺失，造成了编辑、审稿人对研究的信任度缺失。要知道，创新性、临床价值说得再天花乱坠，如果没有可靠的方法来支撑，这样的研究结论就如空中楼阁，根本站不住脚。

对作者而言，如果能在动笔之前、开展之中，乃至研究设计之初，就能考虑到这些重要的点，如STROBE报告指南的条目6——参与者信息（包括对照的合理选择）、条目9——如何控制偏倚、条目11——如何确定样本量、条目12——统计方法，其研究的设计、开展、发表毫无疑问将更加顺利。

表1-1 STROBE报告指南22个条目

| | 条目编号 | 推荐 |
|---|---|---|
| 标题和摘要 | 1 | （a）在标题或摘要中使用常用术语表明研究采用的设计 |
| | | （b）在摘要中对所做工作和获得的结果做一个简明的总结 |
| **引言** | | |
| 背景/原理 | 2 | 解释研究的科学背景和原理 |
| 目的 | 3 | 阐明具体研究目的，包括任何预先设定的假设 |
| **方法** | | |
| 研究设计 | 4 | 尽早陈述研究设计的关键内容 |
| 研究设置 | 5 | 描述研究机构、研究地点及相关资料，包括招募的时间范围、暴露、随访和数据收集等 |
| 参与者 | 6 | （a）队列研究——描述纳入标准，参与者的来源和选择方法，随访方法；病例对照研究——描述纳入标准，病例和对照的来源，以及确定病例和选择对照的方法，病例和对照选择的原理；横断面研究——描述纳入标准及参与者的来源和选择方法 |
| | | （b）队列研究——对于配对设计，应说明配对标准及暴露与未暴露的人数；病例对照研究——对于配对设计，应说明配对标准和每个病例配对的对照数 |
| 变量 | 7 | 明确定义结局、暴露、预测因子、可能的混杂因素及效应修饰因素。如果相关，给出诊断标准 |
| 数据来源/测量 | 8* | 对每个有意义的变量，给出数据来源和详细的测量方法。如果有一个以上的组，请描述各组之间测量方法的可比性 |
| 偏倚 | 9 | 描述解决潜在偏倚的方法 |
| 样本量大小 | 10 | 描述样本量的确定方法 |
| 定量变量 | 11 | 解释定量变量是如何分析的。如果相关，描述分组的方法和原因 |
| 统计方法 | 12 | （a）描述所有统计方法，包括用于控制混杂因素的方法 |
| | | （b）描述所有亚组分析和交互作用的方法 |
| | | （c）解释如何处理缺失数据 |
| | | （d）队列研究——描述处理失访问题的方法（如果相关）；病例对照研究——描述如何对病例与对照进行配对（如果相关）；横断面研究——描述考虑到抽样策略的分析方法（如果相关） |
| | | （e）描述所用的敏感性分析方法 |

续表1-1

| | 条目编号 | 推荐 |
|---|---|---|
| **结果** | | |
| 参与者 | 13* | （a）报告研究各阶段参与者的人数，如可能合格的人数、参与合格性检查的人数、确认合格的人数、纳入研究的人数、完成随访人数和完成分析的人数 |
| | | （b）解释在各阶段参与者退出研究的原因 |
| | | （c）考虑使用流程图 |
| 描述性数据 | 14* | （a）描述参与者的特征（如人口统计学、临床和社会特征），以及暴露和潜在混杂因素的相关信息 |
| | | （b）描述就每一个待测变量而言缺失数据的参与者人数 |
| | | （c）队列研究——总结随访时间（如平均随访时间和总随访时间） |
| 结局数据 | 15* | 队列研究——报告随时间变化的结局事件数或综合指标<br>病例对照研究——报告各种暴露类别人数或暴露综合指标<br>横断面研究——报告结局事件数或综合指标 |
| 主要结果 | 16 | （a）给出未校正的估计值，如果相关，给出混杂因素校正后的估计值及其精确度[如95%置信区间（confidence interval，CI）]，阐明校正了哪些混杂因素及选择这些因素进行校正的原因 |
| | | （b）如对连续变量进行分组，要报告每组观察值的范围 |
| | | （c）如果相关，对有意义的危险因素，最好把相对危险度转化为针对有意义的时间范围的绝对危险度 |
| 其他分析 | 17 | 报告完成的其他分析，如亚组分析、交互作用分析及敏感性分析 |
| **讨论** | | |
| 关键结果 | 18 | 根据研究目标概括关键结果 |
| 局限性 | 19 | 讨论研究的局限性，包括潜在偏倚或不准确的来源。讨论任何潜在偏倚的方向和大小 |
| 解释 | 20 | 结合研究目标、研究局限性、多重分析、相似研究的结果和其他相关证据，对结果进行谨慎全面的解读 |
| 可推广性 | 21 | 讨论研究结果的可推广性（外推有效性） |
| **其他信息** | | |
| 资金来源 | 22 | 提供研究资金来源和资助机构在研究中的作用，如果相关，提供资助机构在本文基于的原始研究中的作用 |

注：*，在病例对照研究中应提供病例组和对照组的信息，在队列和横断面研究中应提供暴露组和未暴露组的信息。

## （二）离更高的GRADE证据质量分级更近

面对如此多的文献，信、不信、多大程度相信已有系统的方法学评估，最

表1-2　稿件被拒的常见原因

| 序号 | 原因 |
|---|---|
| 1 | 研究没有瞄准一个重要的科学问题 |
| 2 | 研究不具有原创性，即他人已经做过同样/类似研究 |
| 3 | 研究没有告诉读者他的假说是什么 |
| 4 | 研究应该用另外一种设计才对/合适 |
| 5 | 可行性存在很大困难 |
| 6 | 样本量太小 |
| 7 | 研究没有对照或者使用了不合理的对照 |
| 8 | 统计分析不正确、不合理 |
| 9 | 作者的结论并非从数据/结果中合理推导而来 |
| 10 | 有明显的利益冲突 |
| 11 | 文章写得太差以至于令人无法理解 |

具代表性的评估标准便是GRADE分级[8]。GRADE分级将证据质量分成了高、中、低和极低4个等级，观察性研究的初始证据质量等级为低，意思是我们对预测值的把握有限——预测值可能与真实值有很大的差别。如果观察性研究在开展得好（低偏倚风险，有一致性、直接性、精确性，低发表偏倚）的前提下还有大的效应或剂量效应，其证据质量是可升级至中级乃至高级的，见表1-3。

按照STROBE报告指南进行撰写的稿件并不代表其研究质量、证据质量一定高或一定能在GRADE分级中被升级，但规范的报告给了指南制定者和系统评价者对其升降所需的重要线索。

例如，①如果作者不充分报告STROBE报告指南的条目6（参与者如何选择）、条目7（考虑可能的混杂因素）、条目9（考虑解决潜在偏倚的方法）、条目12（用于控制混杂因素的统计方法）、条目13（报告参与者的脱失情况）等涉及偏倚风险方面的内容，这类文章将被判定为"偏倚风险未知"或"严重偏倚风险"，其证据质量将可能被降级；②如果作者充分地报告这些因素，指南制定者和系统评价者在评估后决定不降级，在此基础上，如果研究还有大的效应量（如相对危险度>2或者<0.5，不存在混杂因素），或有剂量-效应关系，或存在负偏倚（影响研究的偏倚不是夸大效应而是低估效应时）情况，则可将其证据质量进行升级。

### 三、大家有很好地按照STROBE报告指南撰稿吗？

答案是否定的。

**表1-3　GRADE证据质量的升级与降级**

| 研究设计 | 初始证据质量 | 如有以下情况则需降级 | 如有以下情况则需升级 | 证据质量 |
|---|---|---|---|---|
| 随机试验 | 高 | 偏倚风险 | 大的效应量 | 高（4个加号：⊕⊕⊕⊕） |
| | | −1 严重 | +1 大 | |
| | | −2 极严重 | +2 非常大 | |
| | | 不一致 | 剂量效应 | 中（3个加号：⊕⊕⊕○） |
| | | −1 严重 | +1 有证据 | |
| | | −2 极严重 | | |
| 观察性研究 | 低 | 间接性 | 所有合理的残余混杂 | 低（2个加号：⊕⊕○○） |
| | | −1 严重 | +1 会减少显示的效应 | |
| | | −2 极严重 | +1 若未观察到有效应，混杂提示有虚假效应 | |
| | | 不精确性 | | 极低（1个加号：⊕○○○） |
| | | −1 严重 | | |
| | | −2 极严重 | | |
| | | 发表偏倚 | | |
| | | −1 可能 | | |
| | | −2 极可能 | | |

　　2018年，来自循证医学圣地——McMaster大学的学者系统检索了1996年1月—2016年9月发表的那些专门研究报告指南依从性（包括STROBE报告指南的依从性）的论文后发现，入组的124项研究中，未仔细遵循STROBE指南的研究占比高达88%[9]。这篇系统评价总结了适用于RCT的CONSORT报告不规范的常见原因，但对STROBE指南报告不佳的细节却没有展开说明。

　　所以，我们统计了2020年AME出版社旗下部分期刊（JTD、ATM、TLCR）的观察性研究论文按照STROBE报告指南撰写的情况，数据显示，有11个条目（STROBE报告指南的一半条目）是高频未被报告的，见表1-4。可以看到，最高频缺失的条目是6b和16c，缺失率超过60%；12e缺失率超50%；13c缺失率超40%；12c、12d、13b、14b、14c、16b、17缺失率均在30%以上。

　　表1-4只统计了作者空着不填或作者认为不适用、不需要报告的情况，还没有包括那些虽然作者填写了STROBE清单但其实并没有报告到位的情况。于是，笔者进一步检索文献，总结了STROBE报告指南在各学科的不佳报告情况[10-15]，见表1-5。

表1-4 2020年发表在*JTD*、*ATM*、*TLCR*的观察性研究论文的*STROBE*清单填写情况

| 条目 | 没有报告该条目或作者认为该条目不适用 /% | | |
|---|---|---|---|
| | TLCR | JTD | ATM |
| 1a | 0.0 | 0.0 | 0.0 |
| 1b | 0.0 | 0.0 | 0.0 |
| 2 | 0.0 | 0.0 | 0.6 |
| 3 | 0.0 | 0.0 | 0.0 |
| 4 | 0.0 | 1.9 | 0.0 |
| 5 | 1.8 | 0.0 | 1.2 |
| 6a | 1.8 | 2.6 | 6.1 |
| 6b | 66.7 | 60.0 | 64.8 |
| 7 | 1.8 | 1.3 | 3.0 |
| 8 | 1.8 | 3.9 | 4.8 |
| 9 | 5.3 | 19.4 | 10.3 |
| 10 | 7.0 | 12.9 | 9.1 |
| 11 | 3.5 | 12.3 | 5.5 |
| 12a | 1.8 | 3.2 | 1.2 |
| 12b | 10.5 | 23.9 | 18.2 |
| 12c | 38.6 | 42.6 | 32.7 |
| 12d | 40.4 | 42.6 | 32.1 |
| 12e | 57.9 | 46.5 | 46.1 |
| 13a | 0.0 | 5.8 | 4.2 |
| 13b | 31.6 | 38.7 | 32.7 |
| 13c | 43.9 | 58.1 | 41.8 |
| 14a | 0.0 | 0.6 | 1.8 |
| 14b | 24.6 | 45.2 | 41.8 |
| 14c | 33.3 | 36.1 | 38.8 |
| 15 | 17.5 | 21.9 | 19.4 |
| 16a | 17.5 | 21.3 | 13.3 |
| 16b | 29.8 | 38.1 | 26.7 |
| 16c | 70.2 | 61.3 | 53.3 |
| 17 | 24.6 | 39.4 | 29.7 |
| 18 | 0.0 | 0.6 | 0.0 |
| 19 | 0.0 | 0.6 | 0.0 |
| 20 | 0.0 | 0.0 | 0.0 |
| 21 | 1.8 | 3.9 | 3.6 |
| 22 | 17.5 | 27.1 | 12.1 |

**表1-5 观察性研究论文报告不佳的具体情况**

| 参考文献 | 纳入文章数 | 学科方向 | 该研究发现观察性研究论文哪些方面报告不佳 | 对应报告不佳的STROBE指南条目 |
|---|---|---|---|---|
| 10 | 100 | 骨科 | 患者人数，主要结果测量的误差，方法部分的统计方法 | 条目13、条目16、条目12 |
| 11 | 40 | 手外科 | 方法学细节的报告：摘要中提供研究设计类型，研究环境的清晰描述，power分析、缺失值处理和潜在偏倚的考虑 | 条目1、条目5、条目16、条目12、条目9 |
| 12 | 94 | 整形外科 | 标题和摘要中对研究设计的描述，描述环境、地点和相关日期，包括招募、接触、随访和数据收集的时期，描述解决偏倚来源的努力，报告每个阶段的人数，讨论局限性 | 条目1、条目5、条目9、条目13、条目20 |
| 13 | 198 | 妇产 | 被拒绝的稿件在这些方面报告很差：纳排标准、变量、偏倚和混杂、统计方法、未经调整和调整的估计值、类别界限。已发表的稿件在这些方面的报告很差：样本量、缺失数据、研究的参与者、偏倚风险 | 条目6、条目7、条目9、条目12、条目16、条目8、条目10、条目13 |
| 14 | 223 | 过敏，免疫学 | 标题和方法中报告研究设计，变量类型及其测量和评估，偏倚和混杂，样本量，变量分组 | 条目1、条目7、条目10、条目8 |
| 15 | 964 | 营养学 | 描述性数据，统计方法，样本量大小 | 条目14、条目12、条目10 |
| AME | 378 | 全科 | 参与者数量，绝对危险度，敏感性分析，路程图，缺失值的处理，缺失情况，退出研究的原因，分组范围考虑，亚组分析等其他分析 | 条目6b、条目16c、条目12e、条目13c、条目12d、条目12c、条目14b、条目14c、条目13b、条目16b、条目17 |

汇总这些数据，便得到了近2 000篇观察性研究论文的报告情况。可以发现，这9个STROBE条目被多次点名为严重的报告不规范，分别是：条目1、条目6、条目7、条目9、条目10、条目12、条目13、条目14和条目16。

## 四、怎样将这些高频报告不规范的条目报告到位？

我们接下来用案例对被多次点名为严重报告不规范的条目进行逐个解析。

### （一）STROBE条目1——标题和摘要

（a）在标题或摘要中使用常用术语表明研究采用的设计；
（b）在摘要中对所做工作和获得的结果做一个简明的总结。

**不良报告示范**[24]：

标题："Implications of pneumonitis after chemoradiation and durvalumab for locally advanced non-small cell lung cancer"

摘要："Methods: Patients with LA-NSCLC treated with CRT followed by durvalumab from January 2017– February 2019 were identified at 2 institutions. We characterized demographics, tumor factors, radiotherapy, and duration of durvalumab. We examined pneumonitis outcomes including re-challenge success, with secondary endpoints of progression-free survival (PFS) and OS."

解析：摘要中需要对所做工作和获得的结果做简明总结，这是作者最愿意去展示的部分，也是杂志和读者非常想知道的结果，所以几乎都报告良好。这一个条目报告不到位的原因往往是没有清楚表明研究设计类型，包括两个维度：研究是前瞻性的还是回顾性的？研究设计类型是队列、病例对照、横断面还是嵌套的？读了以上原文的标题和摘要，我们无从得知这篇文章的研究设计类型。

**良好报告示范：**

标题："Copeptin concentration following cardiac surgery as a prognostic marker of postoperative acute kidney injury: a prospective cohort study[25]"

标题："Long-term adherence to home mechanical ventilation: a 10-year retrospective, single-centre cohort study[26]"

摘要："Methods: Cross-sectional, online survey-based study on adults living through the COVID-19 pandemic[27]."

解析：作者可以在标题或摘要中用常用术语来表明研究设计类型，在标题和摘要中同时说明就更好了。上面第二个示例，作者还在研究设计的基础上突出了研究的亮点——"10年"，值得借鉴。同时，用"single-centre"（单中心）可以让读者不过度解读研究结果的外推性。

表明研究设计类型的常用术语包括：回顾性队列研究（retrospective cohort study）、前瞻性队列研究（prospective cohort study）、病例对照研究（case-control study）、横断面研究（cross-sectional study）、巢式/嵌套病例对照研究（nested case-control study）、病例队列研究（case-cohort study）等。

**（二）*STROBE*条目6——参与者**

（a）队列研究——描述纳入标准，参与者的来源和选择方法，随访方法；病例对照研究——描述纳入标准，病例和对照的来源，以及确定病例和选择对照的方法，病例和对照选择的原理；横断面研究——描述纳入标准及参与者的来源和选择方法。

（b）队列研究——对于配对设计，应说明配对标准及暴露与未暴露的人数；病例对照研究——对于配对设计，应说明配对标准和每个病例配对的对照数。

**不良报告示范[21]：**

"We performed a propensity-score analysis comparing matched TAAR and AAR subgroups with 43 patients for each group."

解析：作者应用了倾向匹配，说明了两组的人数，但没有说明匹配标准。

**良好报告示范[28]：**

"From January 2000 to December 2012, 416 consecutive patients underwent surgery for GBC at the Seoul National University Hospital…The clinical data for these patients were prospectively collected via electronic medical record data."

解析：作者报告了纳入标准（接受手术治疗的GBC患者），参与者来源（Seoul National University Hospital），选择方法（consecutive，连续性招募），随访方法（电子医疗记录数据）。

## （三）STROBE条目7——变量

明确定义结局、暴露、预测因子、可能的混杂因素及效应修饰因素。如相关，给出诊断标准。

**不良报告示范[21]：**

"Patients were divided into two groups: 47 patients underwent total aortic arch replacement (TAAR) (13.9%) *vs.* 292 (86.1%) patients who underwent ascending aorta replacement (AAR). The primary endpoint was 30-day mortality. Secondary endpoints were long-term survival, intraoperative variables, and postoperative outcomes such as redo-surgery, blood loss, ventilation time, acute renal failure and neurologic complications."

解析：作者报告了暴露、主要和次要结局，但没有报告可能的混杂因素。缺乏对这些因素的明确定义，包括诊断标准。

**良好报告示范[29]：**

"Definitions Diseases were defined using the International Statistical Classification of Diseases and Related Health Problems, Tenth Revision, Clinical Modification (ICD-10-CM), health care usage and medication, as in previous studies (10-12), and are detailed in Table S1. HCM was defined by (I) claims for diagnostic codes (I42.1 or I42.2) with at least one admission or outpatient clinic visit, and (II) registration in the rare intractable diseases (RID) program. The government-implemented RID program is a welfare policy extending health insurance coverage to 90% of medical costs for patients with specific rare diseases. Therefore, registration is tightly controlled by verification with clinical and imaging evidence, and reviews by medical experts and health insurance professionals. HCM has been included in the rare diseases listed in the RID program since 2004. To be registered in the RID program, the patient must fulfill the criteria of HCM on echocardiography and the attending physician must provide clinical certification that the patient has HCM. When validated with hospital data (n=1,110), the combination of ICD-10-CM codes and registration in the RID program showed a high positive predictive value and accuracy (13).

AF was defined with ICD-10-CM code I48, which was validated in previous studies (10-12,14). CHA2DS2-VASc scores were calculated by assigning 2 points each for age ≥75 years and prior stroke/transient ischemic attack/systemic thromboembolism and assigning 1 point each for age 65–74 years, female, congestive heart failure, hypertension, diabetes mellitus, and vascular disease (peripheral artery disease or prior myocardial infarction) (15). We used the CHA2DS2-VASc score to represent the number of risk factors for patients without AF as well, as this score has also been shown to correlate with stroke risk in patients without AF (16-18).

The endpoint was ischemic stroke and all-cause death. Ischemic stroke was defined by diagnosis with ICD-10-CM codes I63 or I64 during admission with claims for brain imaging. When validated with hospital data (n=200), the positive predictive value for ischemic stroke was 94.3%."

解析：作者非常棒地报告了各重要变量（暴露、结局、混杂）的定义。不仅在文章中有简要清晰的描述，而且配备附件表S1可供下载，此类研究的可重复性很好，读者可以下载附件、拿到原始数据进行结果重现。诊断标准不仅提供了，而且很规范，参照ICD-10等。格式上，作者单列出了"Definition"，阅读起来会很容易找到。

### （四）STROBE条目9——偏倚

描述解决潜在偏倚的方法。

**不良报告示范**[27]：

"Limitations to the study A selection bias may be expected in the study, as subjects with affected sleep may have been more interested in completing the survey."

解析：这则案例没有描述解决潜在偏倚的方法，是多数文章报告不规范的代表。但是作者讨论研究不足时开篇就强调了文章的选择偏倚问题，算是一个补救。不过，最好的方式还是在设计研究的时候就提前考虑到，并采取办法进行控制。例如，考虑到回忆偏倚，在做调研的时候，就可以设计好让受访者回忆事件的时间范围。例如，采用至少2人背对背对暴露和（或）疾病的分类进行double-check的方法，降低因为分类错误带来的信息偏倚。再例如，分析入组和拒绝入组的人之间是否存在系统差异来降低选择偏倚。

**良好报告示范[19]：**

"SAS was used to extract the data and build the dataset. R Software, version 3.6.1 (37), was used for programming and statistical analysis. Missing values were imputed using the Multivariate Imputation by Chained Equations (mice) package, version 3.6.0. Imputation was performed to maximize the available information and to reduce potential bias that could be incurred by deleting incomplete records (38)."

解析：作者报告了解决潜在偏倚的方法——利用R软件对缺失值作多重插补来规避由于删除数据带来的潜在偏倚。

## （五）STROBE条目10——样本量大小

描述样本量的确定方法。

**不良报告示范[30]：**

"Methods: From January 2007 to September 2015, 259 patients with preoperative PET underwent hepatectomy as the primary treatment for solitary HCC."

解析：这是非常常见的一种报告。作者没有考虑样本量，而是直接纳入某一个时间段内的符合纳入标准的患者。除此之外，还有一个问题，为什么选择2007年1月—2015年9月这个时间段（这篇文章投稿是2019年）？这些都没有清晰地交代，让人质疑作者是否存在选择性报告。

**良好报告示范[31]：**

方法："A prospective sample size was calculated based on the previous studies (18-22). We expected to include 30% patients with intrathoracic adhesions in this study. Considering a statistical power of 80% and a significant level of 5% (2-sided), the sample size was estimated to be 152 patients. Expecting a dropout rate of 10%, we initially aimed to recruit 167 patients."

解析：作者不仅详细报告了样本量确定方法涉及的重要参数，还给出了参考文献。重要参数包括人口数量（从群体中选出的小的、有代表性的样本，30%），power（即$1-\beta$，可接受20%的假阴性/II类误差），显著性水平（可接受5%的假阳性/I类误差），考虑到的脱失率（预留10%的脱失让研究更可行）。如果作者再报告一下effect size（想要检测到的最小差异，一般从文献、经验或预试验中得出，越小则越难用统计证明，也就越需更大样本量）就更好了。

## （六）STROBE条目12——统计方法

（a）描述所有统计方法，包括用于控制混杂因素的方法。

（b）描述所有亚组分析和交互作用的方法。

（c）解释如何处理缺失数据。

（d）队列研究——描述处理失访问题的方法（如果相关）；

　　病例对照研究——描述如何对病例与对照进行配对（如果相关）；

　　横断面研究——描述考虑到抽样策略的分析方法（如果相关）。

（e）描述所用的敏感性分析方法。

**不良报告示范[16]：**

"Statistical analysis Descriptive statistics were summarized as either mean (± SD), 95% CI or median with corresponding Interquartile range (IQR) for continuous data (depending on its distribution), or frequencies for categorical data. Comparisons between patient groups were assessed using the Student t-test for continuous data, and Fisher's Exact Test for categorical data. All tests were two-sided with a $P$ value of <0.05 indicating statistical significance. Analysis was conducted using Microsoft Excel (Microsoft Office 365 ProPlus Version 15.0.4911.1002)."

解析：这是一篇回顾性队列研究，作者描述了统计方法，但没有描述有没有控制混杂因素、如何控制混杂因素，也没有描述失访和缺失数据是怎样处理的，没有做敏感性分析。

**良好报告示范：**

"PFS and OS were estimated using the Kaplan-Meier method and log-rank tests were performed to compare survival between subgroups. Statistical significance was defined as $P<0.05$. Hazard ratios and corresponding confidence intervals were calculated with a multivariate Cox proportional hazards model. To increase the prediction accuracy of model we excluded variables from the multivariate analysis for two reasons. Firstly, overlapping variables were excluded, i.e., CheckMate eligibility and inclusion in the EAP (Table S1), as both these variables overlapped by definition with ECOG performance score. Secondly, variables that were not associated with PFS or OS in univariate analysis ($P>0.05$) were excluded from the corresponding multivariate analysis. Missing data were excluded by list-wise deletion[17]."

解析：作者描述了所有统计方法，包括用于控制混杂因素的方法——multivariate analysis，报告了缺失值的处理方法。

控制混杂因素是观察性研究中的重点。一般，在研究设计阶段，可以通过限制（restriction，如性别是混杂那么就限制在某一种性别）和匹配（matching，一般针对病例对照研究）的方法来控制混杂；在研究分析阶段，可以用多元回归模型（multi-variable regression model，最常用）和分层（Mantel-Haenszel adjusted estimate）的方法进行控制。

"Kaplan-Meier analysis was conducted to stratify the patient set into subgroups to consider factors predictive of OS[18]."

解析：描述了亚组分析使用的方法。

"SAS was used to extract the data and build the dataset. R Software, version 3.6.1 (37), was used for programming and statistical analysis. Missing values were imputed using the Multivariate Imputation by Chained Equations (mice) package, version 3.6.0. Imputation was performed to maximize the available information and to reduce potential bias that could be incurred by deleting incomplete records (38).[19]"

解析：描述了对缺失值的处理方法——多重插补。

"Missing data in blood-derived parameters analyzed in the multivariable analysis were imputed ten times…As a sensitivity analysis, the final model was also estimated on the complete case data (without imputed data)[20]."

解析：报告了敏感性分析的方式是比较未插补的model和插补过数据的model。

## （七）STROBE条目13——参与者

（a）报告研究各阶段参与者的人数——如可能合格的人数、参与合格性检查的人数、确认合格的人数、纳入研究的人数、完成随访人数和完成分析的人数；

（b）解释在各阶段参与者退出研究的原因；

（c）考虑使用流程图。

**不良报告示范[21]：**

"By comparing demographic data between both groups, it was found that patients were significantly older in the AAR group than in the TAAR group (66.0 [55.9; 73.5 y] vs. 57.9 [53.6; 68.3 y]; P=0.049). Females underwent AAR more frequently than TAAR (37.3% vs. 23.4%, P=0.064)."

解析：作者一上来就开始报告结果，而没有对研究人群作交代。事实上，这是一篇回顾性队列研究，最初纳入了339例患者，而后作者应用了倾向匹配分析来让两组更有可比性，匹配后最终纳入分析的是43例/组。作者应该报告详细的经过，根据什么匹配，没有纳入分析的人数是由于哪些原因匹配不上等。最好配上流程图，就一目了然了。

**良好报告示范**[22]：

"In our study population, 167 patients underwent esophagectomy with an intrathoracic anastomosis (Figure 1). Of these patients, 87 had clinical signs of anastomotic leakage and one or multiple CT scans were performed. Seven patients were excluded (22 CT scans) due to insufficient density of oral contrast or oral contrast was omitted, resulting in 80 patients and a total of 101 CT scans (Figure 1)."

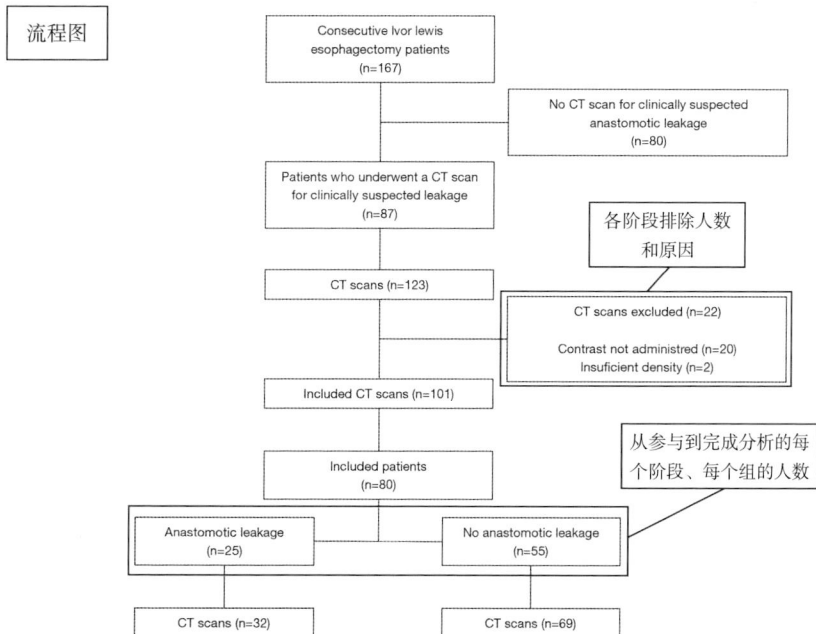

Figure 1 Flowchart shows the selection of the study population.

解析：结果中除用文字简要描述最核心的参与者人数、退出人数、退出原因外，还配备清晰、细致、简约的流程图。

**（八）*STROBE*条目14——描述性数据**

（a）描述参与者的特征（如人口统计学、临床和社会特征），以及暴露和潜在混杂因素的相关信息；

（b）描述就每一个待测变量而言缺失数据的参与者人数；

（c）队列研究——总结随访时间（如平均随访时间和总随访时间）。

**不良报告示范[25]：**

"Results Baseline characteristics Table 1 shows patient characteristics, stratified according to low or high copeptin levels following surgery. There was no significant difference in age ($P$=0.12) or preoperative New York Heart Association functional class ($P$=0.4) between the two groups. Additionally, there was no significant difference in preoperative BNP ($P$=0.48), mean arterial pressure ($P$=0.39), or any other variable. Although there was no significant difference in ICU length of stay, patients in the high copeptin group required higher norepinephrine doses than those in the low copeptin group."

解析：这是比较常见的描述参与者特征的报告，作者会满足条目14a，报告了基本的人口统计学还有潜在的混杂因素信息。但是，大量研究的描述性特征中都缺乏对缺失数据和随访时间的描述。当去做一个简单的加法，很多时候读者会发现各个变量的总数几乎全部相等，也就是说，作者很可能把缺失某一个/几个变量的数据都删除了。实际上，这样直接一刀切地删掉所有缺少个别变量的数据存在较多的问题，尤其是偏倚风险。后面的章节我们会专门讲如何对缺失值进行插补。对于队列研究，作者也没有描述随访时间的信息。通过上述基线信息描述，我们不知道有多少研究人群因为缺乏哪些变量而被删掉了，也不知道其对研究结果造成的偏倚风险有多大。

**良好报告示范[32]：**

"Results Characteristics of participants. A total of 271 patients received prophylactic corticosteroids before extubation. We excluded 16 patients who received systemic corticosteroids within 3 days before starting prophylactic corticosteroids, 2 patients who received systemic corticosteroids after extubation, and 2 patients who received prophylactic corticosteroids during an identical hospital stay, thereby leaving a total of 251 patients for analysis (Figure 1). The median age was 69, and 131 (52.2%) patients were men (Table 1). Among the patients, 56 (22.3%) had underlying DM. The median APACHE Ⅱ score was 18. Moreover, 153 (61.2%) and 104 (41.4%) patients were on acid suppressants and diuretics, respectively, during the initiation of prophylactic corticosteroids. Insulin and enteral antihyperglycemic drugs were administrated to 54 and 4 patients, respectively, within 24 hours of initiating prophylactic corticosteroids. A total of 132 patients (52.6%) received mechanical ventilation within 7 days, and out of the 119 (47.5%) who underwent the cuff leak test, 23 passed and 96 failed the test."

"Our follow-up period may be short, although our follow-up period is 3 days."

**Table 1** Characteristics of study participants

| Characteristics | Outcome |
| --- | --- |
| Age (years) | 69 [53, 79] |
| Gender | |
| Male | 131 (52.2%) |
| Female | 120 (47.8%) |
| Height (cm) | 158 (150, 168) |
| Weight (kg) | 57.0 (49.3, 68.0) |
| Body mass index (kg/m$^2$) | |
| Underweight (<18.5) | 30 (12.4%) |
| Healthy (18.5-25) | 137 (56.6%) |
| Overweight (>25-30) | 50 (20.7%) |
| Obese (>30) | 25 (10.3%) |
| Presence of diabetes mellitus | 56 (22.3%) |
| Reason for admission | |
| Medical | 99 (39.4%) |
| Surgical | 124 (49.4%) |
| Trauma | 28 (11.2%) |
| APACHE II | 18 [13, 24] |
| Tube diameter (mm) | |
| 6 | 8 (3.2%) |
| 6.5 | 9 (3.6%) |
| 7 | 81 (32.3%) |
| 7.5 | 58 (23.1%) |
| 8 | 86 (34.2%) |
| 8.5 | 8 (3.2%) |
| No record | 1 (0.4%) |

**Table 1** (*continued*)

| Characteristics | Outcome |
| --- | --- |
| Not performed/ unclear | 132 (52.6%) |
| Postextubation stridor | |
| Present | 19 (7.6%) |
| Reintubation | |
| Reintubation due to laryngeal edema | 16 (6.4%) |
| Reintubation due to events other than laryngeal edema | 11 (4.4%) |

0.70–2.77) and 3.32 (95% CI, 0.46–23.84), respectively] than the reference subgroup, although the differences were not significant.

**Changes in BG levels within 72 hours of initiating prophylactic corticosteroids**

Meanwhile, 73 (30.3%) out of the 241 patients showed a clinically significant increase in BG levels (*Table 3*). Age ≥60 years (OR 2.03; 95% CI, 1.02–4.04) and the presence of underlying DM (OR 2.47; 95% CI, 1.23–4.96) were significantly associated with a clinically significant increase in BG levels (*Table 4*). The subgroups with blood glucose levels of 180–359 and ≥360 mg/dL had higher ORs [1.53 (95% CI, 0.81–2.87) and 6.44 (95% CI, 0.63–65.35), respectively] than the reference subgroup, although the differences were not significant.

解析：作者描述了人口学特征和重要的临床社会特征，包括相关的混杂因素。表中说明哪些变量的数据有缺失（如图标黄之处）。作者清楚描述了这项研究的总随访时间是3天，并且就这一点不足进行了讨论。

## （九）STROBE条目16——主要结果

（a）给出未校正的估计值，如果相关，给出混杂因素校正后的估计值及其精确度（如95%CI）。阐明校正了哪些混杂因素及选择这些因素进行校正的原因；

（b）如对连续变量进行分组，要报告每组观察值的范围；

（c）如果相关，对有意义的危险因素，最好把相对危险度转化为针对有意义的时间范围的绝对危险度。

报告欠佳示范[23]：

**Table 2** Adjusted hazard ratios [aHR (95% CI)] for 5-year mortality associated with time-to-treatment*

| Time-to-treatment | Early-stage (N=277,245) | Locally advanced disease (N=169,650) | Metastatic disease (N=244,569) |
| --- | --- | --- | --- |
| 0 day | 0.84 (0.82–0.85) | 0.73 (0.71–0.74) | 0.75 (0.74–0.76) |
| 1 day to 4 weeks | Ref. | Ref. | Ref. |
| 4.1–6.0 weeks | 0.93 (0.91–0.95) | 0.82 (0.80–0.83) | 0.75 (0.74–0.76) |
| >6 weeks | 0.92 (0.91–0.94) | 0.71 (0.70–0.72) | 0.58 (0.57–0.59) |

*, model was adjusted for age, sex, race, urban/rural, distance to hospital, facility type, primary payer, Charlson/Deyo comorbidity score, histologic type, and treatment modalities.

解析：作者给出了校正后的估计值和置信区间，表注中说明了对哪些混杂因素进行了校正，但没有给出未校正前的估计值。

**良好报告示范[17]：**

Table 3 Impact of variables on progression free survival. Median PFS and hazard ratios for subgroups, calculated by univariate and multivariate regression analysis

| Characteristics | Variations | N | Median PFS (months) | Univariate analysis | | | Multivariate analysis | | |
|---|---|---|---|---|---|---|---|---|---|
| | | | | HR | 95% CI | P | HR | 95% CI | P |
| Smoking status | Non-smokers | 44 | 2.2 | 1 | | | 1 | | |
| | Smokers | 200 | 3.7 | 0.583 | 0.416–0.818 | 0.002 | 0.792 | 0.562–1.117 | 0.184 |
| ECOG-PS | 0–1 | 208 | 3.5 | 1 | | | 1 | | |
| | 2–4 | 40 | 2.1 | 1.610 | 1.134–2.287 | 0.008 | 1.756 | 1.222–2.524 | 0.002 |
| Liver metastases | Not present at baseline | 205 | 4.1 | 1 | | | 1 | | |
| | Present at baseline | 43 | 2.3 | 1.908 | 1.357–2.682 | <0.001 | 1.720 | 1.215–2.435 | 0.002 |
| Treatment-limiting toxicity | No treatment-limiting toxicity | 227 | 2.7 | 1 | | | 1 | | |
| | Treatment limited by toxicity | 21 | NR | 0.211 | 0.108–0.413 | <0.001 | 0.269 | 0.136–0.530 | <0.001 |
| Response to nivolumab | Non-responders | 191 | 2.3 | 1 | | | 1 | | |
| | Objective responders | 57 | 30.6 | 0.158 | 0.107–0.233 | <0.001 | 0.159 | 0.106–0.239 | <0.001 |
| Response to prior chemotherapy[†] | Non-responders | 124 | 2.5 | 1 | | | | | |
| | Objective responders | 65 | 4.1 | 0.836 | 0.606–1.152 | 0.272 | | | |
| Sex[†] | Male | 136 | 2.7 | 1 | | | | | |
| | Female | 112 | 3.7 | 0.881 | 0.675–1.151 | 0.353 | | | |
| Age[†] | ≤64 years | 140 | 3.2 | 1 | | | | | |
| | ≥65 years | 108 | 2.7 | 1.127 | 0.863–1.475 | 0.379 | | | |
| Tumour histology[†] | Non-squamous | 193 | 2.7 | 1 | | | | | |
| | Squamous | 55 | 4.4 | 0.857 | 0.623–1.177 | 0.340 | | | |
| Brain metastases[†] | Not present at baseline | 192 | 3.2 | 1 | | | | | |
| | Present at baseline | 56 | 2.4 | 1.085 | 0.789–1.491 | 0.615 | | | |
| First access to nivolumab[‡] | Regular Care | 115 | 2.6 | 1 | | | | | |
| | EAP | 133 | 4.1 | 0.730 | 0.559–0.954 | 0.021 | | | |
| CheckMate 017/057 eligibility[‡] | Not eligible | 98 | 2.8 | 1 | | | | | |
| | Eligible | 150 | 2.8 | 0.877 | 0.670–1.147 | 0.337 | | | |

[†], excluded from multivariate analysis because of non-significance in univariate analysis; [‡], excluded from multivariate analysis because of overlap with other variables, e.g., ECOG-PS by definition. NR, not reached; HR: hazard ratio; CI, confidence interval.

解析：作者同时给出了单变量和多变量分析的估计值和置信区间。通过比较，可以清楚看到哪几个变量被去掉了，表注还说明了变量处理的原因。连续变量的分组（年龄）和观察值范围都是清晰的。

## 五、为什么STROBE报告指南遵循的情况仍然不够理想?

前文我们提到过，认可STROBE报告指南的期刊已超过200种。那为何在STROBE报告指南发布14年之后，其遵循情况仍然如此不佳?

2019年，《临床流行病学杂志》（Journal of Clinical Epidemiology，JCE）开展了一项横断面研究，系统地探索这背后的原因[33]。该研究检索了2007年—2017年有关STROBE和其7个扩展版本在相关领域期刊中的认可情况。在检索得到的257本期刊中，只有12本（5%）要求作者提交STROBE清单，22本（9%）只是建议使用STROBE清单，12本（5%）推荐使用相关指南，72本（28%）只是间接性提到了STROBE（比如建议作者要遵循ICMJE建议），139本期刊（54%）根本就没有提到过STROBE，其相关的扩展版则用得更少，只有2本（不足1%）期刊要求作者按扩展版去报告，4本（1%）建议作者按照扩展版报告。可见，虽然粗粗看去，STROBE指南的认可度很高，但各大期刊执行情况并不佳，极少期刊严格遵循了"要求作者填写STROBE清单"这一要求。另一项研究也发现，当期刊强制要求作者按STROBE报告指南报告后，STROBE的总体合规性增加了12%，改善最多的方面是提供研究设计、结果定义及测量的细节，在分析过程中如何处理患者和定量变量，以及讨论局限性和详细说明潜在的偏见来源[34]。

也正是基于此，2019年开始，AME出版社旗下的60多本期刊开始全面认可数十个报告指南。编辑部会强制要求观察性研究的作者在提交论文之外，必须提交STROBE报告指南清单。并且，文章一旦发表，期刊将同步公开发表由作者填写的STROBE清单，方便读者查阅。

## 六、用好STROBE报告指南：让你的观察性研究更可信，设计、开展、发表更顺利

笔者相信，STROBE报告指南是我们所有人的长久益友，它不仅助力审稿人和编辑遴选更值得信任的文章，也助力读者更客观地理解文章结论，更助力作者的研究在设计、开展和发表阶段更顺利地进行。

用好STROBE报告指南，我们将在通往信任和真理的源泉之路上，走对方向，让篇头提及的周幽王和自闭症案例越来越少，公众对科学更有信心，对伪科学更不易错信。

### 致谢

本文中，有关AME出版社3本期刊（JTD、ATM、TLCR）STROBE依从情况的数据来自AME出版社徐小悦女士。本文中，表1-1取自AME出版社引进图书

《生物医学研究报告指南：用户手册》，该表格由湖南文理学院附属医院襄阳市中心医院循证医学中心陈波医生翻译，并经3位专家审校：第四军医大学临床医学博士、公共卫生及预防医学博士后徐少勇医生，兰州大学基础医学院循证医学中心罗旭飞医生，兰州大学第一临床医学院张先卓医生。

## 参考文献

[1]    International Association of Scientific，Technical and Medical Publishers. STM Trends 2025[EB/OL]. https://www.stm-assoc.org/standards-technology/stm-trends-2025/.

[2]    PubMed[EB/OL].[2021-06-25]. https://pubmed.ncbi.nlm.nih.gov/.

[3]    Scales C D Jr，Norris R D，Peterson B L，et al. Clinical research and statistical methods in the urology literature[J]. J Urol，2005，174(4 Pt 1)：1374-1379.

[4]    Moher D，Altman D G，Schulz K F，et al. Guidelines for Reporting Health Research：A User's Manual[M]. WILEY-Blackwell，BMJ Books，2014.

[5]    STROBE website[EB/OL]. https://www.strobe-statement.org/index.php?id=available-checklists.

[6]    von Elm E，Altman D G，Egger M，et al. The Strengthening the Reporting of Observational Studies in Epidemiology (STROBE) statement：guidelines for reporting observational studies[J]. PLoS Med，2007，4(10)：e296.

[7]    Trisha G. How to read a paper：the basics of evidence-based medicine and healthcare[M]. John Wiley & Sons，2019.

[8]    Balshem H，Helfand M，Schünemann H J，et al. GRADE guidelines：3. Rating the quality of evidence[J]. J Clin Epidemiol，2011，64(4)：401-406.

[9]    Jin Y L，Sanger N，Shams I，et al. Does the medical literature remain inadequately described despite having reporting guidelines for 21 years? -A systematic review of reviews：an update[J]. J Multidiscip Healthc，2018，11：495-510.

[10]    Parsons N R，Hiskens R，Price C L，et al. A systematic survey of the quality of research reporting in general orthopaedic journals[J]. J Bone Joint Surg Br，2011，93(9)：1154-1159.

[11]    Sorensen A A，Wojahn R D，Manske M C，et al. Using the Strengthening the Reporting of Observational Studies in Epidemiology (STROBE) Statement to assess reporting of observational trials in hand surgery[J]. J Hand Surg Am，2013，38(8)：1584-9.e2.

[12]    Agha R A，Lee S Y，Jeong K J，et al. Reporting Quality of Observational Studies in Plastic Surgery Needs Improvement：A Systematic Review[J]. Ann Plast Surg，2016，76(5)：585-589.

[13]    Adams A D，Benner R S，Riggs T W，et al. Use of the STROBE Checklist to Evaluate the Reporting Quality of Observational Research in Obstetrics[J]. Obstet Gynecol，2018，132(2)：507-512.

[14]    Wiehn E，Ricci C，Alvarez-Perea A，et al. Adherence to the Strengthening the Reporting of Observational Studies in Epidemiology (STROBE) checklist in articles published in EAACI Journals：a bibliographic study[J]. Allergy，2021，76(12)：3581-3588.

[15]    Zhang J G，Zhou X B，Li B B，et al. The reporting quality of observational studies relevant to the STROBE-nut statement in journals of nutrition[J]. Asia Pac J Clin Nutr，2021，30(1)：174-183.

［16］ Pattison A，Jeagal L，Yasufuku K，et al. The impact of concordance with a lung cancer diagnosis pathway guideline on treatment access in patients with stage IV lung cancer［J］. J Thorac Dis，2020，12（8）：4327-4337.

［17］ Schouten R D，Egberink L，Muller M，et al. Nivolumab in pre-treated advanced non-small cell lung cancer：long term follow up data from the Dutch expanded access program and routine clinical care［J］. Transl Lung Cancer Res，2020，9（5）：1736-1748.

［18］ Kowalchuk R O，Waters M R，Baliga S，et al. Stereotactic body radiation therapy for empirically treated hypermetabolic lung lesions：a single-institutional experience identifying the Charlson score as a key prognostic factor［J］. Transl Lung Cancer Res，2020，9（5）：1862-1872.

［19］ El Sanadi C E，Ji X，Kattan M W. 3-point major cardiovascular event outcome for patients with T2D treated with dipeptidyl peptidase-4 inhibitor or glucagon-like peptide-1 receptor agonist in addition to metformin monotherapy［J］. Ann Transl Med，2020，8（21）：1345.

［20］ Cantini L，Belderbos R A，Gooijer C J，et al. Nivolumab in pre-treated malignant pleural mesothelioma：real-world data from the Dutch expanded access program［J］. Transl Lung Cancer Res，2020，9（4）：1169-1179.

［21］ Salem M，Friedrich C，Rusch R，et al. Is total arch replacement associated with an increased risk after acute type A dissection?［J］. J Thorac Dis，2020，12（10）：5517-5531.

［22］ Plat V D，Bootsma B T，Straatman J，et al. The clinical suspicion of a leaking intrathoracic esophagogastric anastomosis：the role of CT imaging［J］. J Thorac Dis，2020，12（12）：7182-7192.

［23］ Anggondowati T，Ganti A K，Islam K M M. Impact of time-to-treatment on overall survival of non-small cell lung cancer patients—an analysis of the national cancer database［J］. Transl Lung Cancer Res，2020，9（4）：1202-1211.

［24］ Hassanzadeh C，Sita T，Savoor R，et al. Implications of pneumonitis after chemoradiation and durvalumab for locally advanced non-small cell lung cancer［J］. J Thorac Dis，2020，12（11）：6690-6700.

［25］ Yamashita K，Abe T，Hayata Y，et al. Copeptin concentration following cardiac surgery as a prognostic marker of postoperative acute kidney injury：a prospective cohort study［J］. J Thorac Dis，2020，12（11）：6609-6617.

［26］ Masoud O，Ramsay M，Suh E S，et al. Long-term adherence to home mechanical ventilation：a 10-year retrospective，single-centre cohort study［J］. J Thorac Dis，2020，12（Suppl 2）：S120-S128.

［27］ Pérez-Carbonell L，Meurling I J，Wassermann D，et al. Impact of the novel coronavirus （COVID-19） pandemic on sleep［J］. J Thorac Dis，2020，12（Suppl 2）：S163-S175.

［28］ Kim H，Jang J Y，Chang J，et al. Clinical meaning of the World Health Organization morphologic classification （flat vs. tumoral） of gallbladder intraepithelial neoplasm as a prognostic factor in gallbladder cancer［J］. Ann Transl Med，2020，8（21）：1413.

［29］ Lee H J，Kim H K，Kim M，et al. Clinical impact of atrial fibrillation in a nationwide cohort of hypertrophic cardiomyopathy patients［J］. Ann Transl Med，2020，8（21）：1386.

［30］ Cho C W，Kim J M，Lee B H，et al. Clinical impact of anatomical resection on long-term outcomes after hepatectomy for primary solitary hepatocellular carcinoma with or without preoperative positron emission tomography positivity[J]. Ann Transl Med，2020，8(21)：1377.

[31] Homma T，Ojima T，Yamamoto Y，et al. Utility of the sliding lung sign for the prediction of preoperative intrathoracic adhesions[J]. J Thorac Dis，2020，12(8)：4224-4232.

[32] Kuriyama A，Egawa S，Kataoka J，et al. Adverse events associated with prophylactic corticosteroid use before extubation：a cohort study[J]. Ann Transl Med，2020，8(14)：853.

[33] Sharp M K，Tokalić R，Gómez G，et al. A cross-sectional bibliometric study showed suboptimal journal endorsement rates of STROBE and its extensions[J]. J Clin Epidemiol，2019，107：42-50.

[34] Agha R A，Fowler A J，Limb C，et al. Impact of the mandatory implementation of reporting guidelines on reporting quality in a surgical journal：A before and after study[J]. Int J Surg，2016，30：169-172.

（张开平）

# 第二章　报告指南的发展与现状

　　医学研究的开展需要研究人员在伦理审查、资金支持、利益冲突管理、研究设计、数据收集等各个阶段付出大量的努力，而最终能使研究被更多人看到的途径则相对有限，大多是以论文形式在期刊上发表。同样的道理，对于阅读研究的其他研究人员、临床医生和患者来说，判断一项研究的过程是否科学、分析是否恰当、结论是否可靠的方法其实也相对单一，大多是通过研究本身的报告情况。因此，与前期的研究设计和结果分析一样，研究报告也是研究的重要组成部分。无论研究过程中为避免偏倚做出了多少努力，如果研究报告不正确、不恰当、不合理，这些前期的付出很有可能会付诸东流。高质量的研究不应以数据分析或得出结论为终点，而应进一步考虑到其传播实施阶段。截至2021年6月，由美国国立卫生研究院（National Institutes of Health，NIH）管理的全球最大的、免费的网络生物医学文献数据库PubMed已经收录了超过3 200万篇生物医学文献的引文和摘要[1]。这些文献报告内容的完整与否和报告质量的高低，除了影响文献本身的阅读价值外，更重要的是会影响研究在未来的转化利用价值。保证完整、科学、透明地报告研究，确保受众获得信息的可靠度，是未来研究传播转化的基础[2]。

## 一、报告指南的定义与发展

### （一）报告指南的定义

　　报告指南是指使用明确的方法制定的用于指导作者报告特定类型研究的清单、流程图或结构化文本，旨在为卫生研究人员的论文撰写提供最低限度的信息清单，以确保稿件能够被读者所理解，被研究人员所复制，辅助医生进行临床决策。当然，遵循了报告指南的研究也可以被纳入相关的系统评价中，为其领域的临床实践发挥持续且长期的重要作用[3-4]。随着循证医学的兴起与发展，报告指南目前已成为循证医学的重点研究领域。

## （二）报告指南的兴起

早在1966年，Stanley Schor等[5]就对重要医学期刊中已发表的研究进行了统计评估，结果显示已发表研究中存在大量的统计错误和无效结论。1990年Martin J. Gardner等[6]的研究也再次证实了论文报告不全面和不规范的问题，以及编辑与审稿人在控制论文质量方面的重要作用，最后强调了未来应更多地使用报告指南。而在发现问题后接下来的近30年里，全球的研究者们也在坚持为医学研究报告的科学化和规范化做出努力。英国健康科学研究所医学统计学中心的Douglas G. Altman和由生物医学期刊编辑们组成的国际医学期刊编辑委员会（ICMJE）因其在报告指南方面的杰出贡献被大家所熟知，前者旨在帮助作者了解什么是重要的统计数据，以及如何在论文中展示它[7-8]；后者则更多地关注包括摘要、表格和图例等在内的论文呈现格式，并于1979年发布了第一版《生物医学期刊投稿的统一要求》，后期也在进行不断地更新（https://www.icmje.org）[9-10]。但对于医学领域各类型研究本身的内容报告，鲜有人关注和探索。

医学期刊是临床医生获取新知识的主要来源。对于读者，尤其是对于临床医生来说，在临床实践过程中不断阅读文献，获取全球最前沿的临床知识是他们进行继续教育较为快速便捷的方式之一，也只有这样，才能最大程度保证临床决策的正确性和科学性。但是每项研究发表背后，几页甚至几十页的文献量其实是非常沉重的阅读和记忆负担，而且通常需要读完整篇研究，才能"挖掘"出文章中最有价值的信息并加以应用。为解决这一问题，麦克马斯特大学临床流行病学和生物统计学教授R. Brian Haynes联合18个国家及地区的358位研究者组成了"医学文献批判性评价特设工作组"，提出对包括目的、方法和结果等内容的医学论文摘要进行结构化报告，并于1987年在*Annals of Internal Medicine*期刊上发表了相关指导[11]。结构式摘要的提出为医学文献的阅读带来了曙光，很大程度上提高了医学文献的可读性和阅读效率。但仅确保摘要的结构化和规范化并不能满足发展迅速且文献量巨大的医学领域，全文报告的规范化同样重要。

## （三）临床研究与报告指南的发展

20世纪90年代，医学期刊编辑、方法学家和各领域专家便开始组建团队制定报告指南，以期提高医学研究的报告质量。但临床研究有很多类型，且各具特色，需要报告的内容、强调的重点也不尽相同，所以先了解清楚各研究类型的特点，并针对具体类型制定科学且可用性高的报告规范，才是从根本上规范报告内容、提高报告质量的最佳方案，也是研究者们近年来一直在解决的重要问题[12]。

一般来说，临床研究主要包含原始研究和二次研究两大类（图2-1）。根

```
                                                          ┌─ 随机对照试验
                                            ┌─ 临床试验 ──┤
                                            │             └─ 非随机对照试验
                    ┌─ 实验法 ─ 实验性研究 ──┼─ 现场试验
                    │                       │
                    │                       └─ 社区试验
                    │
                    │                       ┌─ 现况研究
                    │                       ├─ 病例报告
                    │                       ├─ 病例分析
        ┌─ 原始研究 ┼─ 观察法 ─ 描述性研究 ──┼─ 个案研究
        │           │                       ├─ 历史资料分析
        │           │                       └─ 随访研究
临床研究 ┤           │
        │           ├─── 分析性研究 ──┬─ 病例对照研究
        │           │                 └─ 队列研究
        │           └─── 理论性研究
        │
        └─ 二次研究 ┬─ 描述性综述
                    └─ 系统评价/Meta 分析
```

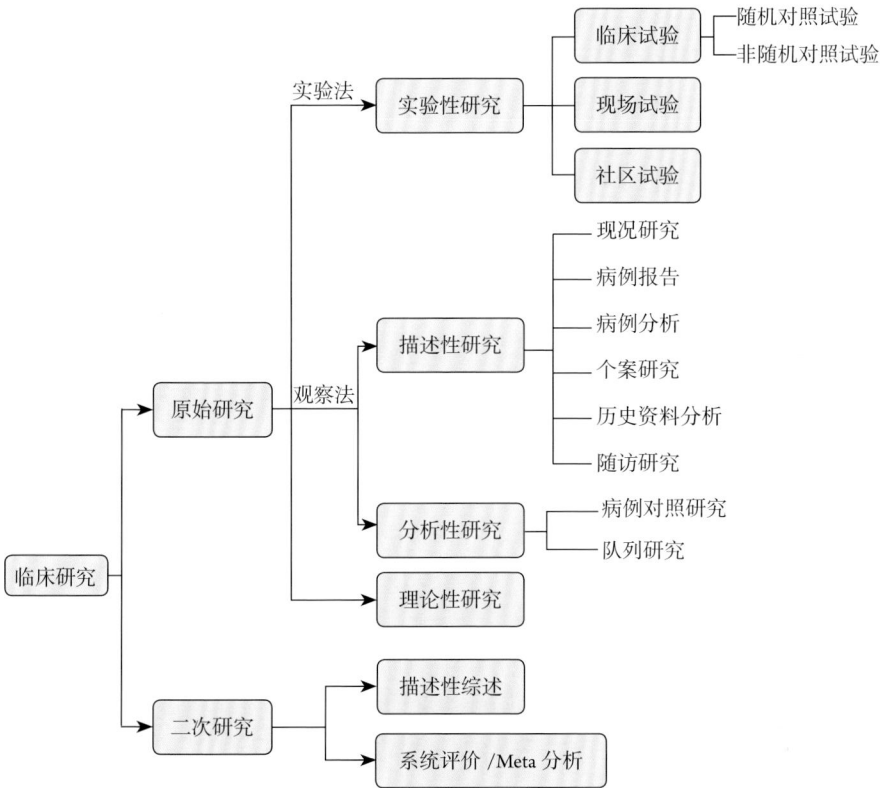

图2-1　临床研究分类

据研究设计类型的不同，原始研究又可被划分为三类，即采用实验法的实验性研究、采用观察法的描述性研究和分析性研究，以及采用数理法的理论性研究。其中，实验性研究的开展是为了检验和评估干预措施的效果，验证因果关系，主要包括临床试验、现场试验和社区试验三种；而临床试验又根据是否对研究对象进行了随机分组进一步分为随机对照试验（RCT）和非随机对照试验。实验性研究的整体优势在于研究者可根据试验目的预先设计试验，前瞻性的设计保证了研究自始至终的完整性，随机化、分配隐藏等方法也使得实验组和对照组的基本特征具有相似性，从而提高了试验的可比性，减少了混杂与偏倚，因此，多年来，RCT一直被当作医学领域验证干预措施效果的"金标准"。但其对试验条件的高要求、需要全程严格控制等特点其实是把双刃剑，作为实验性研究优势的同时也使其实施的难度远超于其他研究类型。

描述性研究旨在了解预测因素和结局在人群中的分布情况，是流行病学研究中最基本的类型，主要包括现况研究（横断面研究）、生态学研究、病例报告和病例分析等。描述性研究将观察作为主要研究手段，对暴露因素的分配

27

不是随机的，一般无需设立对照组，也不需要对研究对象采取干预，但由于暴露与结局的时序关系并不确定，所以导致二者之间的因果推断存在一定的局限性。

分析性研究旨在检测预测因素和结局变量之间的关联，根据预测因素和结局变量之间的时序关系，包括研究方向由"因"至"果"的队列研究和由"果"至"因"的病例对照研究这两类。根据研究对象进入队列和终止观察时间的不同，队列研究包含前瞻性、历史性和双向性三种类型，但队列研究不适用于发病率较低的疾病的病因研究，且由于随访时间较长容易造成失访偏倚。和队列研究相比，病例对照研究由于不能观察到由因到果的发展过程，所以其对因果关系的论证强度相对较弱，但病例对照研究非常适用于针对某些潜伏期长及罕见疾病的病因或危险因素探究[13-14]。

顾名思义，二次研究就是指在已有研究基础上进行二次再加工的研究类型，常见的描述性综述、系统评价和Meta分析都属于二次研究。随着循证医学的兴起和发展，系统评价和Meta分析现已成为系统、客观地评价和综合某一特定研究问题的最佳手段，方法学也较为成熟，因此被视为最高级别的证据[15-16]。除了能确定某种干预的效果之外，系统评价和Meta分析还能帮助指出某领域当前的知识空白，并指出未来的研究方向，所以高质量的系统评价和Meta分析也通常被作为临床实践指南、卫生技术评估等的证据[16-17]。

在以上众多的临床研究类型中，"金标准"RCT的规范化报告无疑是医学领域最重要且获益最大的。因此，为解决RCT报告混乱和质量低的重要问题[18-19]，国际学者们联合组成了《临床试验报告的统一标准》（CONSORT）工作组，并于1996年在JAMA上发表了CONSORT声明[20]，在2001年[21]和2010年[22]分别对其进行了修订更新。然而，随着医学领域的快速发展和研究数量的快速增多，仅针对RCT的报告指南并不足以解决医学领域其他研究类型存在的报告问题，于是研究者们就陆续制定并发布了针对其他研究类型的报告指南。譬如，2003年发布的针对诊断准确性研究的《诊断准确性研究报告规范》（Standards for Reporting Diagnostic Accuracy，STARD）[23]，2007年发布的《加强流行病学中观察性研究报告质量》（Strengthening the Reporting of Observational studies in Epidemiology，STROBE）[24]，2009年发布的《系统评价和Meta分析优先报告条目》（Preferred Reporting Items for Systematic Reviews and Meta-Analyses，PRISMA）[25]，2010年发布的针对动物研究的《动物研究：体内实验报告指南》（Animal Research：Reporting In Vivo Experiments Guidelines，ARRIVE）[26]，2013年发布的针对临床研究计划书的《干预性试验计划书的标准条目与推荐》（Standard Protocol Items：Recommendations for Interventional Trials，SPIRIT）[27]和针对病例报告的《病例报告指南》（CAse REport，CARE）[28]，2003年和2017年发布的针对临床实践指南的《指南研究与评价工具》（Appraisal of Guidelines *for Research and Evaluation*，*AGREE*）[29]与《国际实践指南报告规范》（*Reporting Items for practice Guidelines in HealThcare*，*RIGHT*）[30]等。在覆盖大多研究类型的基础上，为了更聚焦于解决报告问题，多数报告指南也致力于开发更加具体的扩展版，如针对非药物治疗随机试验的*CONSORT-NPTs*（*nonpharmacologic treatments*）[31]，针对中医药临床实践指南的*RIGHT-TCM*（*Traditional Chinese Medicine*）[32]等。这些报告规范的发布，在全面提升医学研究报告质量的同时，也为研究的传播和实施开启了良好的开端。

## 二、报告指南的制定与收录

### （一）报告指南的制定

帮助研究人员提高研究报告的完整性和透明度，帮助同行评审和编辑审查稿件质量都是制定报告指南的主要目标。继*CONSORT*发布后，不同类型、不同领域的报告指南出现快速增加的情况，但报告指南本身的制定质量却未受到重视。为了探索已发布报告指南的质量，David Moher等[33]针对81个医学研究报告指南的制定过程、方法等进行了系统评价，结果发现，43%的指南没有关注特定的研究类型，只有14%的报告指南制定了解释性文件；对于制定报告指南时的关键步骤——共识过程，也仅有31%的指南遵循了正式的共识方法，关于指南制定过程具体信息的报告并不充分。因此，他们提出为提高报告指南本身的可信度，应该使用可靠和广泛接受的方法来制定指南并确保其质量，尤其是在寻求期刊认可的情况下。

为指导报告指南的科学制定，David Moher等基于自身的方法学基础和过去的报告指南制定经验，于2010年对报告指南制定方法和步骤给出了建议，也有中国学者对其进行了翻译和解读。制定过程主要可分为5个阶段，18个步骤（图2-2），具体步骤可参考相关文献[34-35]。

### （二）报告指南的收录

在报告指南陆续出版的情况下，报告指南收录数据库的出现成为大势所趋。为促进医学研究报告的准确性、完整性和透明性，增强医学研究的可重复性和实用性，在实现研究自身价值的同时，最大程度地减少不必要的资源浪费，一个由研究人员、期刊编辑、同行评审、报告指南制定者、资助机构等报告指南相关人员组成的提高卫生研究质量和透明度（Enhancing the QUAlity and Transparency Of health Research，EQUATOR）协作网于2008年6月在伦敦正式成立，此后英国、加拿大、中国等国家的EQUATOR分中心也陆续成立。在维护并进一步全面整合报告指南相关在线资源的同时，EQUATOR协作网辅助提供报告指南相关的资源、开展培训活动等，以期为全球医学研究报告质量的提升

| 阶段一：初始步骤 | → | 3 个步骤 | → | 1. 确定制定报告指南的必要性<br>2. 评价文献<br>3. 为报告指南获得资助 |
|---|---|---|---|---|
| 阶段二：会前活动 | → | 4 个步骤 | → | 4. 确定参与者<br>5. 实施德尔菲法<br>6. 制定在面对面会议中需要考虑的条目清单<br>7. 面对面会议相关准备 |
| 阶段三：面对面共识会议 | → | 1 个步骤 | → | 8. 展示并讨论会前活动及相关证据的结果 |
| 阶段四：会后活动 | → | 3 个步骤 | → | 9. 制定报告指南声明<br>10. 制定解释性文件<br>11. 制定出版策略 |
| 阶段五：发表后活动 | → | 7 个步骤 | → | 12. 获得并处理评论与反馈<br>13. 为报告指南获得支持<br>14. 提高报告指南的依从性<br>15. 评估报告指南的影响<br>16. 建立网站<br>17. 翻译报告指南<br>18. 更新报告指南 |

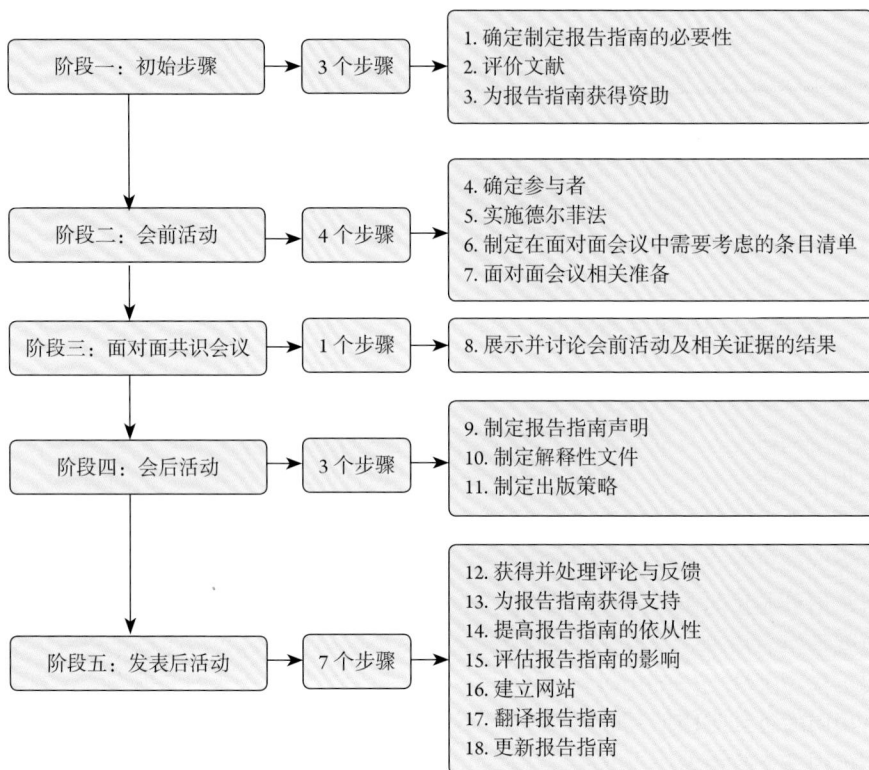

图2-2　制定报告指南的阶段和步骤

起到积极的作用。截至2021年6月，EQUATOR已收录包括扩展版在内的467篇报告指南（https://www.equator-network.org），这些指南几乎覆盖了医学研究的各个类别、各个领域，甚至各个部分（譬如摘要、附录、利益冲突等），相信未来会给医学研究的规范化报告带来长足的进步。

**（三）报告指南的应用现状**

　　作为医学研究记录和传播的主要载体，医学研究报告的质量直接影响到研究自身的质量评估和未来的转化应用[36]。而CONSORT的发布，意味着医学领域已经向研究报告的规范化迈出了一大步。但其应用实施效果究竟如何？对报告质量的改变究竟有何影响？针对这些问题，国外学者也进行了探索。研究显示，在发布CONSORT后，RCT的报告内容明显有所增加，如不明确报告分配隐藏的频率下降，RCT的报告质量得分提高[37]；而且杂志也认为CONSORT的使用有益于他们发表的RCT报告的完整性，从而提高RCT的报告质量[38-39]。

在CONSORT工作组和医学界的努力下，目前CONSORT已被包括*The Lancet*、*JAMA*、*BMJ*等国际顶尖期刊在内的585本期刊引入稿约。

CONSORT在推广应用方面的成功必然是其他报告指南的"标杆"，近年来其他报告指南也一直在为此努力。然而，2019年国外一项针对1 391位稿件作者与259位审稿人的研究表明，只有15%的作者在设计研究时参考了相应的报告指南，23%的作者在撰写论文时使用了指南；但审稿过程中，77%的审稿人表示使用了报告指南，且60%的审稿人表示指南影响了他们的审稿意见，几乎80%的作者与50%的审稿人都认为报告指南对提升研究报告质量是有帮助的，而且作者使用得越早，就越有可能发挥研究的价值[40]。对于报告指南在我国的使用现状，2019年李娜等[41]也对其进行了调查，结果发现，288名医学期刊编辑中对《生物医学期刊投稿统一要求》、*CONSORT*、*STARD*、*STROBE*、*PRISMA*五种重要报告指南的全部知晓率不足5%，近乎30%的编辑对以上五种报告指南均不知晓，全部使用过的比例更是只有2%，但超过4/5的编辑认为将报告指南列入稿约有助于提高医学论文质量。

据此可看出，虽然国内对报告指南的应用率稍低于国外，但研究者、编辑、审稿人已经充分认识到了使用报告指南的意义，并支持未来的积极行动。也就是我们常说的，虽然行动尚显不足，但态度足够端正。所以未来我国的相关机构和医学期刊仍需针对报告指南的推广和认可采取进一步行动，以促进报告指南的全面实施。譬如，及时对国际上重要的报告指南进行汉化，并公开发布至中文期刊或相关网站，让更多的研究者使用到中文版的报告指南，减小语言差异对我国报告指南应用带来的阻碍；定期向期刊推广常见类型的报告指南，加强编辑对报告指南的认可，以便将其引入稿约。

总的来说，在临床研究的发展过程中，RCT因其随机、分配隐藏、盲法、对照等原则，最大限度地减少了干预实施过程中存在的混杂因素，降低了偏倚风险，所以在众多研究类型中脱颖而出，被研究者们高度认可。但也有部分学者认为RCT的设计过于严格，实施存在较大的难度，且对于部分研究主题来说此设计并不恰当，如药物的不良反应研究[42]。相比之下，观察性研究的非随机、不干预和开放性原则，使其成为医学研究领域的一个重要补充[43]。而在循证医学领域的"证据金字塔"中，观察性研究仅位于系统评价与RCT之下，进行证据质量分级时，也可根据效应值、剂量-效应关系、负偏倚三个因素的有无进行升级[44]，所以观察性研究在医学领域中同样占据了非常重要的席位，高质量的观察性研究并不比RCT差。在此情况下，规范其报告格式、提升其报告质量的报告指南STROBE应运而生，其推广实施也刻不容缓。在科学界的积极推动下，未来报告指南在我国甚至全球的发展都将是一条康庄大道，而其中重要的一员——STROBE已然迈出了自己的脚步，相信未来会发挥更重要的作用。

## 参考文献

[1] PubMed[EB/OL]. https://pubmed.ncbi.nlm.nih.gov/.

[2] Jordan K P, Lewis M. Improving the quality of reporting of research studies[J]. Musculoskeletal Care, 2009, 7(3): 137-142.

[3] EQUATOR Network. What is a reporting guideline?[EB/OL]. https://www.equator-network.org/about-us/what-is-a-reporting-guideline.

[4] 陈耀龙. 卫生保健实践指南的报告规范研究[D]. 兰州：兰州大学, 2015.

[5] Schor S, Karten I. Statistical evaluation of medical journal manuscripts[J]. JAMA, 1966, 195(13): 1123-1128.

[6] Gardner M J, Bond J. An exploratory study of statistical assessment of papers published in the British Medical Journal[J]. JAMA, 1990, 263(10): 1355-1357.

[7] Altman D G, Gore S M, Gardner M J, et al. Statistical guidelines for contributors to medical journals[J]. BMJ, 1983, 286(6376): 1489-1493.

[8] Altman D G. Statistics in medical journals[J]. Statistics in Medicine, 1982, 1(1): 59-71.

[9] International Committee of Medical Journal Editors. Uniform requirements for manuscripts submitted to biomedical journals[J]. Ann Intern Med, 1979, 90(1): 95-99.

[10] International Committee of Medical Journal Editors. Recommendations for the Conduct, Reporting, Editing, and Publication of Scholarly Work in Medical Journals[EB/OL]. http://www.icmje.org/recommendations.

[11] A proposal for more informative abstracts of clinical articles. Ad Hoc Working Group for Critical Appraisal of the Medical Literature[J]. Ann Intern Med, 1987, 106(4): 598-604.

[12] 杜亮, 陈耀龙, 陈敏, 等. 从CONSORT到GPP: 医学研究报告规范简介[J]. 编辑学报, 2008, 20(4):4.

[13] 詹思延. 流行病学[M]. 8版. 北京：人民卫生出版社, 2017.

[14] 彭晓霞, 冯福民. 临床流行病学[M]. 北京：大学医学出版社, 2013.

[15] 詹思延. 如何做一个好的系统综述和Meta分析[J]. 北京大学学报(医学版), 2010, 42(6): 644-647.

[16] 彭晓霞, 方向华. 循证医学与临床研究[M]. 北京：人民卫生出版社, 2019.

[17] 张俊华, 商洪才, 张伯礼. 系统评价和meta分析质量的评价方法[J]. 中西医结合学报, 2008, 6(4): 337-340.

[18] Schulz K F, Chalmers I, Grimes D A, et al. Assessing the quality of randomization from reports of controlled trials published in obstetrics and gynecology journals[J]. JAMA, 1994, 272(2): 125-128.

[19] Gøtzsche P C. Methodology and overt and hidden bias in reports of 196 double-blind trials of nonsteroidal antiinflammatory drugs in rheumatoid arthritis[J]. Control Clin Trials, 1989, 10(1): 31-56.

[20] Begg C, Cho M, Eastwood S, et al. Improving the Quality of Reporting of Randomized Controlled Trials: The CONSORT Statement[J]. JAMA, 1996, 276(8): 637-639.

[21] Moher D, Schulz K F, Altman D G. The CONSORT statement: revised recommendations for improving the quality of reports of parallel-group randomised trials[J]. Lancet, 2001, 357(9263): 1191-1194.

[22] Schulz K F, Altman D G, Moher D. CONSORT 2010 statement: updated guidelines for reporting parallel group randomised trials[J]. J Pharmacol Pharmacother, 2010, 1(2): 100-107.

[23] Bossuyt P M, Reitsma J B, Bruns D E, et al. Towards complete and accurate reporting of studies of diagnostic accuracy: the STARD initiative[J]. Clinical radiology, 2003, 58(8): 575-580.

[24] von Elm E, Altman D G, Egger M, et al. The Strengthening the Reporting of Observational Studies in Epidemiology (STROBE) Statement: guidelines for reporting observational studies[J]. Ann Intern Med, 2007, 147(8): 573-577.

[25] Moher D, Liberati A, Tetzlaff J, et al. Preferred reporting items for systematic reviews and meta-analyses: the PRISMA statement[J]. PLoS Med, 2009; 6(7): e1000097.

[26] Kilkenny C, Browne W, Cuthill I C, et al. Animal research: reporting in vivo experiments: the ARRIVE guidelines[J]. Br J Pharmacol, 2010, 160(7): 1577-1579.

[27] Chan A W, Tetzlaff J M, Altman D G, et al. SPIRIT 2013 statement: defining standard protocol items for clinical trials[J]. Ann Intern Med, 2013, 158(3): 200-207.

[28] Gagnier J J, Kienle G, Altman D G, et al. The CARE Guidelines: Consensus-based Clinical Case Reporting Guideline Development[J]. Glob Adv Health Med, 2013, 2(5): 38-43.

[29] AGREE Collaboration. Development and validation of an international appraisal instrument for assessing the quality of clinical practice guidelines: the AGREE project[J]. Qual Saf Health Care, 2003, 12(1): 18-23.

[30] Chen Y L, Yang K H, Marušić A, et al. A Reporting Tool for Practice Guidelines in Health Care: The RIGHT Statement[J]. Ann Intern Med, 2017, 166(2): 128-132.

[31] Boutron I, Moher D, Altman D G, et al. Extending the CONSORT statement to randomized trials of nonpharmacologic treatment: explanation and elaboration[J]. Ann Intern Med, 2008, 148(4): 295-309.

[32] Xie R S, Xia Y, Chen Y L, et al. The RIGHT Extension Statement for Traditional Chinese Medicine: Development, Recommendations, and Explanation[J]. Pharmacol Res, 2020, 160: 105178.

[33] Moher D, Weeks L, Ocampo M, et al. Describing reporting guidelines for health research: a systematic review[J]. J Clin Epidemiol, 2011, 64(7): 718-742.

[34] Moher D, Schulz K F, Simera I, et al. Guidance for developers of health research reporting guidelines[J]. PLoS Med, 2010, 7(2): e1000217.

[35] 宋霄杨, 高玉婷, 王小琴, 等. 制订卫生研究报告指南的方法学指导[J]. 中国循证儿科杂志, 2017, 12(3): 204-208.

[36] 闫行敏, 刘天怡, 彭晓霞. 国内外生物医学期刊采用医学研究报告规范的现状与问题[J]. 中国全科医学, 2017, 20(36): 4598-4602.

[37] Moher D, Jones A, Lepage L, et al. Use of the CONSORT statement and quality of reports of randomized trials: a comparative before-and-after evaluation[J]. JAMA, 2001, 285(15): 1992-1995.

[38] Turner L, Shamseer L, Altman D G, et al. Does use of the CONSORT Statement impact the completeness of reporting of randomised controlled trials published in medical journals? A Cochrane review[J]. Systematic reviews, 2012, 1: 60.

[39] Sarkis-Onofre R，Poletto-Neto V，Cenci M S，et al. CONSORT endorsement improves the quality of reports of randomized clinical trials in dentistry[J]. J Clin Epidemiol，2020，122：20-26.

[40] Dewey M，Levine D，Bossuyt P M，et al. Impact and perceived value of journal reporting guidelines among Radiology authors and reviewers[J]. Eur Radiol，2019，29(8)：3986-3995.

[41] 李娜,李洁,孙菲,等. 我国医学期刊编辑对医学研究报告规范的认知度[J]. 中国科技期刊研究,2019,30(4)：358-363.

[42] Vandenbroucke J P. Benefits and harms of drug treatments[J]. BMJ，2004，329(7456)：2-3.

[43] 田磊,管欣,马爱霞. 随机对照试验研究与观察性研究的系统比较[J]. 中国药房,2018,29(04)：493-496.

[44] 陈耀龙,李幼平,杜亮,等. 医学研究中证据分级和推荐强度的演进[J]. 中国循证医学杂志,2008,8(2)：127-133.

（马艳芳）

# 第三章　STROBE报告规范官方解读（中文版）

**Jan P. Vandenbroucke[1], Erik von Elm[2,3], Douglas G. Altman[4], Peter C. Gøtzsche[5], Cynthia D. Mulrow[6], Stuart J. Pocock[7], Charles Poole[8], James J. Schlesselman[9], Matthias Egger[2,10]***

[1]荷兰莱顿大学医学中心临床流行病学系，[2]瑞士伯尔尼大学社会与预防医学研究所（ISPM），[3]德国弗莱堡大学医学中心医学生物计量学和医学信息学系，[4]英国癌症研究中心/英国国家医疗服务系统统计中心，[5]丹麦北欧Cochrane中心，[6]美国得克萨斯大学健康科学中心，[7]伦敦卫生和热带医学学院医疗统计学系，[8]美国卡罗来纳公共卫生学院流行病学系，[9]美国匹兹堡大学癌症研究所/公共卫生研究生院生物统计中心，[10]英国布里斯托尔大学社会医学系

**摘要**：许多医学研究是观察性的，但观察性研究报告的质量通常不高。不良的报告不仅妨碍对研究本身优缺点的判定，还会妨碍对研究结果适用性的评估。出于实践和理论上的考虑，我们请由方法学家、研究人员和编辑组成的团队制定了《加强流行病学中观察性研究报告质量》（STROBE），以提高观察性研究报告的写作质量。STROBE声明是一份包括22个条目的检查表，涉及文章的标题、摘要、引言、方法、结果和讨论。队列研究、病例对照研究和横断面研究通用的有18个条目，还有4个条目是和研究类型对应的。STROBE声明旨在为作者提供如何改进观察性研究报告的写作建议，便于审稿人、期刊编辑和读者对此类研究报告进行批判性阅读和评价。本章将以示例和诠释性内容的展现方式，加深用户对STROBE声明的理解、应用和传播。本文介绍了每个条目的含义和撰写要求。对于每个条目，均提供一个或多个已发表的示例，并在可能的情况下提供相关实证研究和方法学的参考文献，包括有用的流程图示例。STROBE声明、本解释性文件及相关网站（http://www.strobe-statement.org/）都是关于改进观察性研究报告质量的有用资源。

# 一、引言

合理的医疗实践需要了解疾病的病因、病理机制、诊断、预后和治疗。随机试验虽然为临床治疗和其他干预措施提供了有价值的依据，然而临床或公共卫生知识大多从观察性研究[1]中获得。临床专业期刊发表的每10篇研究论文中，约有9篇为观察性研究[2-3]。

## （一）*STROBE*声明

观察性研究报告通常不够详细和清晰，难以评估研究的优缺点[4-5]。为了改进观察性研究报告，我们制定了一份应遵循的条目检查表：*STROBE*声明（图3-1）。条目涉及文章的标题、摘要、引言、方法、结果和讨论。*STROBE*声明最近已在多家期刊发表[6]。我们的目的是确保清晰地呈现观察性研究报告中的条目设计、实施和结果。这里需强调，这些建议并不是开展研究的生硬标准，也不要求作者按照该声明进行千篇一律的方法报道或文章书写。

*STROBE*声明旨在为描述观察性的、调查暴露与健康之间关联的研究提供一些写作建议。*STROBE*声明主要涉及三种类型的观察性研究：队列研究、病例对照研究和横断面研究。作者使用不同的术语来描述这些研究类型。例如，"随访研究"和"纵向研究"与"队列研究"同义，"患病率研究"与"横断面研究"同义。我们选择目前的术语是因为它是通用的。遗憾的是，术语经常被错误地[7]或不精确地[8]使用。在框3-1中，我们描述了这三种研究设计的特点。

## （二）观察性研究的范围

观察性研究有多种目的：从报告疾病的潜在病因，到验证之前报告的关联性大小。研究想法可能来自临床观察或生物学认知，也可能来自对数据的非正式观察，从而引起进一步的探索。类似于一个看过成千上万患者的临床医生，看到了一个引起她关注的问题一样，研究人员可能也会看到数据中的一些特殊之处。对观察的数据进行多次处理是不可能或不可取的[9]，需要进一步的研究来验证或反驳最初的观察结果[10]，即现有数据或是可用于有效验证或是反驳，或是支持具有潜在因果关系的新观点。在一些情况下，会对研究进行专门设计以克服先前报告中的潜在问题。后者会收集新的数据，并将以此为目的进行设计，而不是对现有数据进行简单的分析。这导致了不同的观点，例如，关于分组的优点或预估样本大小的重要性。*STROBE*声明有助于指导这些观察性研究不同用途的撰写方法——从发现到验证或到反驳。必要时，我们将在具体建议的应用中说明具体建议的适用范围。

| | Item number | Recommendation |
|---|---|---|
| **TITLE and ABSTRACT** | 1 | (a) Indicate the study's design with a commonly used term in the title or the abstract |
| | | (b) Provide in the abstract an informative and balanced summary of what was done and what was found |
| **INTRODUCTION** | | |
| *Background/ rationale* | 2 | Explain the scientific background and rationale for the investigation being reported |
| *Objectives* | 3 | State specific objectives, including any prespecified hypotheses |
| **METHODS** | | |
| *Study design* | 4 | Present key elements of study design early in the paper |
| *Setting* | 5 | Describe the setting, locations, and relevant dates, including periods of recruitment, exposure, follow-up, and data collection |
| *Participants* | 6 | (a) *Cohort study*---Give the eligibility criteria, and the sources and methods of selection of participants. Describe methods of follow-up |
| | | *Case-control study*---Give the eligibility criteria, and the sources and methods of case ascertainment and control selection. Give the rationale for the choice of cases and controls |
| | | *Cross-sectional study*---Give the eligibility criteria, and the sources and methods of selection of participants |
| | | (b) *Cohort study*---For matched studies, give matching criteria and number of exposed and unexposed |
| | | *Case-control study*---For matched studies, give matching criteria and the number of controls per case |
| *Variables* | 7 | Clearly define all outcomes, exposures, predictors, potential confounders, and effect modifiers. Give diagnostic criteria, if applicable |
| *Data sources/ measurement* | 8* | For each variable of interest, give sources of data and details of methods of assessment (measurement). Describe comparability of assessment methods if there is more than one group |
| *Bias* | 9 | Describe any efforts to address potential sources of bias |
| *Study size* | 10 | Explain how the study size was arrived at |
| *Quantitative variables* | 11 | Explain how quantitative variables were handled in the analyses. If applicable, describe which groupings were chosen, and why |
| *Statistical methods* | 12 | (a) Describe all statistical methods, including those used to control for confounding |
| | | (b) Describe any methods used to examine subgroups and interactions |
| | | (c) Explain how missing data were addressed |
| | | (d) *Cohort study*---If applicable, explain how loss to follow-up was addressed |
| | | *Case-control study*---If applicable, explain how matching of cases and controls was addressed |
| | | *Cross-sectional study*---If applicable, describe analytical methods taking account of sampling strategy |
| | | (e) Describe any sensitivity analyses |
| **RESULTS** | | |
| *Participants* | 13* | (a) Report the numbers of individuals at each stage of the study---e.g., numbers potentially eligible, examined for eligibility, confirmed eligible, included in the study, completing follow-up, and analysed |
| | | (b) Give reasons for non-participation at each stage |
| | | (c) Consider use of a flow diagram |
| *Descriptive data* | 14* | (a) Give characteristics of study participants (e.g., demographic, clinical, social) and information on exposures and potential confounders |
| | | (b) Indicate the number of participants with missing data for each variable of interest |
| | | (c) *Cohort study*---Summarise follow-up time (e.g., average and total amount) |
| *Outcome data* | 15* | *Cohort study*---Report numbers of outcome events or summary measures over time |
| | | *Case-control study*---Report numbers in each exposure category, or summary measures of exposure |
| | | *Cross-sectional study*---Report numbers of outcome events or summary measures |
| *Main results* | 16 | (a) Give unadjusted estimates and, if applicable, confounder-adjusted estimates and their precision (e.g., 95% confidence interval). Make clear which confounders were adjusted for and why they were included |
| | | (b) Report category boundaries when continuous variables were categorized |
| | | (c) If relevant, consider translating estimates of relative risk into absolute risk for a meaningful time period |
| *Other analyses* | 17 | Report other analyses done---e.g., analyses of subgroups and interactions, and sensitivity analyses |
| **DISCUSSION** | | |
| *Key results* | 18 | Summarise key results with reference to study objectives |
| *Limitations* | 19 | Discuss limitations of the study, taking into account sources of potential bias or imprecision. Discuss both direction and magnitude of any potential bias |
| *Interpretation* | 20 | Give a cautious overall interpretation of results considering objectives, limitations, multiplicity of analyses, results from similar studies, and other relevant evidence |
| *Generalisability* | 21 | Discuss the generalisability (external validity) of the study results |
| **OTHER INFORMATION** | | |
| *Funding* | 22 | Give the source of funding and the role of the funders for the present study and, if applicable, for the original study on which the present article is based |

*Give such information separately for cases and controls in case-control studies, and, if applicable, for exposed and unexposed groups in cohort and cross-sectional studies.

Note: An Explanation and Elaboration article discusses each checklist item and gives methodological background and published examples of transparent reporting. The STROBE checklist is best used in conjunction with this article (freely available on the Web sites of *PLoS Medicine* at http://www.plosmedicine.org/, *Annals of Internal Medicine* at http://www.annals.org/, and *Epidemiology* at http://www.epidem.com/). Separate versions of the checklist for cohort, case-control, and cross-sectional studies are available on the STROBE Web site at http://www.strobe-statement.org/.

doi:10.1371/journal.pmed.0040297.t001

图3-1 *STROBE*声明——观察性研究报告中应提及的条目检查表

## （三）如何使用本章内容

本文和较短的 *STROBE* 声明是相互关联的，多个期刊中介绍了该声明条目检查表内的具体条目[6]，并构成 *STROBE* 声明的核心组成。我们的目的在于介绍如何做好研究报告，而不是如何开展研究。我们会对每个条目提供详细的解释。每个解释之前都有一个我们认为有价值的报告示例。但是，这并不意味着研究本身的抽样报告做得很好或研究做得很好；也并不意味着研究结果是可靠的，即使结果后来能被其他人所证实；它只意味着这个特定的条目在该研究中被很好地报告了。除了示例和诠释之外，我们还提供了包含补充建议的框3-1~框3-8。这些都是为那些想更好地报道观点或者想快速了解撰写技巧的读者准备的。要完全理解这些理论，可能还需要仔细研究所引用的教科书或方法学论文。

*STROBE* 声明未具体涉及诸如遗传性连锁研究、传染病建模或病例报告和病例系列等主题[11-12]。对于 *STROBE* 声明中的许多关键要素适用的研究设计而言，涉及此类研究的作者可能会发现我们的建议很有帮助。针对专门进行诊断试验、肿瘤标志物和遗传关联研究的观察性研究的作者而言，*STARD*[13]、*REMARK*[14]和 STREGA[15]声明给出的建议可能更有用。

---

**框3-1** *STROBE* 声明涵盖的主要研究设计

队列、病例对照和横断面研究设计代表了在特定人群和时间段内调查研究与健康事件发生关联因素的不同方法。这些研究可能涉及多种类型的健康相关事件，如疾病发生或疾病缓解、残疾或并发症、死亡或存活以及危险因素的产生。

队列研究中，研究人员随时间随访人群。他们在基线时获取研究对象及其暴露信息，然后在随访一段时间后评估结果的发生。研究人员通常在暴露和未暴露的个体或不同暴露类别的个体组之间进行对比。研究人员可能会评估几种不同的结果，并在随访期间的多个时间点检查暴露量和结果变量。封闭队列（如出生队列）在研究开始时登记了一定数量的参与者，并从那时起随访他们，通常持续至既定时间间隔或者既定结束日期。开放队列研究中人口是动态的：人们在不同的时间点进入和离开研究人群（如一个城镇的居民）。开放队列因人口死亡、分娩和迁徙而改变，但人口构成在诸如年龄和性别等变量方面可能保持大致不变，特别是在短时间内。封闭队列中，可估算累积发病率（风险）和发病率；当暴露组和未暴露组比较时，可估算风险比或率比。开放队列可估算发病率和比率。

病例对照研究中，研究人员比较了具有特定疾病结果的人（病例组）和没有该结果的人（对照组）之间的暴露量。研究人员旨在收集代表潜在队列或人群横断面特征的病例组和对照组。该人群可以从地理上定义，也可以广义地从医疗保健机构提供服务的区域定义。病例组样本可能全部或大部分可用于病例组，而对照组样本通常仅是没有相关结果的小部分人。对照组代表没有出现病例的队列或人群。研究人员计算了病例组和对照组中暴露于假定病因的比率比（见框3-7）。根据病例组和对照组的抽样策略以及所研究人群的性质，病例对照研究中获得的优势比被解释为风险比、率比或（患病率）优势比[16-17]。大多数已发表的病例对照研究对开放队列进行抽样，因此允许直接估算率比。

---

续框3-1

横断面研究中，研究人员在同一时间点评估样本中的所有个体，通常是为了明确暴露、危险因素或疾病的患病率。一些横断面研究是分析性的，旨在量化并分析暴露与疾病之间的潜在因果关系。此类研究可以像队列研究一样，通过比较暴露组之间的疾病患病率来进行分析；也可以像病例对照研究一样，通过比较疾病组和无疾病组之间的暴露比率来进行分析。在任何设计中均可能出现，但在横断面研究中尤为明显的一个难点是，确定暴露是否发生在疾病之前，尽管暴露和结果的时间顺序有时可能是明确的。例如，在一项暴露变量为先天性或遗传性因素的研究中，即使我们在同一时间测量暴露和疾病，我们也可以确信暴露发生在疾病之前。

### （四）*STROBE*检查表中的条目

我们现在讨论并解释STROBE声明（图3-1）中的22个条目，并给出每个条目已发表的示例。一些示例经过编辑，删除了引文或拼写缩写。18个条目适用于上述3种观察性研究设计，4个条目为针对特定研究（非通用）。标有星号的条目（如"第8*项"）表明，在病例对照研究中应提供病例组和对照组的信息，在队列和横断面研究中应提供暴露组和未暴露组的信息。我们建议作者在论文中展示上述条目的内容，但我们对确切的展示位置或顺序不作硬性规定。例如，我们展示本文的时候是从多个条目独立开展讨论的，同时也认可文章当中的某一部分或者一个表格能够包含多个条目的信息。

## 二、条目

### （一）标题和摘要

**条目1（a）：在标题或摘要中使用常用术语说明研究设计。**

**示例**

"Leukemia incidence among workers in the shoe and boot manufacturing industry: a case-control study[18]"

**诠释**

标题或摘要中的写作术语应该能被读者轻松识别。明确的、常用的写作术语也有助于确保数据库中的文章被正确索引[19-20]。

**条目1（b）摘要：对研究做了什么和发现了什么，提供一个详尽的概要。**

**示例**

"Background: The expected survival of HIV-infected patients is of major public health interest.

"Objective: To estimate survival time and age-specific mortality rates of an HIV-infected population compared with that of the general population.

"Design: Population-based cohort study.

"Setting: All HIV-infected persons receiving care in Denmark from 1995 to 2005.

"Patients: Each member of the nationwide Danish HIV Cohort Study was matched with as many as persons from the general population according to sex, date of birth, and municipality of residence.

"Measurements: The authors computed Kaplan–Meier life tables with age as the time scale to estimate survival from age 25 years. Patients with HIV infection and corresponding persons from the general population were observed from the date of the patient's HIV diagnosis until death, emigration, or 1 May 2005.

"Results: 3,990 HIV-infected patients and 379,872 persons from the general population were included in the study, yielding 22,744 (median, 5.8 y/person) and 2,689 287 (median, 8.4 years/person) person-years of observation. Three percent of participants were lost to follow-up. From age 25 years, the median survival was 19.9 years (95% CI, 18.5 to 21.3) among patients with HIV infection and 51.1 years (CI, 50.9 to 51.5) among the general population. For HIV-infected patients, survival increased to 32.5 years (CI, 29.4 to 34.7) during the 2000 to 2005 period. In the subgroup that excluded persons with known hepatitis C coinfection (16%), median survival was 38.9 years (CI, 35.4 to 40.1) during this same period. The relative mortality rates for patients with HIV infection compared with those for the general population decreased with increasing age, whereas the excess mortality rate increased with increasing age.

"Limitations: The observed mortality rates are assumed to apply beyond the current maximum observation time of 10 years.

"Conclusions: The estimated median survival is more than 35 years for a young person diagnosed with HIV infection in the late highly active antiretroviral therapy era. However, an ongoing effort is still needed to further reduce mortality rates for these persons compared with the general population[21]."

**诠释**

摘要需提供一些关键信息，便于读者理解这项研究并决定是否阅读这篇文章。典型的摘要由研究目的、方法、结果及结论四部分组成[22]。摘要应针对文章提供的信息，总结研究的关键要点。我们建议以数字形式对关键结果进行报告，包括参与者人数、关联性估计以及可变性和不确定性的合适估值（如带有置信区间的优势比）。我们认为仅说明暴露量与结果是否存在显著性关联是不够的。

与研究背景、设计、实施和分析相关的一系列标题可以帮助读者快速获得重要信息[23]。许多期刊需要这样的结构化摘要，相比非结构化摘要，结构化摘要的质量更高、信息更丰富[24-25]。

## （二）引言

引言部分需描述进行这项研究的原因，以及该研究涉及哪些问题和假说。它的作用在于让读者了解研究的背景，并判断该研究对目前研究领域的潜在贡献。

### 条目2：背景/理由，阐释该研究报告的科学背景和理由。

#### 示例

"Concerns about the rising prevalence of obesity in children and adolescents have focused on the well documented associations between childhood obesity and increased cardiovascular risk and mortality in adulthood. Childhood obesity has considerable social and psychological consequences within childhood and adolescence, yet little is known about social, socioeconomic, and psychological consequences in adult life. A recent systematic review found no longitudinal studies on the outcomes of childhood obesity other than physical health outcomes and only two longitudinal studies of the socioeconomic effects of obesity in adolescence. Gortmaker et al. found that US women who had been obese in late adolescence in 1981 were less likely to be married and had lower incomes seven years later than women who had not been overweight, while men who had been overweight were less likely to be married. Sargent et al. found that UK women, but not men, who had been obese at 16 years in 1974 earned 7.4% less than their non-obese peers at age 23. (...) We used longitudinal data from the 1970 British birth cohort to examine the adult socioeconomic, educational, social, and psychological outcomes of childhood obesity[26]."

#### 诠释

研究背景需为读者提供一系列的重要信息：研究背景需要阐明研究重点，为开展研究奠定基础。研究背景应描述某个研究问题的已知内容以及该研究解决了目前研究领域内的哪些不足。背景材料应引用并综述一些最新的相关研究。

### 条目3：目的，描述具体研究目的，包括任何预先设定的假说。

#### 示例

"Our primary objectives were to 1) determine the prevalence of domestic violence among female patients presenting to four community-based, primary care, adult medicine practices that serve patients of diverse socioeconomic background and 2) identify demographic and clinical differences between currently abused patients and patients not currently being abused[27]."

**诠释**

研究目的是研究实施的具体目标。精心设计的目的规定了人群、暴露量和结果，以及要估计的参数。它们可以是特定的假说，也可以是本研究旨在解决的问题。在某些情况下，如在研究的早期发现阶段，研究目的可能不够具体。无论如何，报告应该清楚地反映研究人员的真实意图。例如，如果重要的亚组或附加分析不是本研究的原始目的，而是在数据分析过程中出现的，需要对此进行相应的描述并说明（另见第4、17和20项）。

## （三）方法

方法部分需充分详细地描述研究设计的内容和所做的工作，以便让读者能够了解研究的基本情况，以判断该方法是否可以提供可靠有效的证据，并评估所有与原始设计的偏差是否合理。

**条目4：研究设计，尽早介绍研究设计的关键要素。**
**示例**

"We used a case-crossover design, a variation of a case-control design that is appropriate when a brief exposure (driver's phone use) causes a transient rise in the risk of a rare outcome (a crash). We compared a driver's use of a mobile phone at the estimated time of a crash with the same driver's use during another suitable time period. Because drivers are their own controls, the design controls for characteristics of the driver that may affect the risk of a crash but do not change over a short period of time. As it is important that risks during control periods and crash trips are similar, we compared phone activity during the hazard interval (time immediately before the crash) with phone activity during control intervals (equivalent times during which participants were driving but did not crash) in the previous week[28]."

**诠释**

我们建议在方法部分的起始（或在引言的末尾）介绍研究设计的关键要素，以便读者能够了解研究的基本情况。例如，作者应说明该研究是一项队列研究，在特定时间段内对人群进行随访，并描述组成队列研究的人群及其暴露状态。同样，如果是病例对照研究，则应描述病例组和对照组及它们的来源人群。如果研究是横断面调查研究，则应提及人群和进行横断面调查的时间点。当一项研究是上述三种研究类型的嵌套时，还需要进一步描述研究设计的具体布局。例如，对于病例对照研究的嵌套之一的病例交叉研究，就在上面的示例中对其撰写原则进行了简要描述[28]。

我们建议作者不要简单地将研究定义为"前瞻性"或"回顾性"研究，因为这些术语定义不清[29]。第一种用法将"队列"和"前瞻性"视为同义词，并将"回顾性"一词保留用于病例对照研究[30]。第二种用法是根据研究数据的收集时间和研究思路的形成时间来区分前瞻性和回顾性队列研究[31]。第三种用法根据在选择病例时是否存在与暴露相关的数据来区分前瞻性和回顾性病例对照研究[32]。一些人建议不要使用这些术语[33]，或采用替代术语"同期"和"历史性"来描述队列研究[34]。在 *STROBE* 声明中，我们不使用"前瞻性"和"回顾性"等词，也不使用"同期"和"历史性"等替代词。我们建议，每当作者使用这些词时，他们需要对其含义作定义。最重要的是，我们建议应准确描述数据收集的方式和时间。

方法部分的第一部分也可以提及报告是否是以前研究报告的组成之一。如果新报告符合研究的原始目的，这通常是通过引用早期出版物并简要重申研究的显著性来表明的。只是，研究的目的也可能随着时间的推移而变化。

研究人员经常将数据用于非预期的目的。例如，针对行政目的收集的官方生命统计数据，最初仅为研究的完整性而纳入调查问卷条目，或为其他目的采集了血样。而医师健康研究（Physicians' Health Study，PHS）——一项针对阿司匹林和胡萝卜素的随机对照试验，后来被用来证实 V 因子基因位点的点突变与静脉血栓形成的风险增加有关，却与心肌梗死或脑卒中风险无关[35]。对现有数据的二次利用是观察性研究的创造性部分，并不一定会降低研究结果的可信度或重要性。然而，简要地重申最初的研究目的可能有助于读者了解研究的背景和研究数据可能存在的局限性。

**条目5：背景，需描述背景、地点和相关日期，包括招募、暴露、随访和数据收集的时间段。**

**示例**

"The Pasitos Cohort Study recruited pregnant women from Women, Infant and Child clinics in Socorro and San Elizario, El Paso County, Texas and maternal-child clinics of the Mexican Social Security Institute in Ciudad Juarez, Mexico from April 1998 to October 2000. At baseline, prior to the birth of the enrolled cohort children, staff interviewed mothers regarding the household environment. In this ongoing cohort study, we target follow-up exams at 6-month intervals beginning at age 6 months[36]."

**诠释**

读者需要了解关于背景和地点的信息，以评估研究结果的意义和适用性。环境因素和治疗方法等暴露变量可能会随时间发生变化。此外，研究方法也可能会随着时间推移而变化。了解研究开始的时间以及招募和随访参与者的时间，将研究置于历史背景中考虑，对解释结果很重要。

有关背景的信息包括招募地点或来源（如选民名册、门诊部、癌症登记处或三级护理中心）。有关地点的信息可能涉及调查发生的国家、城镇、医院或机构。我们建议说明日期，而不仅仅是描述时间段的长度。暴露、疾病发生、招募、随访开始和结束以及数据收集的日期可能不同。值得注意的是，在132篇发表于肿瘤学期刊的生存分析报告中，近80%的报告只包含了患者累积开始和结束的日期，只有24%的报告包括随访结束的日期[37]。

**条目6：参与者。**
**条目6（a）队列研究：需给出纳入标准，以及参与者选择的来源和方法，描述随访方法。**
示例

"Participants in the Iowa Women's Health Study were a random sample of all women ages 55 to 69 years derived from the state of Iowa automobile driver's license list in 1985, which represented approximately 94% of Iowa women in that age group. (...) Follow-up questionnaires were mailed in October 1987 and August 1989 to assess vital status and address changes. (...) Incident cancers, except for non-melanoma skin cancers, were ascertained by the State Health Registry of Iowa. (...) The Iowa Women's Health Study cohort was matched to the registry with combinations of first, last, and maiden names, zip code, birthdate, and social security number[38]."

**条目6（a）病例对照研究：需给出纳入标准，以及确定病例组和选择对照组的来源和方法，给出选择病例组和对照组的依据。**
示例

"Cutaneous melanoma cases diagnosed in 1999 and 2000 were ascertained through the Iowa Cancer Registry. (...) Controls, also identified through the Iowa Cancer Registry, were colorectal cancer patients diagnosed during the same time. Colorectal cancer controls were selected because they are common and have a relatively long survival, and because arsenic exposure has not been conclusively linked to the incidence of colorectal cancer[39]."

**条目6（a）横断面研究：需给出纳入标准，以及选择参与者的来源和方法。**
示例

"We retrospectively identified patients with a principal diagnosis of myocardial infarction (code 410) according to the International Classification of Diseases, 9th Revision, Clinical Modification, from codes designating discharge diagnoses, excluding the codes with a fifth digit of 2, which designates a subsequent episode of care. (...) A random sample of the entire Medicare cohort with myocardial infarction from February 1994 to

July 1995 was selected. (...) To be eligible, patients had to present to the hospital after at least 30 minutes but less than 12 hours of chest pain and had to have ST-segment elevation of at least 1 mm on two contiguous leads on the initial electrocardiogram[40]."

### 诠释

对参与者的详细描述有助于读者理解研究结果的适用性。研究人员通常通过定义符合条件的参与者的临床、人口统计学以及其他特征来限定研究人群。典型的纳入标准需涉及年龄、性别、疾病诊断和并发症。尽管纳入标准很重要，但却总是没有被充分报告。在一项针对脑卒中研究的观察性调查中，49篇报告中就有17篇（35%）未报告明确的纳入标准[5]。

纳入标准可分为纳入和排除标准，尽管这种区分并不总是必要或有用的，我们仍建议作者报告所有纳入标准，并描述研究人群的选择来源（例如，一个地区或国家的一般人群）和招募方法（例如，通过广告推荐或自选）。

了解随访过程的细节——包括随访过程是否最大限度地减少了无应答和失访，以及是否对所有参与者的随访都相似，有助于判断研究的有效性。例如，在一项使用IgM抗体检测急性感染的研究中，读者需要知道两次血液检测中IgM抗体检测的间隔时间，以便判断是否可能因为两次血液检测的间隔时间过长而遗漏某些潜在的感染[41]。在对暴露组和未暴露组进行鉴别研究的随访中，读者可能会认为，出于对事件的不确定性或在无应答或失访上的差异会导致其产生实质性的偏差[42]。因此，我们建议研究人员需描述用于随访参与者的方法，以及这些方法是否适用于所有的参与者，并描述确定变量的完整性依据（另见第14项）。

在病例对照研究中，病例组和对照组的选择对研究结果至关重要，其选择方法对研究的有效性有重要影响。一般而言，干预措施应反映出病例发生的人群。对对照组进行抽样的各种方法各有利弊：对于来自一般人群的病例，使用人口名册、随机数字摇号、邻居或朋友对照抽样。邻居或朋友间的对照在暴露量上可能会发生内在匹配[17]。与基于人群的对照相比，基于其他疾病的对照可能具有优势，尤其是对于基于医院的病例，因为它们更好地反映了医院的抽样人群，具有更大的召回可比性和招募便利性。但是，如果所关注的暴露量影响到对照疾病进展或因对照疾病住院的风险，则可能会出现问题[43-44]。为了解决这一问题，通常会采用混合抽样以达到最佳防御性对照的目的[45]。

### 条目6（b）队列研究：对于匹配的研究，需给出匹配标准以及暴露组和未暴露组病例数。

### 示例

"For each patient who initially received a statin, we used propensity-based matching to identify one control who did not receive a statin according to the following protocol.

First, propensity scores were calculated for each patient in the entire cohort on the basis of an extensive list of factors potentially related to the use of statins or the risk of sepsis. Second, each statin user was matched to a smaller pool of non-statin-users by sex, age (plus or minus 1 year), and index date (plus or minus 3 months). Third, we selected the control with the closest propensity score (within 0.2 SD) to each statin user in a 1:1 fashion and discarded the remaining controls.[46]"

**条目6（b）病例对照研究：对于匹配的研究，需给出匹配标准和每个病例的对照数。**

**示例**

"We aimed to select five controls for every case from among individuals in the study population who had no diagnosis of autism or other pervasive developmental disorders (PDD) recorded in their general practice record and who were alive and registered with a participating practice on the date of the PDD diagnosis in the case. Controls were individually matched to cases by year of birth (up to 1 year older or younger), sex, and general practice. For each of 300 cases, five controls could be identified who met all the matching criteria. For the remaining 994, one or more controls was excluded...[47]"

**诠释**

研究人员偶尔也会在队列研究中使用匹配，以使各组在随访开始时具有可比性，但匹配在病例对照研究中更常见。与病例对照研究相比，队列研究中的匹配使各组在潜在混杂因素方面具有直接可比性，而且复杂性更低。例如，在估计相对风险时无须考虑匹配[48]。因为队列研究中的匹配可以提高统计精度，所以研究人员可能会允许在分析中进行匹配，从而获得更窄的置信区间。

病例对照研究中，进行匹配是为了通过确保病例组和对照组之间变量分布的相似性，特别是对潜在混杂变量的匹配以提高研究的效率[48-49]。因为匹配可以通过各种方式进行，每个病例都有一个或多个对照，所以应该描述选择匹配变量的基本原则和所用方法的细节。常用的匹配形式有频率匹配（也称组匹配）和个体匹配。在频率匹配中，研究人员选择对照，以使匹配变量的分布与病例的分布相同或相似。个体匹配包括将一个或多个对照组与每个病例进行匹配。尽管病例对照中的匹配直观上很有吸引力，有时也很有用，但病例对照研究中的匹配有许多缺点，并不总是被合适地使用，需要在分析中加以考虑（见框3-2）。

即使是表面上简单的匹配，最后也可能出现报告质量不佳。例如，作者可能会说对照组与"在5年内"的病例组相匹配，或使用"5年年龄段"。这是否意味着，如果一个病例为54岁，则相应的对照需要在50~54岁的5岁年龄段，或在49~59岁，即在54岁的5岁以内？如果选择一个较宽的（如10岁）年龄段，则

---

**框3-2　病例对照研究中的匹配**

在任何病例对照研究中，都需要理性地判断对照组与病例组是否匹配，如果是，匹配哪些变量，使用哪些准确的匹配方式以及哪些合适的统计分析方法。完全不匹配可能意味着一些关键的潜在混杂因素（如年龄、性别）在病例组和对照组之间的分布是完全不同的。虽然这可以在分析中进行调整，但在统计效率上可能会有重大损失。

病例对照研究中的难点在于匹配的使用及其解释，特别是尝试同时对几个危险因素进行匹配时，其中一些危险因素可能与主要的暴露有关[50-51]。例如，在一个大型药物流行病学数据库中嵌套的心肌梗死和口服避孕药的病例对照研究中，有数千名妇女的信息可以用作潜在对照，研究人员可能会倾向于选择与各个病例中心肌梗死危险因素水平相似的对照进行匹配。一个研究目标是调整可能影响口服避孕药处方的因素，从而控制适应证引起的混杂。然而，结果将导致对照组不再代表源人群中口服避孕药的使用现状：因为心肌梗死患者往往年龄更大，结果将导致对照组比源人群年龄大。这里给了我们几点启示：如果匹配因子与暴露相关，则对数据的粗略分析将导致偏于整体的优势比。解决方案是进行匹配或分层分析（参见第12d项）。此外，由于匹配的对照组不再具有总体人群的代表性，因此无法再使用对照组之间的暴露分布情况来估计人群可归因分数（见框3-7）[52]。无法再研究匹配因子的影响，而且寻找匹配良好的对照组可能会比较麻烦——因此，使用非匹配对照组进行设计更为可取，因为非匹配对照更容易获得，并且对照组可以更大。过度匹配是另一个问题，这可能会降低匹配病例对照研究的效率，在某些情况下还会引入偏差。如果匹配变量与暴露量密切相关，则会丢失信息并降低研究的有效性。那么在相同匹配集合中的许多个体将倾向于具有相同或相似的暴露水平，因此不贡献相关信息。如果匹配变量不是混杂因素，而是在暴露和疾病之间的因果关系中，则匹配将引入不可补救的偏差。例如，由于多胞胎和低出生体重儿的增加，体外受精会增加围产期胎儿的死亡风险[53]。多胞胎或出生体重的匹配将使结果偏向于零，这在分析中是无法纠正的。

匹配在直观上很有吸引力，但所涉及的复杂性导致方法学专家建议不要在病例对照研究中进行常规匹配。相反，他们建议对每个潜在的匹配因素进行仔细而理性地考虑，认识到可以在不使用匹配的情况下对调整变量进行测量和使用。相应地，使用的匹配因子数量越少，频率匹配得越多，可避免上面讨论的一些问题，并且很多的病例对照研究可以完全没有匹配[54]。然而，当混杂因素（如年龄）的分布在不匹配的对照组之间存在本质差异时，匹配仍然是最理想的，甚至是必要的[48-49]。

---

有因年龄差产生残余混杂的风险（另见框3-4），因为对照组可能比病例组的平均年龄小。

条目7：变量，需明确定义所有结果、暴露量、预测因素、潜在混杂因素和效应修正因子，给出诊断标准（在适用范围内）。

示例

"Only major congenital malformations were included in the analyses. Minor anomalies were excluded according to the exclusion list of European Registration of Congenital Anomalies (EUROCAT). If a child had more than one major congenital malformation of one organ system, those malformations were treated as one outcome in the analyses by organ system. (...) In the statistical analyses, factors considered potential confounders were maternal age at delivery and number of previous parities. Factors considered potential effect modifiers were maternal age at reimbursement for antiepileptic medication and maternal age at delivery[55]."

**诠释**

作者在分析定义时应考虑到所有包含的变量，包括结果、暴露量、预测因素、潜在混杂因素和潜在效应修正因子。结果需要对诊断标准进行充分详细的描述。这适用于病例对照研究中的病例、队列研究中随访期间的疾病事件以及横断面研究中的流行疾病的标准。框3–2列出了明确的定义以及为遵守这些定义而采取的策略。病例对照研究中的匹配对于研究中主要关注的疾病状况尤为重要。

对于某些研究而言，"决定因素"或"预测因素"可能代表暴露变量的术语，而结果可能被称为"终点"。在多变量模型中，作者有时使用"因变量"作为结果，使用"独立变量"或"解释变量"作为暴露和混杂变量。后者并不精确，因为它无法区分暴露和混杂因素。

如果在研究的早期发现阶段已经测量了多个变量并将其包含在探索性分析中，需在附录、附表或单独出版物中提供一份包含每个变量详细信息的列表。值得注意的是，《国际流行病学杂志》最近推出了一个名为"队列概况"的新栏目，其中包括在特定研究中列出不同时间点测量结果的详细信息[56-57]。最后，我们建议作者报告所有用于考虑统计分析的"候选变量"，而不是仅仅选择性地报告最终模型中包含的变量（另见第16a项）[58-59]。

**条目8：数据来源/测量，针对每个相关变量，需给出数据来源和评估（测量）方法的细节，如果有多个组，需描述评估方法的可比性。**

**示例1**

"Total caffeine intake was calculated primarily using US Department of Agriculture food composition sources. In these calculations, it was assumed that the content of caffeine was 137 mg per cup of coffee, 47 mg per cup of tea, 46 mg per can or bottle of cola beverage, and 7 mg per serving of chocolate candy. This method of measuring (caffeine) intake was shown to be valid in both the NHS I cohort and a similar cohort study of male health professionals. (...) Self-reported diagnosis of hypertension was found to be reliable in the NHS I cohort[60]."

**示例2**

"Samples pertaining to matched cases and controls were always analyzed together in the same batch and laboratory personnel were unable to distinguish among cases and controls[61]."

**诠释**

暴露量、混杂因素和结果的测量方式会影响研究的可靠性和有效性。而测量误差以及对暴露或结果的错误分类会对因果关系的检测造成困难，或者可能产生错误的关联。潜在混杂因素的测量误差会增加残余混杂的风险[62-63]。因此，如果作者可以报告任何评估或测量研究结果的有效性或可靠性的细节，包括所用参考标准的细节，都是有帮助的。与其简单地引用验证性研究（如示例1），我们建议作者给出估计的有效性或可靠性的依据，以便后续用于测量误差调整或敏感性的分析（见第12e和17项）。

此外，了解所比较的组群在数据收集方式上是否存在差异也很重要。这对于实验室检查（如示例2）和其他情况可能也很重要。例如，如果调查人员首先询问所有的病例组，然后再询问对照组，由于学习曲线，可能会产生偏差，反之亦然；像随机安排调查顺序这样的解决方案可以避免这种情况。如果未对对照组进行相同的诊断测试，或者如果一组接受的相同类型的测试多于另一组，也可能产生信息偏差（另见第9项）。

**条目9：偏差，需描述为处理潜在的偏差所做的所有努力。**
**示例1**

"In most case-control studies of suicide, the control group comprises living individuals but we decided to have a control group of people who had died of other causes. (...) With a control group of deceased individuals, the sources of information used to assess risk factors are informants who have recently experienced the death of a family member or close associate - and are therefore more comparable to the sources of information in the suicide group than if living controls were used[64]."

**示例2**

"Detection bias could influence the association between Type 2 diabetes mellitus (T2DM) and primary open-angle glaucoma (POAG) if women with T2DM were under closer ophthalmic surveillance than women without this condition. We compared the mean number of eye examinations reported by women with and without diabetes. We also recalculated the relative risk for POAG with additional control for covariates associated with more careful ocular surveillance (a self-report of cataract, macular degeneration, number of eye examinations, and number of physical examinations)[65]."

**诠释**

有偏差的研究会得出与事实存在系统性差异的结果（另见框3-3）。对读者来说，了解在研究过程中采取了哪些措施以降低潜在的偏差非常重要。理想情况下，研究人员在研究设计阶段应充分考虑潜在偏差的来源。在报告阶段，我们建议作者应自始至终评估相关的可能偏差。具体而言，需讨论偏差的方向和程度，如有可能，应进行估计。例如，在病例对照研究中，可能会出现信息偏差，可以通过选择适当的对照组来减少此类偏差，如示例1[64]。

示例2中，参与者的医疗检测差异是一个偏差[65]。因此，作者提供了他们为处理这个问题而额外收集数据的一些细节。当研究人员为数据收集建立了质量控制程序，以应对纵向研究中变量测量中可能出现的"漂移"，或在使用多个观察者时将变异性保持在最低限度，这些细节都应被加以描述。

令人遗憾的是，通常作者在报告他们的结果时并没有提及重要的偏差。在1990—1994年发表的43项关于有癌症病史的患者存在二次癌症风险的病例对照和队列研究中，仅有5篇文章提及医疗检测偏差[66]。1998年发表在3本精神病学期刊上的关于心理健康研究报告的调查发现，392篇文献中仅13%提及反应偏差[67]。在关于脑卒中研究的队列研究调查中，1999—2003年发表的49篇文章中仅有14篇（28%）提到了招募研究参与者时潜在的选择偏差，35篇（71%）提到了所有类型的偏差都可能影响结果的可能性[5]。

---

**框3-3　偏差**

偏差是研究结果与真实值的系统性偏差，通常是在研究的设计或实施过程中引入的，以后无法纠正。偏差和混杂不是同义词。偏差来自有缺陷的信息或受试者选择，因此发生了错误的关联。混杂产生了事实上正确的关联，但不能解释内在的因果，因为一些潜在的、未解释的因素与暴露和结果间的相关性（见框3-5）。此外，还需要将偏差与随机误差区分开来，随机误差是由测量数据中的统计波动（在任一方向上）引起的与真实值的偏差。我们已经描述了许多可能的偏差来源，并使用了各种术语[68-69]。我们发现两个简单的类别是有用的：信息偏差和选择偏差。

当数据完整性或准确性的系统性差异导致个体在暴露或结果方面出现差异性错误分类时，就会发生信息偏差。例如，若糖尿病女性患者更多地接受定期和彻底的眼部检查时，青光眼的确诊病例将比无糖尿病女性更多见（见第9项）[65]。与未接受药物治疗的患者相比，接受非典型胃部不适症状药物治疗的患者接受胃镜检查的频率可能更高，检测到的溃疡病例也更多——即使药物不会导致更多的溃疡。这种类型的信息偏差也称为"检测偏差"或"医疗检测偏差"。对其影响的一种评估方法是测量不同研究组中的医疗检测强度，并在统计分析中进行调整。在病例对照研究中，如果病例组比无该疾病的对照组更准确或更不准确地回忆了过去的暴露量，或者如果他们或多或少不愿意报告这些暴露量，就会发生信息偏差（也称为"回忆偏差"）。如果调查人员预先知道了研究的假说，并无意识或有意识地选择性收集数据，就会出现"调查者偏差"[70]。因此，通常对研究参与者和研究人员采用某种形式的盲法是有价值的。

如果病例对照研究中纳入病例组或对照组的概率与暴露相关，则可能会引入选择偏差。例如，医生为研究深静脉血栓形成而招募参与者，他可能会对一位有下肢症状并服用口服避孕药的女性患者作出该诊断。但对于有类似症状却未服用此类药物的女性患者，可能无法被诊断为深静脉血栓形成。这种偏差可以通过使用以相同方式提交的待诊断的病例和对照来抵消[71]。同样，疾病登记册的使用可能会引入选择偏差：若已知暴露与疾病之间的可能关系，那如果病例暴露于疑似病原体，则更可能将其提交至登记册[72]。"响应偏差"是另一种类型的选择偏差，如果响应者和拒绝参与研究者之间的特征差异影响对患病率、发病率以及在某些情况下的相关性的估计，则会发生这种偏差。一般来说，选择偏差会影响研究的内部效力。这不同于通常在选择研究参与者时可能出现的问题，后者会影响研究的外部有效性而不是内部有效性（另见第21项）。

**条目10：样本量，需对如何得出样本量进行解释。**
示例1

"The number of cases in the area during the study period determined the sample size[73]."

示例2

"A survey of postnatal depression in the region had documented a prevalence of 19.8%. Assuming depression in mothers with normal weight children to be 20% and an odds ratio of 3 for depression in mothers with a malnourished child we needed 72 case-control sets (one case to one control) with an 80% power and 5% significance[74]."

**诠释**

样本量应足够大，以获得点估计足够窄的置信区间，从而使研究的问题更有意义。小关联和无关联需要大样本来区分。小型研究通常可提供有价值的信息，但与提供较窄估计值的置信区间的研究相比，较宽的置信区间可能表明小型研究对目前研究领域的贡献较小。此外，与没有"显著"发现的小型研究相比，显示与"有趣"或"具有统计学意义"关联的小型研究发表的频率会更高。虽然这些研究可能在探索背景下提供了一些早期信息，但应告知读者这些研究潜在的缺点。

观察性研究中样本量计算的重要依据是研究背景。如果对已用于其他目的的数据进行分析，则主要问题是数据分析是否能产生足够的统计精度，从而对文献做出实质性贡献，并且样本量的考虑将是非正式的。在形式上，设计新研究时，样本量的先验计算可能有用[75-76]。这种计算比通常产生的单个数字所隐含的不确定性更大。例如，即使不是猜测，对利率事件的估计或对其他计算至关重要的假设通常也是不精确的[77]，最终导致分析获得的精度无法事先确定，因为通过在多变量分析中加入混杂变量[78]、测量关键变量的精度[79]以及排除某些个体，都会降低该统计精度。

很少有流行病学研究解释或报告关于样本量的计算[4-5]。我们鼓励研究人员报告相关的正式样本量的计算（如果他们已完成）。在其他情况下，他们需指出决定研究规模的考虑因素（如固定的可用样本，如示例1）。如果观察性研究在达到统计学显著性时提前终止，应告知读者。不要用研究规模或回顾性效力计算的托词来困扰读者[77]。从读者的角度来看，置信区间表示最终获得的统计精度。应当认识到，置信区间反映的仅是统计的不确定性，而不是研究中可能存在的所有不确定性（见第20项）。

条目11：定量变量，解释分析中如何处理定量变量，描述选择了哪些分组以及分组原因（在适用范围内）。

**示例**

"Patients with a Glasgow Coma Scale less than 8 are considered to be seriously injured. A GCS of 9 or more indicates less serious brain injury. We examined the association of GCS in these two categories with the occurrence of death within 12 months from injury[80]."

**诠释**

研究人员需要就如何收集和分析有关的暴露量、效应修正和混杂因素的定量数据给出细节描述。例如，他们可以将连续暴露变量分组，以创建新的分类变量（见框3-4）。分组选择可能对以后的分析产生重要影响[81-82]。我们建议作者解释为什么以及如何对定量数据进行分组，包括类别数量、分割点以及类别平均值或中位值。每当以表格形式报告数据时，应提供每个类别的病例数、对照数、风险人数、风险人次数等。表格不应仅包含效果度量估计或模型拟合结果。

研究人员可能会将暴露模式设定为连续性的，以便保留所有信息。在做出这一选择时，需要考虑暴露与结果之间的本质关系。假设线性关系是错误的，调查可能会偏离线性关系。作者可以提及他们在分析过程中所采用的替代模型（如使用对数变换、二次项或样条函数）。有几种方法可以拟合暴露和结果之间的非线性关系[82-84]。此外，对主要关注点的定量暴露进行连续和分组分析可能也会有所帮助。

在最近一项调查中，有2/3的流行病学出版物研究了定量暴露变量[4]。其中50篇文章中有42篇（84%）将暴露分为几个有序的类别，但是没有说明暴露分组的理由。15篇文章使用了线性关系来模拟连续暴露，只有2篇报告了线性度检查。在另一项心理学文献调查中，110篇文章中只有22篇（20%）证明了二分法的合理性[85]。

---

**框3-4　分组**

连续数据可以分组的原因很多[86]。在收集数据时，使用顺序变量可能比人为根据既往回忆寻找精确暴露的连续测量更好。分类也可能有助于报告描述，如以类似的方式描述所有变量或描述剂量-反应关系。

也可以先进行分组以简化分析，避免线性假设。然而，分组会丢失信息，并有可能降低统计效力[87]，尤其是在使用二分法时[82,85,88]。如果对一个连续的混杂因素进行分组，可能会发生残余混杂，以致该变量的一些混杂效应不能被调整（见框3-5）[62,89]。增加类别数量可以减少统计效力的损失，减少残余混杂，尤其适用于大样本研究。由于数量有限，小样本研究可使用较少的分组。

> **续框3-4**
>
> 研究人员可根据与诊断或预后相关的常用值、实用性或统计学依据选择分组的分割点。他们可以使用分位数在每组中选择相同数量的个体[90]。另一方面，选择更极端的外部群体并使中间群体大于外部群体，可以更深入地了解暴露与结果的关系[91]。在病例对照研究中，首选从对照组中获取人群分布，因为其旨在反映目标来源的人群。如果事后从几个备选方案中选择了分割点，应向读者说明。特别的是，如果用选择分割点的方式来最小化P值，则关联的真实强度将被夸大[81]。
>
> 在分析分组变量时，识别其潜在的连续性很重要。例如，可以调查有序各组之间风险的可能趋势。一种常见的方法是将组的等级建模为连续变量。如果各组的间隔相等（例如，10岁年龄组）而不是其他情况，则各组别之间的这种线性关系将近似于实际的线性关系。Il'yasova等[92]建议公布效应的分类和连续估计及其标准误差，以改进Meta分析，并提供关于剂量–反应的内部有价值的信息。一种假设的分析可能会揭示另一种假设的分析。作者通常忽略排序，分别进行考虑参考类别相对应的每个类别的估计值（和P值）。这可能有助于报告描述，但可能无法检测到跨组风险的真实趋势。如果趋势是一致的，斜率的置信区间可能表示观察的强度。

**条目12：统计方法。**

**条目12（a）：需描述所有统计方法，包括用于控制混杂的方法。**

**示例**

"The adjusted relative risk was calculated using the Mantel-Haenszel technique, when evaluating if confounding by age or gender was present in the groups compared. The 95% confidence interval (CI) was computed around the adjusted relative risk, using the variance according to Greenland and Robins and Robins et al.[93]"

**诠释**

没有所谓正确的统计分析，只有基于同一问题的几种可能性做出不同假设的统计分析。无论如何，研究人员应至少在研究方案中预先确定主要研究目标的分析可能。通常研究需要额外的分析，无论是与最初设想的分析相似或不同，这些分析有时可能是由数据驱动的。报告研究时，作者应告知读者是否通过数据检查建议进行了特定分析。尽管预先确定的分析和探索性分析之间的区别有时可能模糊不清，但作者应说明进行特定分析的原因。

如果被比较的组在某些特征上不相似，应通过分层或多元回归对可能的混杂变量进行调整（见框3-5）[94]。通常，研究设计会决定选择哪种类型的回归分析。例如，Cox比例风险回归常用于队列研究[95]。而logistic回归往往是病例对照研究选择的方法[96-97]。分析者应详细描述变量选择的具体步骤，而不仅仅是给出最终模型的结果[98-99]。如果模型比较是为了缩小潜在混杂因素的范围，以便纳入最终模型，则应描述该过程。告知一个或两个协变量是否造成了数据分析中存在的大量明显混杂对读者而言是有帮助的。还应说明其他的统计分析，包括估算过程、数据转换和可归因风险的计算。应参考非标准或新方法细则，报告使用的统计软件。作为一项指导方针，我们建议对统计方法进行"足够详尽的描述，便于读者访问原始数据，从而验证所报告的结果"[100]。

在一项实证研究中，169篇研究报告调整了混杂因素的文献，只有93篇（55%）明确说明了连续和多类别变量是如何被纳入统计模型的[101]。另一项研究发现，在67篇针对混杂因素进行统计分析调整的文章中，大部分文章都未报告混杂因素是如何产生的[4]。

---

**框3-5　混杂**

"混杂"的字面意思是效应混杂。一项研究可能显示暴露和疾病风险之间有关联或无关联。实际上，这种表面上的有关联或无关联是由另一个决定疾病发生的因素引起的，但这个因素也与暴露有关。这个因素被称为混杂因素或混杂。因此，混杂会对暴露的潜在"因果"关联给出错误的评估。例如，如果接近中年且血压升高的女性不常使用口服避孕药，那么简单地比较一下使用避孕药和不使用避孕药的女性患心血管疾病的概率，可能会给人造成一种错误的印象，即避孕药可以预防心脏病。

研究人员应事先考虑潜在的混杂因素。这会为研究设计提供依据，并为确定寻找详细信息的混杂因素进行适当的数据收集。可以使用限制或匹配。在上面的示例中，该研究可能仅限于没有混杂因素血压升高的妇女。血压匹配也是可行的，尽管不一定可取（见框3-2）。在分析阶段，研究人员可以使用分层或多变量分析来减少混杂因素的影响。分层包括将各层中的数据划分为混杂因素（如血压分层），评估各分层中的关联度估计值，并将关联度的综合估计值计算为所有分层的加权平均值。多变量分析可获得相同的结果，但可以同时考虑多个变量。它更灵活，但可能涉及对暴露和疾病之间的数学关系的额外假设。

在观察性研究中，考虑混杂因素至关重要，但读者不应假设经过混杂因素调整分析确定关联的"因果部分"。残余混杂（控制混杂失败后仍存在的混杂[102]）、随机抽样误差、选择偏差和信息偏差（见框3-3）仍可能使结果失真。

---

**条目12（b）：需描述用于检验的亚组以及亚组间相互作用的所有方法。**

**示例**

"Sex differences in susceptibility to the 3 lifestyle-related risk factors studied were explored by testing for biological interaction according to Rothman: a new composite variable with 4 categories ($a^-b^-$, $a^-b^+$, $a^+b^-$, and $a^+b^+$) was redefined for sex and a dichotomous exposure of interest where $a^-$ and $b^-$ denote absence of exposure. RR was calculated for each category after adjustment for age. An interaction effect is defined as departure from additivity of absolute effects, and excess RR caused by interaction (RERI) was calculated:

$$RERI=RR(a^+b^+)-RR(a^-b^+)-RR(a^+b^-)-1$$

where $RR(a^+b^+)$ denotes RR among those exposed to both factors where $RR(a^-b^-)$ is used as reference category (RR=1.0). Ninety-five percent CIs were calculated as proposed by Hosmer and Lemeshow. RERI of 0 means no interaction[103]."

**诠释**

条目17对研究人群限制使用亚组分析的意义进行了详细讨论[4,104]。然而，亚组分析仍被经常使用[4]。读者需要知道预先设计了哪些亚组分析，以及在分析数据时出现了哪些亚组分析。此外，解释使用了哪些方法来检验各组之间的效应或关联是否不同也是很重要的（见第17项）。

交互作用是指一个因素改变了另一个因素的效应（因此也被称为"效应修正"）。两个因素的共同作用可以用两种方式来描述：在加性量表上，根据风险差异来定；在乘性量表上，根据相对风险来定（见框3–8）。许多作者和读者可能对分析互动的方式有自己的偏好。尽管如此，他们可能有兴趣了解暴露的联合效应在多大程度上不同于单独效应。目前的共识是，使用绝对风险的加性量表更适合于公共卫生和临床决策[105]。无论采取哪种观点，都应该清楚地呈现给读者，就像上面的示例[103]一样。展示两种暴露的单独效应及其联合效应（每一种都与无暴露有关）的布局可能是最有用的。第17项下的交互作用示例中介绍了这一点，框3–8解释了不同量表上的计算过程。

**条目12（c）：需对如何处理缺失数据作出解释。**

**示例**

"Our missing data analysis procedures used missing at random (MAR) assumptions. We used the MICE (multivariate imputation by chained equations) method of multiple multivariate imputation in STATA. We independently analysed 10 copies of the data, each with missing values suitably imputed, in the multivariate logistic regression analyses. We averaged estimates of the variables to give a single mean estimate and adjusted standard errors according to Rubin's rules[106]."

**诠释**

数据缺失的问题在观察性研究中很常见。发放给研究参与者的问卷并不总是被完整填写的，参与者也可能不会参加所有的随访，常规数据源和临床数据库通常也不完整。尽管它很普遍，也很重要，但很少有论文详细报告数据缺失的问题[5,107]。调查人员可以使用几种方法中的任何一种来处理数据缺失的问题。我们在框3–6中描述了各种方法的优势和局限性。我们建议作者报告每个值得关注的变量（暴露量、结果、混杂因素）并分析每个步骤的缺失值数量。如果可能，作者应给出数据缺失的原因，并在描述研究参与者的变动时指出有多少人因数据缺失而被排除（另见第13项）。对于缺失数据的解释分析，作者应说明分析的性质（如多重估算）和所做的假设（如随机缺失，见框3–6）。

框3-6 缺失数据：问题和可能的解决方案

处理缺失数据的一种常见方法是将分析限制在具有特定分析所需所有变量的完整数据的单个范围之内。尽管在许多情况下，这种"完整案例"分析是无偏差的，但有时它们也可能是有偏差的，并且是效率低下的[108]。如果数据缺失的个体不是典型的整体样本，就会产生偏差。低效率是因为用于分析的样本量过少。

如果用于结果预测的研究对象选择性退出，那么利用最后一次观察进行重复测量可能会随时间的推移导致趋势扭曲[109]。为混杂因素插入缺失的类别指标可能会增加残余混杂[107]。替换（其中每个缺失值都用于假定或估计值替换）可能会导致所关注关联性的减弱或夸大，并且如果不使用下文所述的复杂方法，可能会产生过小的标准误差。

基于一个观测值缺失概率的模型，Rubin开发了一种缺失数据问题的模型[108,110]。如果某个特定观测值缺失的概率不取决于任何可观测变量的值，那么数据被描述为完全随机缺失（missing completely at random，MCAR）。如果给定观测数据，观测数据缺失的概率与缺失数据的实际值无关，那么数据被描述为随机缺失（missing at random，MAR）。例如，假设年龄较小的儿童更容易缺失肺活量测定结果，但在考虑年龄因素后，缺失的概率与未观察到的真实肺功能无关。然后，在包括年龄在内的模型中，缺失的肺功能测量值将为MAR。如果即使将可用数据考虑在内，缺失的概率仍然取决于缺失值，那么数据为非随机缺失（missing not at random，MNAR）。当数据为MNAR时，有效的推断需要对导致数据缺失的机制作出明确的假设。

处理MAR数据的方法分为三大类[108,111]：似然法[112]、加权估计[113]和多重估算[111,114]。在这三种方法中，多重估算是最常用和最灵活的，特别是当多个变量存在缺失值时[115]。使用这些方法的结果应与完整病例分析的结果进行比较，并讨论重要的差异。在缺失数据分析中做出假设的合理性通常是无法验证的，尤其是在无法证实数据是MAR，而非MNAR时。因此，最好本着敏感性分析的策略来看待此类分析（参见第12e和17项）。

## 条目12（d）队列研究：描述如何解决失访的问题（在适用范围内）。

### 示例

"In treatment programmes with active follow-up, those lost to follow-up and those followed-up at 1 year had similar baseline CD4 cell counts (median 115 cells per μL and 123 cells per μL), whereas patients lost to follow-up in programmes with no active follow-up procedures had considerably lower CD4 cell counts than those followed-up (median 64 cells per μL and 123 cells per μL). (...) Treatment programmes with passive follow-up were excluded from subsequent analyses[116]."

### 诠释

队列研究通常采用生命表法或其他类似的方法进行分析，这些方法基于随访的人次和病情发展的时间。在观察期结束时仍无该疾病的个体中，随访时间的长短被认为与发生结果的概率无关。如果随访在确定的日期或确定的年龄结束，则会出现这种情况。当参与者在该日期之前退出研究，就会发生失访。如果选择性失访发生在暴露人群或有高度疾病风险的人群中（即"信息审查"），则可能会影响研究的效力。在示例中，在治疗中没有被积极随访的失访患者，他们的CD4辅助细胞比仍在观察中的患者少，并且死亡风险更高[116]。

　　重要的是要将研究结束的人同发生失访的人区分开来。令人遗憾的是，统计软件通常无法区分这两种情况，在这两种情况下，随访时间都是在观察期结束时自动截断（"删失"）。因此，研究人员需要考虑（最好是在研究计划阶段）如何处理失访。

　　当发生失访的患者很少时，研究人员可以排除未完成随访的患者，或者将他们视为在失访之日或研究结束时活着。我们建议作者报告有多少患者发生失访以及他们采用了何种删失策略。

### 条目12（d）病例对照研究：解释如何处置病例组与对照组的匹配问题（在适用范围内）。

**示例**

　　"We used McNemar's test, paired t test, and conditional logistic regression analysis to compare dementia patients with their matched controls for cardiovascular risk factors, the occurrence of spontaneous cerebral emboli, carotid disease, and venous to arterial circulation shunt[117]."

**诠释**

　　在单独匹配的病例对照研究中，对优势比的粗略分析（忽略匹配）通常会导致偏向整体的估计（见框3-2）。因此，通常需要进行匹配分析。这可以被直观地理解为分层分析：每个病例都被视为一个层，有一组匹配的对照组。分析的基础是考虑病例组是否比对照组更容易暴露，尽管在匹配变量方面它们是相似的。研究人员可以使用Mantel-Haenszel方法在"匹配"的2×2表格上进行分层分析。在最简单的形式中，优势比是指与暴露变量不一致的成对的比率。如果对具有通用属性的变量，如年龄和性别等进行匹配，则分析不需要保留个人对个人的匹配，简单分析年龄和性别类别就足够了[50]。但是，对于其他匹配变量，如邻居、亲属或朋友，每个匹配集都应被视为其各自的分层。

　　在单独匹配的研究中，最广泛使用的分析方法是条件logistic回归，其将每种情况及其对照组一起考虑。当控制变量的个数在不同情况下变化时，除匹配变量外，还需要调整其他变量，条件法是必要的。为了便于读者判断在分析中是否合适地使用了匹配，我们建议作者详细描述使用了哪些统计方法来分析数据。如果将匹配考虑在内后对估计值没有影响，那么作者可以选择进行不匹配的分析。

条目12（d）横断面研究：需描述考虑抽样策略的分析方法（在适用范围内）。

示例

"The standard errors (SE) were calculated using the Taylor expansion method to estimate the sampling errors of estimators based on the complex sample design. (...) The overall design effect for diastolic blood pressure was found to be 1.9 for men and 1.8 for women and, for systolic blood pressure, it was 1.9 for men and 2.0 for women[118]."

诠释

大多数横断面研究采用预先规定的抽样策略，从源人群中选择参与者。然而，抽样可能比简单的随机抽样更复杂。它可能包括许多阶段和集群的参与者（例如，在地区或村庄）。按比例分层可确保具有特定特征的亚组得到准确的反映。不成比例的分层可能会对特别关注的亚组进行过度抽样。

从复杂样本得出的关联估计可能比从简单随机样本得出的关联估计更精确或更不精确。标准误差或置信区间等精度度量应使用设计效应进行修正，设计效应是一种比率度量，用于描述如果使用更复杂的抽样策略而不是简单的随机抽样，会获得或损失多少精度[119]。大多数复杂的抽样技术都会导致精度下降，从而导致设计效应>1。

我们建议作者明确说明用于调整复杂抽样策略的方法，以便读者可以理解所选抽样方法如何对得出的估计精度产生影响。例如，对于整群抽样，如果报告了设计效应，那么在更容易收集数据和损失精度之间所隐含的权衡是直观、透明的。在本例中，男性的计算设计效应为1.9，这表明实际样本量需要比简单随机抽样大1.9倍，才能使得出的估计具有同等精度。

条目12（e）：描述所有敏感性分析。

示例

"Because we had a relatively higher proportion of 'missing' dead patients with insufficient data (38/148=25.7%) as compared to live patients (15/437=3.4%) (...), it is possible that this might have biased the results. We have, therefore, carried out a sensitivity analysis. We have assumed that the proportion of women using oral contraceptives in the study group applies to the whole (19.1% for dead, and 11.4% for live patients), and then applied two extreme scenarios: either all the exposed missing patients used second generation pills or they all used third-generation pills[120]."

诠释

敏感性分析有助于判定研究主要结果与替代分析策略或假设获得的结果是否一致[121]。可检查的问题包括纳入分析的标准、暴露或结果的定义[122]，哪些混杂变量值得调整，缺失数据的处理[120,123]，可能的选择偏差或对暴露、疾病和其他变量测量不准确或不一致造成的偏差，以及具体的分析选择，如定量变量的处理（见第11项）。复杂的方法越来越多地被用于同时模拟几种偏差或假设的影响[124-126]。

1959年，Cornfield等[127]的著名研究表明，吸烟和肺癌的相对风险为9，这不可能是由任何可能的混杂因素造成的，因为混杂因素在吸烟者中的患病率至少需要是非吸烟者的9倍。该分析并未排除存在此类因素的可能性，但确实确定了此类因素需要具有的患病率。最近使用了同样的方法来确定可能的混杂因素，这些因素可以解释儿童白血病的发生与生活在电力线路附近之间的关系[128]。一般来说，敏感性分析可用于确定混杂程度、选择偏差或扭曲关联所需的信息偏差。敏感性分析的一个重要的，可能还未被充分认识到的用途在于，当一项研究表明暴露量与结果之间几乎没有或根本没有关联，并且有可能存在混杂或影响空值的其他偏差时，应该使用敏感性分析。

## （四）结果

结果部分应如实描述所发现的情况，从研究参与者的招募、研究人群的描述到主要结果和辅助分析。结果部分不能包含带有作者主观意见的内涵与外延。

条目13：参与者。

条目13（a）：报告研究每个阶段的人数——例如，潜在符合条件、接受资格审查、确认符合条件、纳入研究、完成随访和分析的人数。

示例

"Of the 105 freestanding bars and taverns sampled, 13 establishments were no longer in business and 9 were located in restaurants, leaving 83 eligible businesses. In 22 cases, the owner could not be reached by telephone despite 6 or more attempts. The owners of 36 bars declined study participation. (...) The 25 participating bars and taverns employed 124 bartenders, with 67 bartenders working at least 1 weekly daytime shift. Fifty-four of the daytime bartenders (81%) completed baseline interviews and spirometry; 53 of these subjects (98%) completed follow-up[129]."

诠释

招募研究参与者的详细过程很重要，原因有几点。纳入研究的人群通常与结果应用的目标人群在关联性上有所不同，这可能导致患病率或发病率的估计值不足以反映目标人群的真实情况。例如，同意通过邮件接受性行为调查的人去教堂的次数较少，性态度不那么保守，初次性交的年龄更早，而且比起拒绝调查的人更容易吸烟和饮酒[130]。这些差异表明，邮件调查可能高估了人群中的性自由主义和性活动。如果符合研究条件者与纳入研究者之间的关联性不同，则此类反应偏差（见框3-3）可能会扭曲暴露和疾病的相关性。又如，在一些病例对照研究[131-132]中观察到的年轻母亲年龄与后代白血病之间的关联性，可以通过年轻妇女在病例组和对照组中的不同参与率来解释。与拥有健康子女的年轻女性相比，拥有不健康子女的年轻女性参与率更低[133]。尽管参与率低不一定会影响研究的有效性，但对参与和未参与的原因进行透明化的信息说明非常重要。此外，由于参与率、应答率或随访率没有普遍认可的定义，读者需要了解作者是如何计算这些比例的[134]。

理想情况下，研究人员应说明在招募研究参与者的每个阶段（从选择目标人群到将参与者数据纳入分析）所考虑的人数。根据研究类型，可能包括被认为有潜在资格的人数、评估符合条件的人数、发现符合条件的人数、纳入研究的人数、检查的人数、随访人数和纳入分析的人数。如果按照上述示例（多阶段抽样）分两个或多个阶段对研究参与者进行抽样，则可能需要关于不同抽样单位的信息。在病例对照研究中，我们建议作者分别描述病例组和对照组中参与者的变动信息[135]。对照组有时可从多种来源中选择，包括住院患者和社区居民等。在这种情况下，我们建议为每种类型的对照组单独记录参与者人数。Olson和他的同事[136]为采用随机数字拨号或其他类似方法招募对照组的研究提供了有用的报告指南。

最近在10本综合流行病学、公共卫生和医学期刊上发表的关于流行病学研究的调查发现，107项病例对照研究中有47项（59%）、154项队列研究中有49项（32%）和86项横断面研究中有51项（59%）提供了研究参与者的相关信息[137]。另外有两项文献调查提供了不完整或缺失参与和未参与流行病学研究的报告。最后，有证据表明，近几十年来参与流行病学研究的人数可能有所下降[137-138]，这也强调了进行透明化报告的必要性[139]。

**条目13（b）：需给出每个阶段不参与的原因。**

**示例**

"The main reasons for non-participation were the participant was too ill or had died before interview (cases 30%, controls < 1%), nonresponse (cases 2%, controls 21%), refusal (cases 10%, controls 29%), and other reasons (refusal by consultant or general practitioner, non-English speaking, mental impairment) (cases 7%, controls 5%)[140]."

**诠释**

解释人们不再参与研究或被排除在统计分析之外的原因，有助于读者判断研究人群对于目标人群来说是否具有代表性，以及是否可能引入偏差。例如，在一项针对健康状况的横断面调查研究中，与健康状况不可能相关的因素（例如，邀请函因地址不正确而未送达）导致的未参与情况，会影响研究结果估计的准确性，但可能不会引入偏差。相反，如果许多人因疾病或认为健康状况良好而选择退出调查，结果可能会低估或高估人群中健康状况不佳的患病率。

**条目13（c）：考虑使用流程图。**
示例[141]

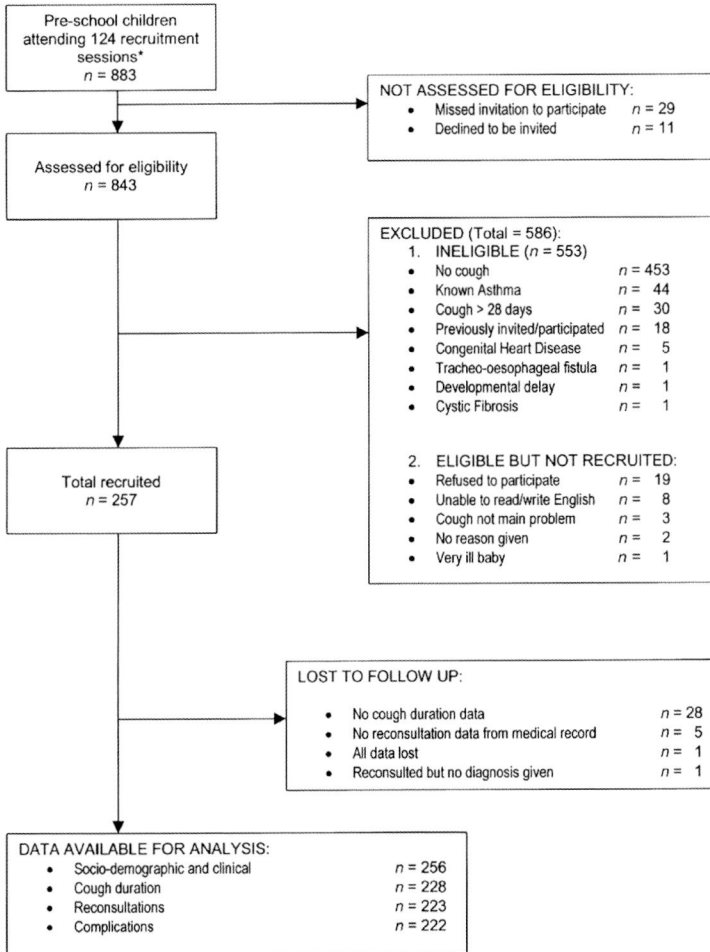

*Denominator data missing from one session at which at least 3 attended with cough, 2 recruited

**诠释**

　　一个信息丰富且结构良好的流程图可以简单且直观地传达可能需要冗长描述的信息[142]，如上例所示。该图可有效地呈现主要结果，包括主要结果的事件数。虽然我们建议使用流程图，特别是对于复杂的观察性研究，但我们并未提出流程图的具体格式。

条目14：描述性数据。

条目14（a）：需给出研究参与者的特征（如人口统计学、临床学、社会学）和有关暴露和潜在混杂因素的信息。

示例[143]

**Table.** Characteristics of the Study Base at Enrolment, Castellana G (Italy), 1985–1986

|  | HCV-Negative n = 1458 | HCV-Positive n = 511 | Unknown n = 513 |
|---|---|---|---|
| Sex (%) |  |  |  |
| Male | 936 (64%) | 296 (58%) | 197 (39%) |
| Female | 522 (36%) | 215 (42%) | 306 (61%) |
| Mean age at enrolment (SD) | 45.7 (10.5) | 52.0 (9.7) | 52.5 (9.8) |
| Daily alcohol intake (%) |  |  |  |
| None | 250 (17%) | 129 (25%) | 119 (24%) |
| Moderate[a] | 853 (59%) | 272 (53%) | 293 (58%) |
| Excessive[b] | 355 (24%) | 110 (22%) | 91 (18%) |

HCV, Hepatitis C virus.
[a]Males <60 g ethanol/day, females <30 g ethanol/day.
[b]Males >60 g ethanol/day, females >30 g ethanol/day.

**诠释**

了解研究参与者及其暴露量的描述信息，便于读者判断研究结果的适用性。了解潜在混杂因素的相关信息，包括是否以及如何对其进行测量，会影响读者对研究有效性的判断。我们建议作者总结每个研究组的连续变量，给出平均值和标准偏差，或者当数据非对称分布时，给出中位值和百分位数范围（例如，第25百分位数和第75百分位数）。构成少数有序类别的变量（如疾病Ⅰ～Ⅳ期）不应作为连续变量进行报告；最好给出每一类别的数字和比例（另见框3-4）。在对各组进行比较的研究中，描述性特征和数字应按组给出，如上例所示。

不应使用标准误差和置信区间等推断性度量来描述特征性的变异，同时应避免在描述性表格中进行显著性检验。此外，P值不是选择分析中调整那些混杂因素的标准，即使是对结果有重大影响的混杂因素，其中的微小差异也可能是非常重要的[144-145]。

在队列研究中，记录暴露量与其他特征和潜在混杂因素的关系可能是有帮助的。作者可以在表格中为两个或多个暴露类别中的参与者提供这些信息，从而判断这些类别之间的混杂因素的差异。

在病例对照研究中，通过比较病例组和对照组是无法判断潜在的混杂因素的。对照组代表目标来源人群，通常在许多方面与病例组不同。例如，在一项关于口服避孕药和心肌梗死的研究中，患有心肌梗死的年轻女性样本比对照组更常具有该类疾病的危险因素，如高胆固醇血症、吸烟和阳性家族史[146]。这并不影响对口服避孕药效果的评估，只要口服避孕药的处方不受这些危险因素的影响，例如，因为危险因素仅在事件发生后确定（另见框3–5）。在病例对照研究中，通过探索病例来源的人群，可以比较暴露和未暴露的潜在混杂因素的存在（如在队列中所做的那样），如果对照组足够大并且代表目标来源人群，则可以比较暴露和未暴露对照的潜在混杂因素[121,147]。

**条目14（b）：需指出每个关注变量缺失数据的参与者人数。**
**示例**[141]

**Table.** Symptom End Points Used in Survival Analysis

|  | **Cough** | **Short of Breath** | **Sleeplessness** |
|---|---|---|---|
| Symptom resolved | 201 (79%) | 138 (54%) | 171 (67%) |
| Censored | 27 (10%) | 21 (8%) | 24 (9%) |
| Never symptomatic | 0 | 46 (18%) | 11 (4%) |
| Data missing | 28 (11%) | 51 (20%) | 50 (20%) |
| Total | 256 (100%) | 256 (100%) | 256 (100%) |

**诠释**

由于缺失数据可能会使结果产生偏差或影响结果的适用性，作者应告知读者关于暴露量、潜在混杂因素和患者其他重要特征的缺失数据量（另见第12c项和框3–6）。在队列研究中，作者应报告失访的程度（并说明原因），因为不完整的随访可能会使结果出现偏差（另见第12d和13项）[148]。我们建议作者用他们的表格和数字来枚举缺失的数据量。

**条目14（c）队列研究：总结随访时间，如平均和总随访时间。**
**示例**

"During the 4,366 person-years of follow-up (median 5.4, maximum 8.3 years), 265 subjects were diagnosed as having dementia, including 202 with Alzheimer's disease[149]."

**诠释**

读者需要了解可用结果数据的随访持续时间和范围。作者可以用平均随访时间或中位随访时间，或两者来总结平均随访时间。读者可以通过将平均值与研究参与者人数相乘的方式来计算总人年数。作者还可以给出分布的最小和最大时间或百分位数，以向读者展示随访时间的分布。他们可以报告随访的总人年数或捕获的潜在数据比例的某些指标[148]。对于两个或更多暴露类别的参与者，所有此类信息均可单独列出。在癌症期刊（大多为队列研究）上发表的132篇文章中，几乎有一半的文章没有对随访时间进行总结[37]。

**条目15：结果数据。**
**队列研究：报告结果事件的数量或总结随时间变化的指标。**
示例[150]

**Table.** Rates of HIV-1 Seroconversion by Selected Sociodemographic Variables: 1990–1993

| Variable | Person-Years | No. Seroconverted | Rate/1000 Person-Years (95% CI) |
|---|---|---|---|
| Calendar year | | | |
| 1990 | 2197.5 | 18 | 8.2 (4.4–12.0) |
| 1991 | 3210.7 | 22 | 6.9 (4.0–9.7) |
| 1992 | 3162.6 | 18 | 5.7 (3.1–8.3) |
| 1993 | 2912.9 | 26 | 8.9 (5.5–12.4) |
| 1994 | 1104.5 | 5 | 4.5 (0.6–8.5) |
| Tribe | | | |
| Bagandan | 8433.1 | 48 | 5.7 (4.1–7.3) |
| Other Ugandan | 578.4 | 9 | 15.6 (5.4–25.7) |
| Rwandese | 2318.6 | 16 | 6.9 (3.5–10.3) |
| Other tribe | 866.0 | 12 | 13.9 (6.0–21.7) |
| Religion | | | |
| Muslim | 3313.5 | 9 | 2.7 (0.9–4.5) |
| Other | 8882.7 | 76 | 8.6 (6.6–10.5) |

CI, confidence interval.

**病例对照研究：报告每个暴露类别的数量或总结暴露的指标。**
示例[151]

**Table.** Exposure among Liver Cirrhosis Cases and Controls

| | Cases (*n* = 40) | Controls (*n* = 139) |
|---|---|---|
| Vinyl chloride monomer (cumulative exposure: ppm × years) | | |
| <160 | 7 (18%) | 38 (27%) |
| 160–500 | 7 (18%) | 40 (29%) |
| 500–2500 | 9 (23%) | 37 (27%) |
| >2500 | 17 (43%) | 24 (17%) |
| Alcohol consumption (g/day) | | |
| <30 | 1 (3%) | 82 (59%) |
| 30–60 | 7 (18%) | 46 (33%) |
| >60 | 32 (80%) | 11 (8%) |
| HBsAG/HCV | | |
| Negative | 33 (83%) | 136 (98%) |
| Positive | 7 (18%) | 3 (2%) |

HBsAG, hepatitis B surface antigen; HCV, hepatitis C virus.

**横断面研究：报告结果事件的数量或总结性指标。**

**示例**[152]

**Table.** Prevalence of Current Asthma and Diagnosed Hay Fever by Average *Alternaria alternata* Antigen Level in the Household

| Categorized *Alternaria* Level* | Current Asthma | | Diagnosed Hay Fever | |
|---|---|---|---|---|
| | N | Prevalence[†] (95% CI) | N | Prevalence[†] (95% CI) |
| 1st tertile | 40 | 4.8 (3.3–6.9) | 93 | 16.4 (13.0–20.5) |
| 2nd tertile | 61 | 7.5 (5.2–10.6) | 122 | 17.1 (12.8–22.5) |
| 3rd tertile | 73 | 8.7 (6.7–11.3) | 93 | 15.2 (12.1–18.9) |

*1st tertile < 3.90 μg/g; 2nd tertile 3.90–6.27 μg/g; 3rd tertile ≥ 6.28 μg/g.
[†]Percentage (95% CI) weighted for the multistage sampling design of the National Survey of Lead and Allergens in Housing.

**诠释**

在探讨暴露量（危险因素）与结果之间的可能关联之前，作者应报告相关的描述性数据。在报告描述性数据的表格内，报告关联的可能性是可行和有意义的（见第14a项）。在以事件为结果的队列研究中，需要报告每个值得关注结果的事件数，考虑报告每人每年的随访事件率。如果事件风险随随访时间而变化，则在适当的随访间隔内或以Kaplan–Meier寿命表或图的形式报告事件的数量和发生率。累积发病率的报告图例最好以从0上升而不是从100%下降表示，尤其是当事件发生率较低，比如发生率为30%时[153]，考虑为不同的关注暴

65

露类别的参与者分别提供此类信息。如果队列研究正在调查其他与时间相关的结果（例如，定量疾病标记物如血压），请在表格或图形中适当地报告随时间变化的总结性指标（例如，平均值和标准偏差）。

对于横断面研究，我们建议提供关于普遍结果事件的相同类型信息或汇总测量信息。对于病例对照研究，重点是以频率或定量汇总的形式分别报告病例组和对照组的暴露信息[154]。对于所有设计，将连续结果或暴露量按类别制表也可能有所帮助，即使数据没有进行这样的分析。

条目16：主要结果。

条目16（a）：需给出未经调整的估计值，在适用范围内，给出经过混杂调整的估计值及其精度（例如：95%置信区间），明确调整了哪些混杂因素以及纳入这些因素的原因。

示例1

"We initially considered the following variables as potential confounders by Mantel-Haenszel stratified analysis: (...) The variables we included in the final logistic regression models were those (...) that produced a 10% change in the odds ratio after the Mantel-Haenszel adjustment[155]."

示例2[156]

**Table.** Relative Rates of Rehospitalisation by Treatment in Patients in Community Care after First Hospitalisation due to Schizophrenia and Schizoaffective Disorder

| Treatment | No. of Relapses | Person-Years | Crude Relative Rate (95% CI) | Adjusted Relative Rate (95% CI) | Fully Adjusted Relative Rate (95% CI) |
|---|---|---|---|---|---|
| Perphenazine | 53 | 187 | 0.41 (0.29 to 0.59) | 0.45 (0.32 to 0.65) | 0.32 (0.22 to 0.49) |
| Olanzapine | 329 | 822 | 0.59 (0.45 to 0.75) | 0.55 (0.43 to 0.72) | 0.54 (0.41 to 0.71) |
| Clozapine | 336 | 804 | 0.61 (0.47 to 0.79) | 0.53 (0.41 to 0.69) | 0.64 (0.48 to 0.85) |
| Chlorprothixene | 79 | 146 | 0.79 (0.58 to 1.09) | 0.83 (0.61 to 1.15) | 0.64 (0.45 to 0.91) |
| Thioridazine | 115 | 201 | 0.84 (0.63 to 1.12) | 0.82 (0.61 to 1.10) | 0.70 (0.51 to 0.96) |
| Perphenazine | 155 | 327 | 0.69 (0.58 to 0.82) | 0.78 (0.59 to 1.03) | 0.85 (0.63 to 1.13) |
| Risperidone | 343 | 651 | 0.77 (0.60 to 0.99) | 0.80 (0.62 to 1.03) | 0.89 (0.69 to 1.16) |
| Haloperidol | 73 | 107 | 1.00 | 1.00 | 1.00 |
| Chlorpromazine | 82 | 127 | 0.94 (0.69 to 1.29) | 0.97 (0.71 to 1.33) | 1.06 (0.76 to 1.47) |
| Levomepromazine | 52 | 63 | 1.21 (0.84 to 1.73) | 0.82 (0.58 to 1.18) | 1.09 (0.76 to 1.57) |
| No antipsychotic drugs | 2248 | 3362 | 0.98 (0.77 to 1.23) | 1.01 (0.80 to 1.27) | 1.16 (0.91 to 1.47) |

Adjusted for sex, calendar year, age at onset of follow-up, number of previous relapses, duration of first hospitalisation, and length of follow-up (adjusted column) and additionally for a score of the propensity to start a treatment other than haloperidol (fully adjusted column).

### 诠释

多数情况下，作者可能会给出未经调整或最小调整分析的结果，或是经过完全调整分析的结果。我们建议将未经调整分析的数据与主要数据一起提供，如暴露或未暴露的病例数和对照数。这使读者能够理解关联性背后的数据（另见第15项）。对于调整后的分析，需要报告分析中的人数，因为该人数可能因协变量中存在缺失值而不同（另见第12c项）。此外，还应给出包含置信区间的估计值。

读者可以将未调整的关联性与针对潜在混杂因素调整的关联性进行比较，判断它们的变化程度和变化方向。读者可能会认为"调整后"的结果等同于关联测量的因果部分，但调整后的结果不一定没有随机抽样误差、选择偏差、信息偏差或残余混杂（见框3-5）。因此，在解释调整后的结果时应格外注意，因为结果的有效性通常在很大程度上取决于对重要混杂因素的全面理解，以及对其精确测量以及统计模型中的特别的说明（另见第20项）[157-158]。

作者应解释所考虑的所有潜在混杂因素，以及在统计模型中排除或纳入变量的标准。关于排除或纳入变量的考虑，应以对因果关系的认识或明确假设为依据。不恰当的决策可能会引入偏差，如通过纳入暴露和疾病之间因果关系中的变量（除非目的是评估中间变量承载了多少影响）。如果在模型中纳入变量的决定是基于估计值的变化，那么需报告那些被认为足够重要的变化，以证明他们被纳入的重要性。如果使用"逆向删略"或"前向纳入"策略来选择混杂因素，请解释该过程，并给出拒绝无混杂的无效假设的显著性水平。值得注意的是，我们和其他人都不建议仅根据统计显著性检验来选择混杂因素[147,159-160]。

最近在对流行病学研究报告质量的检查中发现，大部分文献均报告了置信区间[4]。然而，很少有作者解释他们如何选择混杂变量[4-5]。

### 条目16（b）：连续变量分类时的报告类别边界。
**示例**[161]

**Table.** Polychlorinated Biphenyls in Cord Serum

| Quartile | Range (ng/g) | Number |
| --- | --- | --- |
| 1 | 0.07–0.24 | 180 |
| 2 | 0.24–0.38 | 181 |
| 3 | 0.38–0.60 | 181 |
| 4 | 0.61–18.14 | 180 |

**诠释**

对连续数据进行分类不仅对分析有很重要的影响（见框3-4），也会影响结果的描述。在表格中，应给出每个暴露类别的结果，如风险人数、风险人次，如果相关的话，应分别列出各组的结果（例如，病例组和对照组）。所用类别的描述细节可能有助于研究的比较和荟萃分析。如果使用诸如体重指数阈值[162]之类的常规分割点对数据进行分组，则可以很容易地得出组边界（又名值的范围），但最高和最低类别除外。如果使用分位数衍生的类别，则无法从数据中推断出类别边界。作者至少应报告类别边界，这也有助于报告数据范围和类别内的平均值或中位值。

**条目16（c）：如果相关，需考虑将相对风险的估计转化为一段时间内有意义的绝对风险。**

**示例**

"10 years' use of HRT [hormone replacement therapy] is estimated to result in five (95% CI 3-7) additional breast cancers per 1000 users of oestrogen-only preparations and 19 (15-23) additional cancers per 1000 users of oestrogen- progestagen combinations[163]."

**诠释**

风险比、比率或概率是估计暴露与疾病之间关联性研究的报告术语（见框3-8）。相对性测量揭示了暴露和疾病之间的关联强度。如果相对风险与1相差甚远，则这种关联不太可能是由混杂因素引起的[164-165]。相对效应或关联在研究和人群中往往比绝对测量更具一致性，但在特定情况下也可能不相关。例如，对于居住在法国、美国、德国等国家和英国北爱尔兰地区的男性来说，尽管他们罹患冠心病的潜在风险在这些国家之间有很大差异，但他们却有着相似的典型的心血管危险因素的相对风险[166-167]。相比之下，在一项将高血压作为心血管疾病死亡率的危险因素的研究中，研究更符合恒定速率差，而非恒定速率比[168]。

广泛使用的统计模型，包括logistic[169]和比例风险（Cox）回归[170]，都是基于比率度量的。在这些模型中，只有偏离比率效应度量的恒定性是容易辨别的。然而，评估风险差异偏离附加性的度量，如相互作用导致的相对超额风险（relative excess risk from interaction，RERI，见第12b项和框3-8），可以在基于比率度量的模型中进行估计。

在许多情况下，与暴露相关的绝对风险比相对风险更受关注。例如，如果重点是药物的不良反应，人们想要知道每单位使用时间（例如，天、周或年）的额外病例数。上述示例给出了每1 000名使用激素替代治疗10年的女性额外新发乳腺癌病例的数量[163]。如果消除暴露，可归因风险或人群可归因分数等衡量指标可能有助于衡量可预防多少疾病。最好将它们与统计不确定性的度量

（例如，示例中的置信区间）一起呈现。作者应了解在此背景下作出的强有力假设，包括风险因素与疾病之间的因果关系（另见框3-7）[171]。由于所涉及的语义存在模糊性和复杂性，作者应详细报告用于计算可归因风险的方法，最好给出所用公式[172]。

最近对发表在主流医学期刊上的222篇文章的摘要进行的一项调查发现，62%的随机试验摘要（包括比率测量）给出了绝对风险，但仅有21%的队列研究在摘要中给出了绝对风险[173]。对Medline数据库上1966年—1997年的文献进行的自由检索显示，有619个条目在标题或摘要中提及可归因风险，而使用相对风险或优势比的条目有18 955个，比值为1∶31[174]。

---

**框3-7　关联、效应和影响的度量**

观察性研究可能仅用于描述人群中健康问题的规模和分布。他们可以检查在特定时间患病的人数（患病率）或在特定时期发病的人数（发病率）。发病率可表示为发病人数比例（累积发病率）或每人次随访率（发病率）。特定术语用于描述不同的事件，尤其是死亡率、出生率、发病率或病死率。同样，时点患病率和周期、年患病率或终生患病率等术语也可用于描述不同类型的患病率[30]。

其他观察性研究探讨了因果关系。他们的重点是调查比较在暴露于危险因素和未暴露于危险因素的人群中所关注事件的风险、发生率或患病率。这些研究通常估计"相对风险"，即风险比率（累积发病率比率）以及比率比（发病率比率）。在病例对照研究中，仅包括小部分来源人群（对照组）。结果表示为病例组和对照组之间的暴露概率的比率。该优势比根据病例组和对照组的抽样提供了风险或率比估计值（另见框3-1）[175-176]。横断面研究得出的患病率或患病率优势比在某些情况下可能是有用的[177]。

用相对和绝对的术语来表达结果通常是有帮助的。例如，在一项针对英国男性医生的研究中，50年随访期间，吸烟者肺癌死亡率为249/10万人年，而非吸烟者为17/10万人年，率比为14.6（249/17）[178]。对于冠心病患者，相应的患病率分别为1 001/10万人年和619/10万人年，患病率比为1.61（1 001/619）。吸烟对肺癌患者死亡的影响似乎比对冠心病患者的影响大得多。当我们考虑到吸烟的绝对影响时，情况就发生了变化。肺癌的发病率差异为232/10万人年（249/17），冠心病的发病率差异为382/10万人年（1 001/619）。因此，在吸烟的医生中，吸烟导致冠心病死亡的可能性高于肺癌引起死亡的可能性。

在人群中消除暴露量可预防多少疾病负担？关于吸烟的全球估计数据已公布：一项研究显示，在2000年，91%的肺癌、40%的冠心病和33%的男性死亡可归因于吸烟[179]。人群可归因部分通常定义为由特定暴露引起的病例比例，但也有几种概念（没有统一的术语）存在，有时会使用不正确的方法来调整其他因素[172,180]。这对报告有什么影响？相对测量强调的是关联的强度，且它在病因学研究中是最有用的。如果记录了与暴露量的因果关系，并将关联解释为影响，则可将相对风险的估计转化为绝对风险的合理度量，以衡量公共卫生政策的可能影响（见第16c项）[181]。然而，作者应该意识到在这种情况下作出的强有力假设[171]。需要谨慎决定哪种概念和方法适合哪种特定情况。

条目17：其他分析，报告所做的其他分析，如亚组和亚组间相互作用分析及敏感性分析。

示例1[182-183]

**Table.** Analysis of Oral Contraceptive Use, Presence of Factor V Leiden Allele, and Risk for Venous Thromboembolism

| Factor V Leiden | Oral Contraceptives | No. of Patients | No. of Controls | Odds Ratio |
|---|---|---|---|---|
| Yes | Yes | 25 | 2 | 34.7 |
| Yes | No | 10 | 4 | 6.9 |
| No | Yes | 84 | 63 | 3.7 |
| No | No | 36 | 100 | 1 (Reference) |

示例2[184]

**Table.** Sensitivity of the Rate Ratio for Cardiovascular Outcome to an Unmeasured Confounder

| Prevalence of Unmeasured Binary Confounder in the Exposed Group, % | Prevalence of Unmeasured Binary Confounder in the Comparator Group, % | Unmeasured Binary Confounder Rate Ratio | High Exposure Rate Ratio (95% CI)* |
|---|---|---|---|
| 90 | 10 | 1.5 | 1.20 (1.01–1.42) |
| 90 | 50 | 1.5 | 1.43 (1.22–1.67) |
| 50 | 10 | 1.5 | 1.39 (1.18–1.63) |
| 90 | 10 | 2 | 0.96 (0.81–1.13) |
| 90 | 50 | 2 | 1.27 (1.11–1.45) |
| 50 | 10 | 2 | 1.21 (1.03–1.42) |
| 90 | 50 | 3 | 1.18 (1.01–1.38) |
| 50 | 10 | 3 | 0.99 (0.85–1.16) |
| 90 | 50 | 5 | 1.08 (0.85–1.26) |

CI, confidence interval.
*Adjusted for age, sex, cardiovascular drug use, and unmeasured binary confounder.

**诠释**

除主要分析外，观察性研究也需涵盖一些其他分析。它们可能涉及特定亚组、风险因素之间潜在相互作用和可归因风险的计算，或在敏感性分析中使用研究变量的替代定义。

对于亚组分析的相关风险和多样性的一般分析存在争议[4,104]。在我们看来，一方面，当总体结果显示有效性很小或没有有效性时，倾向于寻找亚组特异性关联或效应修正的证据。另一方面，研究总体关联在几个（最好是预先指定的）亚组间是否一致是有价值的，尤其是当一项研究足够大，每个亚组都有足够的数据时。第二个争议领域是在数据分析过程中出现的有趣的亚组。它们可能是重要的发现，但也可能是偶然出现的。一些人认为，向读者告知所有已完成的亚组分析不仅不可能也没有必要，因为未来对其他数据的分析将会告诉读者，早期激动人心的发现会在多大程度上经得起时间的考验[9]。我们建议作者报告哪些分析是计划进行的，哪些不是（另见第4、12b和20项）。这将使读者能够判断多重性的含义，同时考虑到该研究在从发现到验证或到反驳的连续研究过程中的立场。

第三个争议领域是，应如何评估风险因素之间的联合效应和相互作用？是选择加性量表或乘性量表，还是应通过最适合的统计模型来确定量表（另见第12b项和框3-8）？合理的方法是在表格中报告每种暴露的单独效应以及联合效应（如果可能的话），如上面的示例1[183]，或如Martinelli等[185]的研究。该表为读者提供了足够的信息来评估加量和乘量的相互作用（关于这些计算是如何进行的，见框3-8）。单独效应和联合效应的置信区间可以帮助读者判断数据的强度。此外，交互作用测量的置信区间，如交互作用的RERI与交互作用检验或同质性检验相关。一个经常出现的问题是，作者使用了跨亚组的P值比较，这导致关于效应修正的错误声明。例如，一个类别中具有统计学意义的关联（例如，男性），但不存在其他（例如，女性）本身并不能提供效应修正的证据。类似地，当区间重叠时，有时不恰当地使用每个点估计的置信区间来推断没有相互作用。通过直接评估一个关联的大小在不同亚组间是否不同，可以得到更有效的推断。

敏感性分析有助于研究统计分析中所做选择的影响，或研究发现对缺失数据或可能偏差的可靠性（另见第12b项）。需要对此类分析的报告水平作出判断。如果进行了多次敏感性分析，对所有敏感性分析给出详细的结果可能是不切实际的。有时，只要报告进行了敏感性分析，并且这些分析与所提供的主要结果一致就足够了。如果所调查的问题涉及主要关注的问题，或者效应估计值差异较大，则更适合采用详细报告的方式[59,186]。

Pocock及其同事[4]发现，在73篇报告观察性研究的文章中，有43篇包含亚组分析。大多数人声称存在组间差异，但只有8篇文章报告了正式评估后的交互作用（见第12b项）。

**框3-8　相互作用（效应修正）：联合效应分析**

当一种暴露与疾病风险的关联因另一种暴露而不同时，就存在交互作用。评估和报告交互作用的一个问题是，可以用两种方式来衡量暴露的影响：一种是相对风险（或率比），另一种是风险差（或比率差）。相对风险的使用导致了乘性模型，而风险差的使用对应了加性模型[187-188]。有时会对"统计交互作用"和"生物交互作用"进行区分，前者可能偏离乘性或加性模型，而后者是通过偏离加性模型来衡量的[189]。然而，加性和乘性模型都没有指出特定的生物机制。

无论选择何种模型，主要目标都是了解两种暴露的联合效应与单独效应（在没有其他暴露的情况下）有何不同。人类基因组流行病学网络（Human Genome Epidemiology Network，HuGE Net）提出了一种直观透明地呈现单独效应和联合效应的布局，允许评估不同类型的交互作用[183]。来自口服避孕药和因子V Leiden突变的研究[182]的数据被用来解释该提议，该示例也用于第17项。口服避孕药和因子V Leiden突变均会增加静脉血栓形成的风险；它们的单独和联合效应可从2×4表（参见第17项的示例1）中计算得出，其中优势比1表示不使用口服避孕药的、无因子V Leiden突变的女性的基线。

难点在于一些研究设计（如病例对照研究）和一些统计模型（如logistic或Cox回归模型）会估计相对风险（或率比），并在本质上导致乘性建模。在这种情况下，相对风险可以转化为一个相加的模型。在第17项的示例1中，单独的优势比为3.7和6.9；联合优势比是34.7。在乘性模型下分析这些数据时，预计联合优势比为25.7（3.7×6.9）。在乘性尺度（34.7/25.7）上，观察到的联合效应为34.7，是预期的1.4倍。这个数值（1.4）是乘性交互作用的优势比，它等于logistic回归模型中估计的交互作用系数的反对数。在加性模型下，联合优势比预计为9.6（3.7+6.9−1）。观察到的联合效应强烈偏离可加性：差异为25.1（34.7~9.6）。当优势比被解释为相对风险（或率比）时，后一个数值（25.1）是交互作用的相对超额风险（RERI）[190]。当假定参考值（相当于OR=1）代表静脉血栓形成的基线发生率（如1/10 000名女性每年）时，可以更容易地理解，在存在单独和联合暴露时，静脉血栓形成的基线发生率会增加。

## （五）讨论

　　讨论部分讨论了研究的有效性和有意义的核心问题[191]。调查发现，讨论部分通常由研究的结果和对结果的片面或不完整的评价，以及支持作者研究结果的信息构成[192-193]。构建讨论可以帮助作者在引导读者浏览报告的同时，避免对结果的不适当的猜测和过度解读[194-195]。例如，《内科年鉴》[196]建议作者通过报告以下内容来构建讨论部分：①对关键发现的简要概述；②考虑可能的机制和解释；③与其他已发表研究的相关发现进行比较；④研究的局限性；⑤简要总结实践和研究工作的影响。其他人也提出了类似的建议[191,194]。关于研究建议的部分和关于研究局限性的部分应该紧密联系在一起。研究人员应该建议后续研究如何改进，而不是仅仅说"需要更多的研究"[197-198]。我们建议作者在撰写他们的讨论部分时，使用合适的副标题。

　　**条目18：关键结果，根据研究目标总结关键结果。**
　　**示例**
　　"We hypothesized that ethnic minority status would be associated with higher

levels of cardiovascular disease (CVD) risk factors, but that the associations would be explained substantially by socioeconomic status (SES). Our hypothesis was not confirmed. After adjustment for age and SES, highly significant differences in body mass index, blood pressure, diabetes, and physical inactivity remained between white women and both black and Mexican American women. In addition, we found large differences in CVD risk factors by SES, a finding that illustrates the high-risk status of both ethnic minority women as well as white women with low SES[199]."

**诠释**

最好在讨论开始时对研究的主要发现进行简短总结，以提醒读者注意主要发现，简短的总结还能对评估发现的结果是否能够支持作者后续的解释和意义提供可能的帮助。

**条目19：局限性，讨论本研究的局限性，考虑潜在偏差或不精确性的来源，并讨论所有潜在偏差的方向和大小。**

**示例**

"Since the prevalence of counseling increases with increasing levels of obesity, our estimates may overestimate the true prevalence. Telephone surveys also may overestimate the true prevalence of counseling. Although persons without telephones have similar levels of overweight as persons with telephones, persons without telephones tend to be less educated, a factor associated with lower levels of counseling in our study. Also, of concern is the potential bias caused by those who refused to participate as well as those who refused to respond to questions about weight. Furthermore, because data were collected cross-sectionally, we cannot infer that counseling preceded a patient's attempt to lose weight[200]."

**诠释**

识别和讨论研究的局限性是科学报告的一个重要组成部分。它的重要性不仅在于确定可能影响结果的偏差和混杂的来源，还在于讨论不同偏差的相对重要性，包括所有潜在偏差的可能方向和大小（另见第9项和框3-3）。

作者还应讨论结果涉及的所有不精确性。不精确性可能与研究的几个方面有关，包括研究规模（第10项）和暴露量、混杂因素和结果的测量（第8项）。无法精确测量暴露的真实值往往会导致对整体的偏差：风险因素测量得越不精确，偏差就越大。这种效应被描述为"衰减"[201-202]，最近更多地被描述为"回归稀释偏差"[203]。然而，当相关风险因素以不同程度的不精确性进行测量时，与之相关的调整后的相对风险可能会偏向或背离整体[204-206]。

在讨论局限性时，作者可以从有效性、适用性和精确性方面出发，将本研究与文献中的其他研究进行比较。在这种方法中，每项研究都可以被视为对文献的贡献，而不是作为推理和行动的独立基础[207]。令人惊讶的是，在已发表的报告中，有时会省略对研究重要局限性的讨论。一项对《柳叶刀》上发表的原创性研究进行的调查发现，研究人员只在调查问卷中报告了研究的重要不足，在发表的文章中却并未报告研究的不足[192]。

**条目20：解释，根据目标、局限性、分析的多样性、类似研究的结果和其他相关证据，给出谨慎的总体解释。**

**示例**

"Any explanation for an association between death from myocardial infarction and use of second generation oral contraceptives must be conjectural. There is no published evidence to suggest a direct biologic mechanism, and there are no other epidemiologic studies with relevant results. (...) The increase in absolute risk is very small and probably applies predominantly to smokers. Due to the lack of corroborative evidence, and because the analysis is based on relatively small numbers, more evidence on the subject is needed. We would not recommend any change in prescribing practice on the strength of these results[120]."

**诠释**

讨论部分的核心是对研究结果的解释。过度解读是常见的，也是人之常情，即使我们努力给出一个客观的评估，审稿专家也经常会一针见血地指出我们对于某些方面的过度解读。在解释结果时，作者应考虑从发现到验证的连续性研究的性质和潜在的偏差来源，包括失访和未参与的人数（另见第9、12和19项）。应适当考虑混杂（第16a项）、相关敏感性分析的结果以及多重性和亚组分析的问题（第17项）。由于未测量的变量或不精确的混杂因素测量，作者还应考虑残余混杂。例如，社会经济地位（socioeconomic statu，SES）与许多健康结果相关，且在被比较的群体之间通常有所不同。用于测量SES（收入、教育或职业）的变量是其他未定义和未测量风险暴露的替代变量，而真正的混杂因素将通过误差来测量[208]。作者应重视估计中不确定性的实际范围，该范围是大于置信区间中反映的统计不确定性的。后者未考虑因研究设计、实施和测量方法产生的其他不确定性[209]。

如何进行因果关系的思考并给出结论？布拉德福德·希尔在1965年提出的标准可能会很有帮助[164]。与暴露的联系有多紧密？是否在发病前发生？在不同的研究和设计中是否一致地观察到这种关联？是否有来自实验研究（包括实验室和动物研究）的支持性证据？暴露的假定效应有多具体？是否存在剂量–反应关系？这种联系在生物学上是否合理？此外，也要注意不应机械地应用这些标准。例如，有人认为应忽视低于2或3的相对风险[210-211]。这与Cornfield等[127]对风险强度的观点相反（见第12b项）。尽管相对风险为9时更有可能出现因果效应，但并不意味着低于3的风险是虚假的。例如，宫内照射后儿童白血病风险小幅增加是可信的，因为这涉及其他没有阐明的医疗措施的不良影响[212]。此外，辐射的致癌作用已得到充分证实。每周吃2~4个鸡蛋会使罹患卵巢癌的风险增加1倍，但这种说法目前还不可信，因为饮食习惯与许多生活方式及SES有关[213]。相比之下，调查不同类型口服避孕药血栓形成风险差异的流行病学研究得出的可信度，因一项随机交叉试验发现的凝血功能的差异而被大大提高[214]。该部分应始终包括对来自不同类型研究的现有外部证据的讨论，这对于报告风险小幅增加的研究可能尤为重要。此外，作者应将其结果放在类似研究的背景下考虑，并解释新研究如何影响现有证据，最好是参考系统回顾进行报告。

**条目21：适用性，讨论研究结果的适用性（外部有效性）。**

**示例**

"How applicable are our estimates to other HIV-1-infected patients? This is an important question because the accuracy of prognostic models tends to be lower when applied to data other than those used to develop them. We addressed this issue by penalising model complexity, and by choosing models that generalised best to cohorts omitted from the estimation procedure. Our database included patients from many countries from Europe and North America, who were treated in different settings. The range of patients was broad: men and women, from teenagers to elderly people were included, and the major exposure categories were well represented. The severity of immunodeficiency at baseline ranged from not measureable to very severe, and viral load from undetectable to extremely high[215]."

**诠释**

适用性，又称为外部有效性，是指一项研究的结果可以应用于其他情况的程度[216]。外部有效性本身是不存在的，该术语仅在明确规定的条件下才有意义[217]。对于在年龄、性别、种族、疾病严重程度和并发症方面与本研究参与者不同的个人、群体或人群，结果是否也适用于他们？暴露的性质和水平是否具有可比性，以及结果的定义是否与其他环境或人群相关？多年前在纵向研究中收集的数据在今天是否仍然有用？一个国家的卫生系统的研究结果是否适用于其他国家的卫生系统？研究结果是否具有外部有效性通常是一个需要被判断的问题，这取决于研究背景、参与者的特征、检查的暴露量和评估的结果。因此，作者向读者提供包括有关背景、地点、资格标准、暴露量和测量方法、结果定义以及招募和随访期限在内的充分信息是至关重要的。此外，未参与的程度和未暴露参与者中产生结果的比例也是相关的。了解暴露的绝对风险和患病率（通常因人群而异）也有助于将结果推广应用于其他环境和人群（见框3-7）。

## （六）其他信息

条目22：资助，说明本研究以及本文所基于的原始研究的资金来源及资助者的角色（在适用范围内）。

**诠释**

一些期刊要求作者披露是否存在财务和其他利益冲突[100,218]。一些调查显示，资金来源与研究文章的结论之间有很强的关联性[219-222]。如果试验由营利性组织资助，即使调整了设计效应的大小，在随机试验的结论建议中，推荐试验药物作为首选药物的可能性也要大得多（优势比为5.3）[223]。其他研究记录了烟草和电信行业对其资助的研究的影响[224-227]。当赞助者是政府或非营利组织时，也有不适当影响的例子。

作者或资助者可能有利益冲突，以至于影响以下内容：研究的设计[228]、暴露量的选择[228-229]、结果[230]、统计方法[231]，以及结果[230]和研究[232]的选择性公布。因此，应详细说明资助者的角色：他们在研究的哪一部分直接负责（例如，设计、数据收集、分析、手稿起草、出版决策[100]）。其他不适当影响的来源包括雇主（例如，高校科研人员和政府监督员，特别是政治任命者、政府研究人员）、咨询委员会、诉讼当事人和特殊利益集团。

## 三、结束语

STROBE声明旨在为改进流行病学观察性研究报告提供有益的撰写建议。好的报告可以揭示研究的优点和缺点，并有助于对研究结果进行合理的解释和应用。此外，STROBE声明还有助于设计观察性研究，并指导同行评审员和编辑对报告手稿进行评估。

我们书写这篇解释性文章是为了讨论全面而透明的观察性研究报告撰写的重要性，解释检查表中不同条目的基本原则，并从已发表的文章中列举说明我们认为的"好"的报告。我们希望这里提供的材料有助于作者和编辑更好地使用STROBE。

我们强调，STROBE和其他关于研究报告的建议[13,233-234]应被视为不断发展的文稿，需要不断评估、完善，必要时还需要修改[235-236]。例如，用于报告随机对照试验的CONSORT声明最早于20世纪90年代中期开发[237]。自那时以来，小组成员定期开会，审查修订建议的必要性；2001年发布了修订版[233]，另一个版本也正在开发中。同样，随着新证据和批评意见的累积，本文和STROBE检查表中提出的原则也随时可能改变。STROBE网站（http://www.

strobe-statement.org/）提供了一个论坛，可供讨论或献言，提供有关改进检查表、本解释性文件以及流行病学研究优秀报告等方面的信息。

已有一些期刊要求作者按照*STROBE*声明进行投稿（参见http://www.strobe-statement.org/上的最新检查表）。此外，我们也邀请一些其他期刊采用*STROBE*声明，通过我们的网站与我们联系并告知我们，而且，我们为发布*STROBE*声明的期刊提供了开放访问途径。从此，*STROBE*声明可供生物医学界广泛使用。

## 参考文献

[1]   Glasziou P, Vandenbroucke J P, Chalmers I. Assessing the quality of research[J]. BMJ, 2004, 328(7430): 39-41.

[2]   Funai E F, Rosenbush E J, Lee M J, et al. Distribution of study designs in four major US journals of obstetrics and gynecology[J]. Gynecol Obstet Invest, 2001, 51(1): 8-11.

[3]   Scales C D Jr, Norris R D, Peterson B L, et al. Clinical research and statistical methods in the urology literature[J]. J Urol, 2005, 174(4 Pt 1): 1374-1379.

[4]   Pocock S J, Collier T J, Dandreo K J, et al. Issues in the reporting of epidemiological studies: a survey of recent practice[J]. BMJ, 2004, 329(7471): 883.

[5]   Tooth L, Ware R, Bain C, et al. Quality of reporting of observational longitudinal research[J]. Am J Epidemiol, 2005, 161(3): 280-288.

[6]   von Elm E, Altman D G, Egger M, et al. The Strengthening the Reporting of Observational Studies in Epidemiology (STROBE) statement: guidelines for reporting observational studies[J]. PLoS Med, 2007, 4(10):e296.

[7]   Mihailovic A, Bell C M, Urbach D R. Users' guide to the surgical literature. Case-control studies in surgical journals[J]. Can J Surg, 2005, 48(2): 148-151.

[8]   Rushton L. Reporting of occupational and environmental research: use and misuse of statistical and epidemiological methods[J]. Occup Environ Med, 2000, 57(1): 1-9.

[9]   Rothman K J. No adjustments are needed for multiple comparisons[J]. Epidemiology, 1990, 1(1): 43-46.

[10]  Moonesinghe R, Khoury M J, Janssens A C. Most published research findings are false—but a little replication goes a long way[J]. PLoS Med, 2007, 4(2): e28.

[11]  Jenicek M. Clinical Case Reporting in Evidence-Based Medicine[M]. Oxford: Butterworth-Heinemann, 1999: 117.

[12]  Vandenbroucke J P. In defense of case reports and case series[J]. Ann Intern Med, 2001, 134(4): 330-334.

[13]  Bossuyt P M, Reitsma J B, Bruns D E, et al. Towards complete and accurate reporting of studies of diagnostic accuracy: The STARD Initiative[J]. Ann Intern Med, 2003, 138(1): 40-44.

[14]  McShane L M, Altman D G, Sauerbrei W, et al. REporting recommendations for tumour MARKer prognostic studies (REMARK)[J]. Br J Cancer, 2005, 93(4): 387-391.

[15]  Ioannidis J P, Gwinn M, Little J, et al. A road map for efficient and reliable human genome epidemiology[J]. Nat Genet, 2006, 38(1): 3-5.

[16] Rodrigues L, Kirkwood B R. Case-control designs in the study of common diseases: updates on the demise of the rare disease assumption and the choice of sampling scheme for controls[J]. Int J Epidemiol, 1990, 19(1): 205-213.

[17] Rothman K J, Greenland S. Case-Control Studies[M] //Rothman K J, Greenland S editors. Modern epidemiology. 2nd ed. Philadelphia: Lippincott Raven, 1998: 93-114.

[18] Forand S P. Leukaemia incidence among workers in the shoe and boot manufacturing industry: a case-control study[J]. Environ Health, 2004, 3(1): 7.

[19] Benson K, Hartz A J. A comparison of observational studies and randomized, controlled trials[J]. N Engl J Med, 2000, 342(25): 1878-1886.

[20] Gøtzsche P C, Harden A. Searching for non-randomised studies. Draft chapter 3. Cochrane Non-Randomised Studies Methods Group, 26 July 2002[Z]. [2007-09-10]. http://www.cochrane.dk/nrsmg.

[21] Lohse N, Hansen A B, Pedersen G, et al. Survival of persons with and without HIV infection in Denmark, 1995-2005[J]. Ann Intern Med, 2007, 146(2): 87-95.

[22] American Journal of Epidemiology. Information for authors[EB/OL].[2007-09-10]. http://www.oxfordjournals.org/aje/for_authors/index.html.

[23] Haynes R B, Mulrow C D, Huth E J, et al. More informative abstracts revisited[J]. Ann Intern Med, 1990, 113(1): 69-76.

[24] Taddio A, Pain T, Fassos F F, et al. Quality of nonstructured and structured abstracts of original research articles in the British Medical Journal, the Canadian Medical Association Journal and the Journal of the American Medical Association[J]. CMAJ, 1994, 150(10): 1611-1615.

[25] Hartley J, Sydes M. Which layout do you prefer? An analysis of readers' preferences for different typographic layouts of structured abstracts[J]. J Inform Sci, 1996, 22(1): 27-37.

[26] Viner R M, Cole T J. Adult socioeconomic, educational, social, and psychological outcomes of childhood obesity: a national birth cohort study[J]. BMJ, 2005, 330(7504): 1354.

[27] McCauley J, Kern D E, Kolodner K, et al. The "battering syndrome": prevalence and clinical characteristics of domestic violence in primary care internal medicine practices[J]. Ann Intern Med, 1995, 123(10): 737-746.

[28] McEvoy S P, Stevenson M R, McCartt A T, et al. Role of mobile phones in motor vehicle crashes resulting in hospital attendance: a case-crossover study[J]. BMJ, 2005, 331(7514): 428.

[29] Vandenbroucke J P. Prospective or retrospective: what's in a name?[J]. BMJ, 1991, 302(6771): 249-250.

[30] Last J M. A Dictionary of Epidemiology[M]. New York: Oxford University Press, 2000.

[31] Miettinen O S. Theoretical Epidemiology: principles of occurrence research in medicine[M]. New York: Wiley, 1985: 64-66.

[32] Rothman K J, Greenland S. Types of Epidemiologic Studies[M]//Rothman K J, Greenland S. Modern epidemiology. 2nd ed. Philadelphia: Lippincott Raven, 1998: 74-75.

[33] MacMahon B, Trichopoulos D. Epidemiology, principles and methods[M]. 2nd ed. Boston: Little, Brown, 1996: 81.

[34] Lilienfeld A M. Foundations of Epidemiology[M]. New York: Oxford University Press, 1976.

[35] Ridker P M, Hennekens C H, Lindpaintner K, et al. Mutation in the gene coding for

coagulation factor V and the risk of myocardial infarction, stroke, and venous thrombosis in apparently healthy men[J]. N Engl J Med, 1995, 332(14): 912-917.

[36]　Goodman K J, O'rourke K, Day R S, et al. Dynamics of Helicobacter pylori infection in a US-Mexico cohort during the first two years of life[J]. Int J Epidemiol, 2005, 34(6): 1348-1355.

[37]　Altman D G, De Stavola B L, Love S B, et al. Review of survival analyses published in cancer journals[J]. Br J Cancer, 1995, 72(2): 511-518.

[38]　Cerhan J R, Wallace R B, Folsom A R, et al. Transfusion history and cancer risk in older women[J]. Ann Intern Med, 1993, 119(1): 8-15.

[39]　Beane Freeman L E, Dennis L K, Lynch C F, et al. Toenail arsenic content and cutaneous melanoma in Iowa[J]. Am J Epidemiol, 2004, 160(7): 679-687.

[40]　Canto J G, Allison J J, Kiefe C I, et al. Relation of race and sex to the use of reperfusion therapy in Medicare beneficiaries with acute myocardial infarction[J]. N Engl J Med, 2000, 342(15): 1094-1100.

[41]　Metzkor-Cotter E, Kletter Y, Avidor B, et al. Long-term serological analysis and clinical follow-up of patients with cat scratch disease[J]. Clin Infect Dis, 2003, 37(9): 1149-1154.

[42]　Johnson E S. Bias on withdrawing lost subjects from the analysis at the time of loss, in cohort mortality studies, and in follow-up methods[J]. J Occup Med, 1990, 32(3): 250-254.

[43]　Berkson J. Limitations of the application of fourfold table analysis to hospital data[J]. Biometrics. 1946, 2(3): 47-53.

[44]　Feinstein A R, Walter S D, Horwitz R I. An analysis of Berkson's bias in case-control studies[J]. J Chronic Dis, 1986, 39(7): 495-504.

[45]　Jick H, Vessey M P. Case-control studies in the evaluation of drug-induced illness[J]. Am J Epidemiol, 1978, 107(1): 1-7.

[46]　Hackam D G, Mamdani M, Li P, et al. Statins and sepsis in patients with cardiovascular disease: a population-based cohort analysis[J]. Lancet, 2006, 367(9508): 413-418.

[47]　Smeeth L, Cook C, Fombonne E, et al. MMR vaccination and pervasive developmental disorders: a case-control study[J]. Lancet, 2004, 364(9438): 963-969.

[48]　Costanza M C. Matching[J]. Prev Med, 1995, 24(5): 425-433.

[49]　Stürmer T, Brenner H. Flexible matching strategies to increase power and efficiency to detect and estimate gene-environment interactions in case-control studies[J]. Am J Epidemiol, 2002, 155(7): 593-602.

[50]　Rothman K J, Greenland S. Matching[M]//Rothman K J, Greenland S.Modern epidemiology. 2nd ed. Philadelphia: Lippincott Raven, 1998: 147-161.

[51]　Szklo M F, Nieto J. Epidemiology, Beyond the Basics[M]. Sudbury (MA): Jones and Bartlett, 2000: 40-51.

[52]　Cole P, MacMahon B. Attributable risk percent in case-control studies[J]. Br J Prev Soc Med, 1971, 25(4): 242-244.

[53]　Gissler M, Hemminki E. The danger of overmatching in studies of the perinatal mortality and birthweight of infants born after assisted conception[J]. Eur J Obstet Gynecol Reprod Biol, 1996, 69(2): 73-75.

[54]　Gefeller O, Pfahlberg A, Brenner H, et al. An empirical investigation on matching in

published case-control studies[J]. Eur J Epidemiol, 1998, 14(4): 321-325.

[55] Artama M, Ritvanen A, Gissler M, et al. Congenital structural anomalies in offspring of women with epilepsy—a population-based cohort study in Finland[J]. Int J Epidemiol, 2006, 35(2): 280-287.

[56] Ebrahim S. Cohorts, infants and children[J]. Int J Epidemiol, 2004, 33(6): 1165-1166.

[57] Walker M, Whincup P H, Shaper A G. The British Regional Heart Study 1975-2004[J]. Int J Epidemiol, 2004, 33(6): 1185-1192.

[58] Wieland S, Dickersin K. Selective exposure reporting and Medline indexing limited the search sensitivity for observational studies of the adverse effects of oral contraceptives[J]. J Clin Epidemiol, 2005, 58(6): 560-567.

[59] Anderson H R, Atkinson R W, Peacock J L, et al. Ambient particulate matter and health effects: publication bias in studies of short-term associations[J]. Epidemiology, 2005, 16(2): 155-163.

[60] Winkelmayer W C, Stampfer M J, Willett W C, et al. Habitual caffeine intake and the risk of hypertension in women[J]. JAMA, 2005, 294(18): 2330-2335.

[61] Lukanova A, Söderberg S, Kaaks R, et al. Serum adiponectin is not associated with risk of colorectal cancer[J]. Cancer Epidemiol Biomarkers Prev, 2006, 15(2): 401-402.

[62] Becher H. The concept of residual confounding in regression models and some applications[J]. Stat Med, 1992, 11(13): 1747-1758.

[63] Brenner H, Blettner M. Controlling for continuous confounders in epidemiologic research[J]. Epidemiology, 1997, 8(4): 429-434.

[64] Phillips M R, Yang G H, Zhang Y P, et al. Risk factors for suicide in China: a national case-control psychological autopsy study[J]. Lancet, 2002, 360(9347): 1728-1736.

[65] Pasquale L R, Kang J H, Manson J E, et al. Prospective study of type 2 diabetes mellitus and risk of primary open-angle glaucoma in women[J]. Ophthalmology, 2006, 113(7): 1081-1086.

[66] Craig S L, Feinstein A R. Antecedent therapy versus detection bias as causes of neoplastic multimorbidity[J]. Am J Clin Oncol, 1999, 22(1): 51-56.

[67] Rogler L H, Mroczek D K, Fellows M, et al. The neglect of response bias in mental health research[J]. J Nerv Ment Dis, 2001, 189(3): 182-187.

[68] Murphy E A. The logic of medicine[M]. Baltimore: Johns Hopkins University Press, 1976.

[69] Sackett D L. Bias in analytic research[J]. J Chronic Dis, 1979, 32(1-2): 51-63.

[70] Johannes C B, Crawford S L, McKinlay J B. Interviewer effects in a cohort study. Results from the Massachusetts Women's Health Study[J]. Am J Epidemiol, 1997, 146(5): 429-438.

[71] Bloemenkamp K W, Rosendaal F R, Büller H R, et al. Risk of venous thrombosis with use of current low-dose oral contraceptives is not explained by diagnostic suspicion and referral bias[J]. Arch Intern Med, 1999, 159(1): 65-70.

[72] Feinstein A R. Clinical epidemiology: the architecture of clinical research[M]. Philadelphia: W.B. Saunders, 1985.

[73] Yadon Z E, Rodrigues L C, Davies C R, et al. Indoor and peridomestic transmission of American cutaneous leishmaniasis in northwestern Argentina: a retrospective case-control study[J]. Am J Trop Med Hyg, 2003, 68(5): 519-526.

[74] Anoop S，Saravanan B，Joseph A，et al. Maternal depression and low maternal intelligence as risk factors for malnutrition in children：a community based case-control study from South India[J]. Arch Dis Child，2004，89(4)：325-329.

[75] Carlin J B，Doyle L W. Sample size[J]. J Paediatr Child Health，2002，38(3)：300-304.

[76] Rigby A S，Vail A. Statistical methods in epidemiology. II：A commonsense approach to sample size estimation[J]. Disabil Rehabil，1998，20(11)：405-410.

[77] Schulz K F，Grimes D A. Sample size calculations in randomised trials：mandatory and mystical[J]. Lancet，2005，365(9467)：1348-1353.

[78] Drescher K，Timm J，Jöckel K H. The design of case-control studies：the effect of confounding on sample size requirements[J]. Stat Med，1990，9(7)：765-776.

[79] Devine O J，Smith J M. Estimating sample size for epidemiologic studies：the impact of ignoring exposure measurement uncertainty[J]. Stat Med，1998，17(12)：1375-1389.

[80] Linn S，Levi L，Grunau P D，et al. Effect measure modification and confounding of severe head injury mortality by age and multiple organ injury severity[J]. Ann Epidemiol，2007，17(2)：142-147.

[81] Altman D G，Lausen B，Sauerbrei W，et al. Dangers of using "optimal" cutpoints in the evaluation of prognostic factors[J]. J Natl Cancer Inst，1994，86(11)：829-835.

[82] Royston P，Altman D G，Sauerbrei W. Dichotomizing continuous predictors in multiple regression：a bad idea[J]. Stat Med，2006，25(1)：127-141.

[83] Greenland S. Avoiding power loss associated with  categorization and ordinal scores in dose-response and trend analysis[J]. Epidemiology，1995，6(4)：450-454.

[84] Royston P，Ambler G，Sauerbrei W. The use of fractional polynomials to model continuous risk variables in epidemiology[J]. Int J Epidemiol，1999，28(5)：964-974.

[85] MacCallum R C，Zhang S，Preacher K J，et al. On the practice of dichotomization of quantitative variables[J]. Psychol Methods，2002，7(1)：19-40.

[86] Altman D G. Categorizing continuous variables[M]//Armitage P，Colton T. Encyclopedia of biostatistics. 2nd ed. Chichester：John Wiley，2005：708-711.

[87] Cohen J. The cost of dichotomization[J]. Applied Psychological Measurement，1983，7(3)：249-253.

[88] Zhao L P，Kolonel L N. Efficiency loss from categorizing quantitative exposures into qualitative exposures in case-control studies[J]. Am J Epidemiol，1992，136(4)：464-474.

[89] Cochran W G. The effectiveness of adjustment by subclassification in removing bias in observational studies[J]. Biometrics，1968，24(2)：295-313.

[90] Clayton D，Hills M. Models for dose-response (Chapter 25)[M]// Clayton D，Hills M. Statistical Models in Epidemiology[M]. Oxford：Oxford University Press，1993：249-260.

[91] Cox D R. Note on grouping[J]. J Am Stat Assoc，1957，52（280）：543-547.

[92] Il'yasova D，Hertz-Picciotto I，Peters U，et al. Choice of exposure scores for categorical regression in meta-analysis：a case study of a common problem[J]. Cancer Causes Control，2005，16(4)：383-388.

[93] Berglund A，Alfredsson L，Cassidy J D，et al. The association between exposure to a rear-end collision and future neck or shoulder pain：a cohort study[J]. J Clin Epidemiol，2000，53(11)：1089-1094.

[94] Slama R，Werwatz A. Controlling for continuous confounding factors：non-and semiparametric approaches[J]. Rev Epidemiol Sante Publique，2005，53 Spec No 2：2S65-2S80.

[95] Greenland S. Introduction to regression modelling (Chapter 21)[M]//Rothman K J，Greenland S. Modern epidemiology. 2nd ed. Philadelphia：Lippincott Raven，1998：401-432.

[96] Thompson W D. Statistical analysis of case-control studies[J]. Epidemiol Rev，1994，16(1)：33-50.

[97] Schlesselman J J. Logistic regression for case-control studies (Chapter 8.2)[M]// Rossiter C E，Schlesselman J J. Case-control studies Design，conduct，analysis. New York，Oxford：Oxford University Press，1982：235-241.

[98] Clayton D，Hills M. Choice and interpretation of models (Chapter 27)[M]// Clayton D，Hills M. Statistical Models in Epidemiology. Oxford：Oxford University Press，1993：271-281.

[99] Altman D G，Gore S M，Gardner M J，et al. Statistical guidelines for contributors to medical journals[J]. Br Med J(Clin Res Ed)，1983，286(6376)：1489-1493.

[100] International Committee of Medical Journal Editors. Uniform requirements for manuscripts submitted to biomedical journals[EB/OL]. http://www.icmje.org/.

[101] Müllner M，Matthews H，Altman D G. Reporting on statistical methods to adjust for confounding：a cross-sectional survey[J]. Ann Intern Med，2002，136(2)：122-126.

[102] Olsen J，Basso O. Re：Residual confounding[J]. Am J Epidemiol，1999，149(3)：290.

[103] Hallan S，de Mutsert R，Carlsen S，et al. Obesity，smoking，and physical inactivity as risk factors for CKD：are men more vulnerable?[J]. Am J Kidney Dis，2006，47(3)：396-405.

[104] Gøtzsche P C. Believability of relative risks and odds ratios in abstracts：cross sectional study[J]. BMJ，2006，333(7561)：231-234.

[105] Szklo M F，Nieto J. Communicating Results of Epidemiologic Studies (Chapter 9)[M]// Szklo M F，Nieto J. Epidemiology，Beyond the Basics. Sudbury (MA)：Jones and Bartlett，2000：408-430.

[106] Chandola T，Brunner E，Marmot M. Chronic stress at work and the metabolic syndrome：prospective study[J]. BMJ，2006，332(7540)：521-525.

[107] Vach W，Blettner M. Biased estimation of the odds ratio in case-control studies due to the use of ad hoc methods of correcting for missing values for confounding variables[J]. Am J Epidemiol，1991，134(8)：895-907.

[108] Little R J，Rubin D B. A taxonomy of missing-data methods (Chapter 1.4.)[M]// Little R J，Rubin D B. Statistical Analysis with Missing Data. New York：Wiley，2002：19-23.

[109] Ware J H. Interpreting incomplete data in studies of diet and weight loss[J]. N Engl J Med，2003，348(21)：2136-2137.

[110] Rubin D B. Inference and missing data[J]. Biometrika，1976，63(3)：581-592.

[111] Schafer J L. Analysis of Incomplete Multivariate Data[M]. London：Chapman & Hall，1997.

[112] Lipsitz S R，Ibrahim J G，Chen M H，et al. Non-ignorable missing covariates in generalized linear models[J]. Stat Med，1999，18(17-18)：2435-2448.

[113] Rotnitzky A，Robins J. Analysis of semi-parametric regression models with non-ignorable non-response[J]. Stat Med，1997，16(1-3)：81-102.

[114] Rubin D B. Multiple Imputation for Nonresponse in Surveys[M]. New York：John Wiley，1987.

[115] Barnard J, Meng X L. Applications of multiple imputation in medical studies: from AIDS to NHANES[J]. Stat Methods Med Res, 1999, 8(1): 17-36.

[116] Braitstein P, Brinkhof M W, Dabis F, et al. Mortality of HIV-1-infected patients in the first year of antiretroviral therapy: comparison between low-income and high-income countries[J]. Lancet, 2006, 367(9513): 817-824.

[117] Purandare N, Burns A, Daly K J, et al. Cerebral emboli as a potential cause of Alzheimer's disease and vascular dementia: case-control study[J]. BMJ, 2006, 332(7550): 1119-1124.

[118] Steyn K, Gaziano T A, Bradshaw D, et al. Hypertension in South African adults: results from the Demographic and Health Survey, 1998[J]. J Hypertens, 2001, 19(10): 1717-1725.

[119] Lohr S L. Design Effects (Chapter 7.5)[M]// Lohr S L. Sampling: Design and Analysis. Pacific Grove (CA): Duxbury Press, 1999.

[120] Dunn N R, Arscott A, Thorogood M. The relationship between use of oral contraceptives and myocardial infarction in young women with fatal outcome, compared to those who survive: results from the MICA case-control study[J]. Contraception, 2001, 63(2): 65-69.

[121] Rothman K J, Greenland S. Basic Methods for Sensitivity Analysis and External Adjustment[M]//Rothman K J, Greenland S. Modern epidemiology. 2nd ed. Philadelphia: Lippincott Raven, 1998: 343-357.

[122] Custer B, Longstreth W T Jr, Phillips L E, et al. Hormonal exposures and the risk of intracranial meningioma in women: a population-based case-control study[J]. BMC Cancer, 2006, 6: 152.

[123] Wakefield M A, Chaloupka F J, Kaufman N J, et al. Effect of restrictions on smoking at home, at school, and in public places on teenage smoking: cross sectional study[J]. BMJ, 2000, 321(7257): 333-337.

[124] Greenland S. The impact of prior distributions for uncontrolled confounding and response bias: a case study of the relation of wire codes and magnetic fields to childhood leukemia[J]. J Am Stat Assoc, 2003, 98(461): 47-54.

[125] Lash T L, Fink A K. Semi-automated sensitivity analysis to assess systematic errors in observational data[J]. Epidemiology, 2003, 14(4): 451-458.

[126] Phillips C V. Quantifying and reporting uncertainty from systematic errors[J]. Epidemiology, 2003, 14(4): 459-466.

[127] Cornfield J, Haenszel W, Hammond E C, et al. Smoking and lung cancer: recent evidence and a discussion of some questions[J]. J Natl Cancer Inst, 1959, 22(1): 173-203.

[128] Langholz B. Factors that explain the power line configuration wiring code-childhood leukemia association: what would they look like?[J]. Bioelectromagnetics, 2001, Suppl 5: S19-S31.

[129] Eisner M D, Smith A K, Blanc P D. Bartenders' respiratory health after establishment of smoke-free bars and taverns[J]. JAMA, 1998, 280(22): 1909-1914.

[130] Dunne M P, Martin N G, Bailey J M, et al. Participation bias in a sexuality survey: psychological and behavioural characteristics of responders and non-responders[J]. Int J Epidemiol, 1997, 26(4): 844-854.

[131] Schüz J, Kaatsch P, Kaletsch U, et al. Association of childhood cancer with factors related to pregnancy and birth[J]. Int J Epidemiol, 1999, 28(4): 631-639.

[132] Cnattingius S, Zack M, Ekbom A, et al. Prenatal and neonatal risk factors for childhood

myeloid leukemia[J]. Cancer Epidemiol Biomarkers Prev, 1995, 4(5): 441-445.

[133] Schüz J. Non-response bias as a likely cause of the association between young maternal age at the time of delivery and the risk of cancer in the offspring[J]. Paediatr Perinat Epidemiol, 2003, 17(1): 106-112.

[134] Slattery M L, Edwards S L, Caan B J, et al. Response rates among control subjects in case-control studies[J]. Ann Epidemiol, 1995, 5(3): 245-249.

[135] Schulz K F, Grimes D A. Case-control studies: research in reverse[J]. Lancet, 2002, 359(9304): 431-434.

[136] Olson S H, Voigt L F, Begg C B, et al. Reporting participation in case-control studies[J]. Epidemiology, 2002, 13(2): 123-126.

[137] Morton L M, Cahill J, Hartge P. Reporting participation in epidemiologic studies: a survey of practice[J]. Am J Epidemiol, 2006, 163(3): 197-203.

[138] Olson S H. Reported participation in case-control studies: changes over time[J]. Am J Epidemiol, 2001, 154(6): 574-581.

[139] Sandler D P. On revealing what we'd rather hide: the problem of describing study participation[J]. Epidemiology, 2002, 13(2): 117.

[140] Hepworth S J, Schoemaker M J, Muir K R, et al. Mobile phone use and risk of glioma in adults: case-control study[J]. BMJ, 2006, 332(7546): 883-887.

[141] Hay A D, Wilson A, Fahey T, et al. The duration of acute cough in pre-school children presenting to primary care: a prospective cohort study[J]. Fam Pract, 2003, 20(6): 696-705.

[142] Egger M, Jüni P, Bartlett C, et al. Value of flow diagrams in reports of randomized controlled trials[J]. JAMA, 2001, 285(15): 1996-1999.

[143] Osella A R, Misciagna G, Guerra V M, et al. Hepatitis C virus (HCV) infection and liver-related mortality: a population-based cohort study in southern Italy. The Association for the Study of Liver Disease in Puglia[J]. Int J Epidemiol, 2000, 29(5): 922-927.

[144] Dales L G, Ury H K. An improper use of statistical significance testing in studying covariables[J]. Int J Epidemiol, 1978, 7(4): 373-375.

[145] Maldonado G, Greenland S. Simulation study of confounder-selection strategies[J]. Am J Epidemiol, 1993, 138(11): 923-936.

[146] Tanis B C, van den Bosch M A, Kemmeren J M, et al. Oral contraceptives and the risk of myocardial infarction[J]. N Engl J Med, 2001, 345(25): 1787-1793.

[147] Rothman K J, Greenland S. Precision and Validity in Epidemiologic Studies[M]// Rothman K J, Greenland S. Modern epidemiology. 2nd ed. Philadelphia: Lippincott Raven, 1998: 120-125.

[148] Clark T G, Altman D G, De Stavola B L. Quantification of the completeness of follow-up[J]. Lancet, 2002, 359(9314): 1309-1310.

[149] Qiu C, Fratiglioni L, Karp A, et al. Occupational exposure to electromagnetic fields and risk of Alzheimer's disease[J]. Epidemiology, 2004, 15(6): 687-694.

[150] Kengeya-Kayondo J F, Kamali A, Nunn A J, et al. Incidence of HIV-1 infection in adults and socio-demographic characteristics of seroconverters in a rural population in Uganda: 1990-1994[J]. Int J Epidemiol, 1996, 25(5): 1077-1082.

[151] Mastrangelo G, Fedeli U, Fadda E, et al. Increased risk of hepatocellular carcinoma and liver

cirrhosis in vinyl chloride workers: synergistic effect of occupational exposure with alcohol intake[J]. Environ Health Perspect, 2004, 112(11): 1188-1192.

[152] Salo P M, Arbes S J Jr, Sever M, et al. Exposure to Alternaria alternata in US homes is associated with asthma symptoms[J]. J Allergy Clin Immunol, 2006, 118(4): 892-898.

[153] Pocock S J, Clayton T C, Altman D G. Survival plots of time-to-event outcomes in clinical trials: good practice and pitfalls[J]. Lancet, 2002, 359(9318): 1686-1689.

[154] Sasieni P. A note on the presentation of matched case-control data[J]. Stat Med, 1992, 11(5): 617-620.

[155] Lee G M, Neutra R R, Hristova L, et al. A nested case-control study of residential and personal magnetic field measures and miscarriages[J]. Epidemiology, 2002, 13(1): 21-31.

[156] Tiihonen J, Wahlbeck K, Lönnqvist J, et al. Effectiveness of antipsychotic treatments in a nationwide cohort of patients in community care after first hospitalisation due to schizophrenia and schizoaffective disorder: observational follow-up study[J]. BMJ, 2006, 333(7561): 224.

[157] Christenfeld N J, Sloan R P, Carroll D, et al. Risk factors, confounding, and the illusion of statistical control[J]. Psychosom Med, 2004, 66(6): 868-875.

[158] Smith G D, Phillips A. Declaring independence: why we should be cautious[J]. J Epidemiol Community Health, 1990, 44(4): 257-258.

[159] Greenland S, Neutra R. Control of confounding in the assessment of medical technology[J]. Int J Epidemiol, 1980, 9(4): 361-367.

[160] Robins J M. Data, design, and background knowledge in etiologic inference[J]. Epidemiology, 2001, 12(3): 313-320.

[161] Sagiv S K, Tolbert P E, Altshul L M, et al. Organochlorine exposures during pregnancy and infant size at birth[J]. Epidemiology, 2007, 18(1): 120-129.

[162] World Health Organization. Body Mass Index (BMI)[EB/OL]. http://www.euro.who.int/nutrition/20030507_1. Accessed 10 September 2007.

[163] Beral V; Million Women Study Collaborators. Breast cancer and hormone-replacement therapy in the Million Women Study[J]. Lancet, 2003, 362(9382): 419-427.

[164] Hill A B. The environment and disease: Association or causation?[J]. Proc R Soc Med, 1965, 58(5): 295-300.

[165] Vineis P. Causality in epidemiology[J]. Soz Praventivmed, 2003, 48(2): 80-87.

[166] Empana J P, Ducimetière P, Arveiler D, et al. Are the Framingham and PROCAM coronary heart disease risk functions applicable to different European populations? The PRIME Study[J]. Eur Heart J, 2003, 24(21): 1903-1911.

[167] Tunstall-Pedoe H, Kuulasmaa K, Mähönen M, et al. Contribution of trends in survival and coronary-event rates to changes in coronary heart disease mortality: 10-year results from 37 WHO MONICA project populations. Monitoring trends and determinants in cardiovascular disease[J]. Lancet, 1999, 353(9164): 1547-1557.

[168] Cambien F, Chretien J M, Ducimetiere P, et al. Is the relationship between blood pressure and cardiovascular risk dependent on body mass index?[J]. Am J Epidemiol, 1985, 122(3): 434-442.

[169] Hosmer D W, Taber S, Lemeshow S. The importance of assessing the fit of logistic regression

models: a case study[J]. Am J Public Health, 1991, 81(12): 1630-1635.

[170] Tibshirani R. A plain man's guide to the proportional hazards model[J]. Clin Invest Med, 1982, 5(1): 63-68.

[171] Rockhill B, Newman B, Weinberg C. Use and misuse of population attributable fractions[J]. Am J Public Health, 1998, 88(1): 15-19.

[172] Uter W, Pfahlberg A. The application of methods to quantify attributable risk in medical practice[J]. Stat Methods Med Res, 2001, 10(3): 231-237.

[173] Schwartz L M, Woloshin S, Dvorin E L, et al. Ratio measures in leading medical journals: structured review of accessibility of underlying absolute risks[J]. BMJ, 2006, 333(7581): 1248.

[174] Nakayama T, Zaman M M, Tanaka H. Reporting of attributable and relative risks, 1966-97[J]. Lancet, 1998, 351(9110): 1179.

[175] Cornfield J. A method of estimating comparative rates from clinical data; applications to cancer of the lung, breast, and cervix[J]. J Natl Cancer Inst, 1951, 11(6): 1269-1275.

[176] Pearce N. What does the odds ratio estimate in a case-control study?[J]. Int J Epidemiol, 1993, 22(6): 1189-1192.

[177] Rothman K J, Greenland S. Measures of Disease Frequency[M]// Rothman K J, Greenland S. Modern epidemiology. 2nd ed. Philadelphia: Lippincott Raven, 1998: 44-45.

[178] Doll R, Hill A B. The mortality of doctors in relation to their smoking habits: a preliminary report. 1954[J]. BMJ, 2004, 328(7455): 1529-1533; discussion 1533.

[179] Ezzati M, Lopez A D. Estimates of global mortality attributable to smoking in 2000[J]. Lancet, 2003, 362(9387): 847-852.

[180] Greenland S. Applications of Stratified Analysis Methods[M]// Rothman K J, Greenland S. Modern epidemiology. 2nd ed. Philadelphia: Lippincott Raven, 1998: 295-297.

[181] Rose G. Sick individuals and sick populations[J]. Int J Epidemiol, 2001, 30(3): 427-432; discussion 433-434.

[182] Vandenbroucke J P, Koster T, Briët E, et al. Increased risk of venous thrombosis in oral-contraceptive users who are carriers of factor V Leiden mutation[J]. Lancet, 1994, 344(8935): 1453-1457.

[183] Botto L D, Khoury M J. Commentary: facing the challenge of gene-environment interaction: the two-by-four table and beyond[J]. Am J Epidemiol, 2001, 153(10): 1016-1020.

[184] Wei L, MacDonald T M, Walker B R. Taking glucocorticoids by prescription is associated with subsequent cardiovascular disease[J]. Ann Intern Med, 2004, 141(10): 764-770.

[185] Martinelli I, Taioli E, Battaglioli T, et al. Risk of venous thromboembolism after air travel: interaction with thrombophilia and oral contraceptives[J]. Arch Intern Med, 2003, 163(22): 2771-2774.

[186] Kyzas P A, Loizou K T, Ioannidis J P. Selective reporting biases in cancer prognostic factor studies[J]. J Natl Cancer Inst, 2005, 97(14): 1043-1055.

[187] Rothman K J, Greenland S, Walker A M. Concepts of interaction[J]. Am J Epidemiol, 1980, 112(4): 467-470.

[188] Saracci R. Interaction and synergism[J]. Am J Epidemiol, 1980, 112(4): 465-466.

[189] Rothman K J. Epidemiology. An introduction[M]. Oxford: Oxford University Press, 2002:

168-180.

[190] Rothman K J. Interactions Between Causes[M]// Rothman K J, Greenland S. Modern epidemiology. Boston: Little Brown, 1986: 311-326.

[191] Hess D R. How to write an effective discussion[J]. Respir Care, 2004, 49(10): 1238-1241.

[192] Horton R. The hidden research paper[J]. JAMA, 2002, 287(21): 2775-2778.

[193] Horton R. The rhetoric of research[J]. BMJ, 1995, 310(6985): 985-987.

[194] Docherty M, Smith R. The case for structuring the discussion of scientific papers[J]. BMJ, 1999, 318(7193): 1224-1225.

[195] Perneger T V, Hudelson P M. Writing a research article: advice to beginners[J]. Int J Qual Health Care, 2004, 16(3): 191-192.

[196] Ann Intern Med. Information for authors[EB/OL]. [2001-09-10]. https://www.acpjournals.org/journal/aim/authors.

[197] Maldonado G, Poole C. More research is needed[J]. Ann Epidemiol, 1999, 9(1): 17-18.

[198] Phillips C V. The economics of 'more research is needed' [J]. Int J Epidemiol, 2001, 30(4): 771-776.

[199] Winkleby M A, Kraemer H C, Ahn D K, et al. Ethnic and socioeconomic differences in cardiovascular disease risk factors: findings for women from the Third National Health and Nutrition Examination Survey, 1988-1994[J]. JAMA, 1998, 280(4): 356-362.

[200] Galuska D A, Will J C, Serdula M K, et al. Are health care professionals advising obese patients to lose weight?[J]. JAMA, 1999, 282(16): 1576-1578.

[201] Spearman C. The proof and measurement of association between two things[J]. Am J Psychol, 1904, 15(1): 72-101.

[202] Fuller W A, Hidiroglou M A. Regression estimates after correcting for attenuation[J]. J Am Stat Assoc, 1978, 73(361): 99-104.

[203] MacMahon S, Peto R, Cutler J, et al. Blood pressure, stroke, and coronary heart disease. Part 1, Prolonged differences in blood pressure: prospective observational studies corrected for the regression dilution bias[J]. Lancet, 1990, 335(8692): 765-774.

[204] Phillips A N, Smith G D. How independent are "independent" effects? Relative risk estimation when correlated exposures are measured imprecisely[J]. J Clin Epidemiol, 1991, 44(11): 1223-1231.

[205] Phillips A N, Smith G D. Bias in relative odds estimation owing to imprecise measurement of correlated exposures[J]. Stat Med, 1992, 11(7): 953-961.

[206] Greenland S. The effect of misclassification in the presence of covariates[J]. Am J Epidemiol, 1980, 112(4): 564-569.

[207] Poole C, Peters U, Il'yasova D, et al. Commentary: This study failed?[J]. Int J Epidemiol, 2003, 32(4): 534-535.

[208] Kaufman J S, Cooper R S, McGee D L. Socioeconomic status and health in blacks and whites: the problem of residual confounding and the resiliency of race[J]. Epidemiology, 1997, 8(6): 621-628.

[209] Greenland S. Randomization, statistics, and causal inference[J]. Epidemiology, 1990, 1(6): 421-429.

[210] Taubes G. Epidemiology faces its limits[J]. Science, 1995, 269(5221): 164-169.

[211] Temple R. Meta-analysis and epidemiologic studies in drug development and postmarketing surveillance[J]. JAMA, 1999, 281(9): 841-844.

[212] Greenberg R S, Shuster J L Jr. Epidemiology of cancer in children[J]. Epidemiol Rev, 1985, 7: 22-48.

[213] Kushi L H, Mink P J, Folsom A R, et al. Prospective study of diet and ovarian cancer[J]. Am J Epidemiol, 1999, 149(1): 21-31.

[214] Kemmeren J M, Algra A, Meijers J C, et al. Effect of second- and third-generation oral contraceptives on the protein C system in the absence or presence of the factor V Leiden mutation: a randomized trial[J]. Blood, 2004, 103(3): 927-933.

[215] Egger M, May M, Chêne G, et al. Prognosis of HIV-1-infected patients starting highly active antiretroviral therapy: a collaborative analysis of prospective studies[J]. Lancet, 2002, 360(9327): 119-129.

[216] Campbell D T. Factors relevant to the validity of experiments in social settings[J]. Psychol Bull, 1957, 54(4): 297-312.

[217] Justice A C, Covinsky K E, Berlin J A. Assessing the generalizability of prognostic information[J]. Ann Intern Med, 1999, 130(6): 515-524.

[218] Krimsky S, Rothenberg L S. Conflict of interest policies in science and medical journals: editorial practices and author disclosures[J]. Sci Eng Ethics, 2001, 7(2): 205-218.

[219] Bekelman J E, Li Y, Gross C P. Scope and impact of financial conflicts of interest in biomedical research: a systematic review[J]. JAMA, 2003, 289(4): 454-465.

[220] Davidson R A. Source of funding and outcome of clinical trials[J]. J Gen Intern Med, 1986, 1(3): 155-158.

[221] Stelfox H T, Chua G, O'Rourke K, et al. Conflict of interest in the debate over calcium-channel antagonists[J]. N Engl J Med, 1998, 338(2): 101-106.

[222] Lexchin J, Bero L A, Djulbegovic B, et al. Pharmaceutical industry sponsorship and research outcome and quality: systematic review[J]. BMJ, 2003, 326(7400): 1167-1170.

[223] Als-Nielsen B, Chen W, Gluud C, et al. Association of funding and conclusions in randomized drug trials: a reflection of treatment effect or adverse events?[J]. JAMA, 2003, 290(7): 921-928.

[224] Barnes D E, Bero L A. Why review articles on the health effects of passive smoking reach different conclusions[J]. JAMA, 1998, 279(19): 1566-1570.

[225] Barnes D E, Bero L A. Industry-funded research and conflict of interest: an analysis of research sponsored by the tobacco industry through the Center for Indoor Air Research[J]. J Health Polit Policy Law, 1996, 21(3): 515-542.

[226] Glantz S A, Barnes D E, Bero L, et al. Looking through a keyhole at the tobacco industry. The Brown and Williamson documents[J]. JAMA, 1995, 274(3): 219-224.

[227] Huss A, Egger M, Hug K, et al. Source of funding and results of studies of health effects of mobile phone use: systematic review of experimental studies[J]. Environ Health Perspect, 2007, 115(1): 1-4.

[228] Safer D J. Design and reporting modifications in industry-sponsored comparative psychopharmacology trials[J]. J Nerv Ment Dis, 2002, 190(9): 583-592.

[229] Aspinall R L, Goodman N W. Denial of effective treatment and poor quality of clinical

information in placebo controlled trials of ondansetron for postoperative nausea and vomiting: a review of published trials[J]. BMJ, 1995, 311(7009): 844-846.

[230] Chan A W, Hróbjartsson A, Haahr M T, et al. Empirical evidence for selective reporting of outcomes in randomized trials: comparison of protocols to published articles[J]. JAMA, 2004, 291(20): 2457-2465.

[231] Melander H, Ahlqvist-Rastad J, Meijer G, et al. Evidence b(i)ased medicine—selective reporting from studies sponsored by pharmaceutical industry: review of studies in new drug applications[J]. BMJ, 2003, 326(7400): 1171-1173.

[232] Scherer R W, Langenberg P, von Elm E. Full publication of results initially presented in abstracts[J/OL]. Cochrane Database Syst Rev, 2005, (2): MR000005[2007-09-10]. https://www.cochranelibrary.com/cdsr/doi/10.1002/14651858.MR00 0005.pub3/full.

[233] Moher D, Schulz K F, Altman D G. The CONSORT statement: revised recommendations for improving the quality of reports of parallel-group randomised trials[J]. Lancet, 2001, 357(9263): 1191-1194.

[234] Stroup D F, Berlin J A, Morton S C, et al. Meta-analysis of observational studies in epidemiology: a proposal for reporting. Meta-analysis Of Observational Studies in Epidemiology (MOOSE) group[J]. JAMA, 2000, 283(15): 2008-2012.

[235] Altman D G, Schulz K F, Moher D, et al. The revised CONSORT statement for reporting randomized trials: explanation and elaboration[J]. Ann Intern Med, 2001, 134(8): 663-694.

[236] Moher D. CONSORT: an evolving tool to help improve the quality of reports of randomized controlled trials. Consolidated Standards of Reporting Trials[J]. JAMA, 1998, 279(18): 1489-1491.

[237] Begg C, Cho M, Eastwood S, et al. Improving the quality of reporting of randomized controlled trials. The CONSORT statement[J]. JAMA, 1996, 276(8): 637-639.

（任燕，黄琰）

# 第四章　*STROBE*条目1~3分解：开门见山

*STROBE*的第1~3条是文章的开头，主要从标题、摘要、前言等方面说明需要在文章开篇阐明的关于整个文章最重要的信息，具体内容如下。

（1）标题和摘要。（a）在标题或摘要中使用常用术语说明研究设计；（b）摘要：对研究做了什么和发现了什么，提供一个详尽的概要。

（2）背景/理由：阐释该研究报告的科学背景和理由。

（3）目的：描述具体研究目的，包括任何预先设定的假说。

## 一、标题与摘要

作为一篇文章的"脸面"，标题和摘要需要引起足够的重视。笔者以为一个好的"脸面"应该是好看的（最重要和吸引人）、干净的（准确而简洁）、轮廓分明的（规范和框架化）。所以，这部分内容的撰写往往在文章基本完成或者已经完成后。只有对整篇文章拥有全局性的思考，才能为文章勾勒出一个好的"脸面"。

### （一）如何取一个好名字

首先，我们看第一条要求——1（a）Indicate the study's design with a commonly used term in the title or the abstract。需要在文章的标题或摘要中，明确地说明研究的设计。下面我们通过一些例子来学习目前观察性研究"取名"的两种常见套路[1]。

套路一："Key finding/exposures" among/in "sample/population" during "time period of study/data collection": "study design"。

#### 示例1

（1）Leukemia incidence among workers in the shoe and boot manufacturing industry: a case-control study[2]

**翻译**

鞋靴制造业工人白血病发病率：一项病例对照研究

（2）Invasive versus non-invasive management of older patients with non-ST elevation myocardial infarction (SENIOR-NSTEMI): a cohort study based on routine clinical data[3]

**翻译**

老年非ST段抬高型心肌梗死患者的侵入性与非侵入性治疗（SENIOR-NSTEMI）：一项基于常规临床数据的队列研究

（3）Clinical and biomarker changes of Alzheimer's disease in adults with Down syndrome: a cross-sectional study[4]

**翻译**

唐氏综合征成人阿尔茨海默病的临床和生物标志物变化：一项横断面研究

**评述**

示例1（1）的Leukemia incidence是文章的key finding，示例1（2）的Invasive versus non-invasive management就是文章的exposures，而示例1（1）workers in the shoe and boot manufacturing industry则是sample/population。最后是研究类型：a case-control study、a cohort study或者a cross-sectional study。

有些文章和标题列出了研究所收集的时间和样本量，这些往往是文章的显著特色，例如：The state of hypertension care in 44 low-income and middle-income countries: a cross-sectional study of nationally representative individual-level data from 1.1 million adults[5]。

也有一些文章采用另外一种标题的套路："Study design" investigating "exposures" among "sample/population" during "time period of study/data collection" found "key findings"[1]。

**示例2**

（1）A retrospective cohort study of cancer incidence among patients treated with radiosynoviorthesis[6]

**翻译**

放射滑膜植入术患者癌症发病率的回顾性队列研究

（2）A case-control study of necrotizing fasciitis during primary varicella[7]

**翻译**

原发性水痘中发生坏死性筋膜炎的病例对照研究

**评述**

在这些示例中，大多数的讨论都是"Study design"investigating"exposures"among"sample/population"，而很多时候"time period of study/data collection"found"key findings"并非是必须。但是总体而言，第二种套路的写法目前使用越来越少，如果在标题中体现研究设计，往往更多的是第一种套路，冒号后写上研究设计。

然而，近年来更常见的做法是：观察性研究的研究设计多在摘要中体现，而非标题。根据STROBE指南的要求，我们在标题或者摘要中把研究设计表达清楚就可以了。

不少作者觉得在标题中就把研究设计、研究地点、样本量提出来，似乎看起来比较"高端、大气、上档次"。但事实上，除非能够提升科学价值，研究地点和样本量并不需要在标题中体现。假如是一个小样本、单中心的观察性研究，研究设计不是文章的亮点，也不一定需要在标题中加以强调。其实不管取什么标题，原则就是简洁并吸引眼球。

例如这个示例，它的标题是"Risk Factors Associated With Mortality Among Patients With COVID-19 in Intensive Care Units in Lombardy, Italy"[8]。虽然标题中未提及研究设计，但是摘要中非常清晰地提出了所采用的研究设计：This retrospective, observational cohort study included 3988 consecutive critically ill patients with laboratory-confirmed COVID-19 referred for ICU admission to the coordinating center。

## （二）什么是一个好摘要

据条目1（b）Provide in the abstract, an informative and balanced summary of what was done and what was found，我们需要做的事情其实很简单：简要说明做了什么（what was done）以及发现了什么（what was found）[9]。对于临床研究而言，应该包含以下关键信息：研究的人群（patients）、干预（interventions）、对照（comparisons）和结局（outcome），也就是PICO要素。还应该体现研究设计、研究的数据来源（前瞻队列、注册研究数据库、随机对照研究的二次分析等）、数据采集的时间以及主要研究结果。

**示例**

*Clinical presentation, treatment, and short-term outcomes of lung injury associated with e-cigarettes or vaping: a prospective observational cohort study*是一篇2019年发表在*Lancet*上的关于电子烟相关肺损伤的队列研究[10]。这项研究是对60例诊断为电子烟相

关肺损伤患者的临床表现、治疗情况以及短期结局进行的观察性研究。我们从这个看似简单的研究入手，学习如何撰写观察性临床研究的摘要。

Background: An ongoing outbreak of lung injury associated with e-cigarettes or vaping (also known as E-VALI or VALI) started in March, 2019, in the USA (交代故事背景). The cause, diagnosis, treatment, and course of this disease remains unknown (指出故事缺少的信息，也就是接下来要研究的内容).

Methods: In this multicentre, prospective, observational, cohort study (首先说明研究设计), we collected data on all patients with lung injury associated with e-cigarettes or vaping (定义研究人群——"Patients"要素) seen in Intermountain Healthcare, an integrated health system based in Utah, USA, between June 27 and Oct 4, 2019 (指出患者数据的来源). Telecritical care, based in Salt Lake City, UT, USA, was used as the central repository for case validation, public reporting, and system-wide dissemination of expertise, which included a proposed diagnosis and treatment guideline for lung injury associated with e-cigarettes or vaping (进一步补充数据源信息，侧面反映数据源的质量高、有代表性、权威性). We extracted data on patient presentation, treatment, and short-term follow-up (2 weeks after discharge) from chart review and interviews with patients undertaken by the Utah Department of Health (Salt Lake City, UT, USA).

Findings: 60 patients presented with lung injury associated with e-cigarettes or vaping at 13 hospitals or outpatient clinics in the integrated health system (一句话总结纳入患者的基本特征). 33 (55%) of 60 were admitted to an intensive care unit (ICU). 53 (88%) of 60 patients presented with constitutional symptoms, 59 (98%) with respiratory symptoms, and 54 (90%) with gastrointestinal symptoms. 54 (90%) of 60 were given antibiotics and 57 (95%) were given steroids (患者的入院情况). Six (10%) of 60 patients were readmitted to an ICU or hospital within 2 weeks, three (50%) of whom had relapsed with vaping or e-cigarette use. Of 26 patients who were followed up within 2 weeks, despite clinical and radiographic improvement in all, many had residual abnormalities on chest radiographs (ten[67%] of 15) and pulmonary function tests (six[67%] of nine). Two patients died and lung injury associated with e-cigarettes or vaping was thought to be a contributing factor, but not the cause of death, for both (患者出院后的结局).

Interpretation: Lung injury associated with e-cigarettes or vaping is an emerging illness associated with severe lung injury and constitutional and gastrointestinal symptoms. Increased awareness has led to identification of a broad spectrum of severity of illness in patients who were treated with antibiotics and steroids. Despite improvement, at short-term follow-up many patients had residual abnormalities (总结主要发现). Lung injury associated with e-cigarettes or vaping remains a clinical diagnosis with symptoms that overlap infectious and other lung diseases. Maintaining a high index of suspicion for this disease is important as work continues in understanding the cause or causes, optimal therapy, and long-term outcomes of these patients (临床指导意义，展望未来方向).

**翻译**

背景：2019年3月，美国出现了多例与电子烟（也称为E-VALI或VALI）相关的肺损伤病例。该疾病的病因、诊断、治疗和病程仍然未知。

方法：在这项多中心、前瞻性、观察性的队列研究中，我们收集了2019年6月27日—10月4日在美国犹他州综合卫生系统（Intermountain Healthcare）中发现的所有与电子烟相关的肺损伤患者的数据。使用位于美国犹他州盐湖城的Telecritical care系统作为病例的校验、公开报告和专业知识传播的中央存储库，其中包含电子烟相关肺损伤的建议诊断和治疗指南。从犹他州卫生部门（美国犹他州盐湖城）对患者进行的病例回顾和访视资料中，提取了患者就诊、治疗和短期随访（出院后2周）数据。

结果：在综合卫生系统13家医院住院或门诊的患者中，有60例患者出现与电子烟相关的肺损伤。60例中有33例（55%）住进了重症监护室（ICU）。53例（88%）出现全身症状，59例（98%）出现呼吸道症状，54例（90%）出现胃肠道症状。60例中有54例（90%）接受了抗生素治疗，57例（95%）接受了类固醇治疗。60例患者中有6例（10%）在2周内再次入住ICU或医院，其中3例（50%）因使用电子烟或电子烟复发。在2周内随访的26例患者中，尽管临床和影像学均有所改善，但许多患者在胸部X线片（10/15，67%）和肺功能检查（6/9，67%）上仍有残留病变。2例患者死亡，电子烟相关的肺损伤被认为促进了死亡，但不是死亡原因。

解读：电子烟相关的肺损伤是一种与严重肺损伤，以及全身和胃肠道症状相关的新发疾病。认识的提高使得接受抗生素和类固醇治疗的、出现多种严重疾病表现的患者得以诊断。在短期随访中，尽管大多数患者有所改善，但许多患者仍有异常残留。电子烟相关的肺损伤仍然是一种临床诊断，其症状与传染病和其他肺部疾病重叠。这些患者的病因、最佳治疗和长期结局仍有待研究，保持对这种疾病的高度警觉很重要。

**评述**

摘要是让读者了解文章主要内容的一个窗口，一个清晰、简洁、有条理的好摘要将有助于审稿人的同行评议，帮助读者判断该文章"是否值得一读"，同时还将影响关键词搜索结果和引用。摘要应该做到简要、直接、清晰、准确，并具有独立性和完整性，能够传达该研究的重要信息。

目前大多数杂志都提供结构化摘要的写作模板，为了满足STROBE对于摘要informative and balanced summary的要求，我们可以参考下面的步骤，展开我们的摘要写作[11]。

　　背景和目的：研究的是什么问题，为什么它很重要？即研究背景、研究目的、拟解决的具体问题或假设，一般1~3句话。

　　本示例的背景部分就用2句话说明了研究的背景（2019年3月开始在美国爆发的电子烟相关肺损伤）和拟解决的问题（电子烟相关肺炎的临床表现、治疗及临床转归）。

　　方法：研究做了什么，如何做的？介绍方法的重要信息，例如研究设计、数据来源、研究时间、结局指标、评价标准等。

　　本示例就清晰地说明了研究设计（多中心、前瞻性、观察性队列研究）、数据来源（美国犹他州综合卫生系统中发现的所有与电子烟相关的肺损伤患者的数据，是从犹他州卫生部门对患者进行的病例回顾和访视资料中提取的数据）、研究时间（2019年6月27日—10月4日）、结局评价指标（就诊、治疗和短期随访的数据）。

　　结果：主要的发现是什么？简要说明主要发现，尽可能包括关键数据（包括置信区间或P值），一般包括入组的患者人数、随访时间及随访率、暴露与非暴露的事件率、关联分析以及调整混杂因素后的结果等。

　　本示例描述了电子烟相关肺损伤的临床症状表现、治疗方案，以及2周的随访率和临床结局。由于本示例是关于一个新的疾病表现的描述，所以没有涉及暴露与非暴露的事件对比、置信区间和P值。

　　结论：根据结果得出了什么结论？提示你的发现为什么很重要、有什么指导意义，但是注意不要延伸到数据支撑以外去。

　　本示例在结论（*Lancet*的最后一部分是解读）中说明了电子烟相关肺损伤具有严重的肺损伤表现和全身及胃肠道表现，并且治疗后也仍有后遗症损害，呼吁要提高认识和重视程度。

　　在摘要撰写中，有以下建议和注意事项可供大家参考[11-12]。

　　（1）在撰写过程中，要保持简明扼要，删除研究背景、文献资料、实验方法的具体说明、多余的单词和短语等，使摘要只传达必不可少的信息。

　　（2）思考阅读对象是谁？如果是综合性或者跨学科的杂志，需要让所在专业领域外的人也能看得懂。

　　（3）一般先写全文再写摘要，这样有助于把握文章总体方向，归纳和展现文章最重要的内容。

　　（4）对照目标期刊的投稿指南进行检查。严格遵守投稿指南中的具体说明，否则你的文章很有可能面临被直接拒稿的命运。

　　（5）检查有无拼写或语法错误，因为摘要中的小失误也会让人们对文章的印象大打折扣；将摘要拿给同事阅读，问他/她是否能完全理解。

　　（6）在摘要中，不要夸大研究的意义或者推测研究未来可能走向何方。

　　（7）减少使用缩写或首字母缩略词（除非是广为人知的，如DNA）。

（8）避免不必要的重复，如"方法：我们使用了'X'技术；结果：使用'X'技术，我们发现……"。

（9）避免与全文内容相互矛盾，避免超越全文的内容范围。

（10）摘要中不需要引文或者参考文献。

## 二、前言

前言部分的主要目的是说明研究的必要性，需要以简要的语言传达研究的背景和研究的目的。前言的作用类似于一篇微型综述，前言如果写得好，能迅速让读者对你所研究的领域有一个"全景式"的了解，对你研究的问题有清晰的认知，对你文章的重要性有清楚的定位。

*STROBE*的第2条关于研究背景和原理——Explain the scientific background and rationale for the investigation being reported；第3条关于研究目的——State specific objectives, including any prespecified hypotheses。简而言之，就是要说明为什么要开展这项研究，让读者理解研究的背景，并以此判断文章对于拓展认知可能具有的作用；应该明确地阐释研究的目的，说明文章具体想要解决什么科学问题及研究假设。由于*STROBE*的第2条和第3条内容紧密相关，本节将通过一个示例一起说明。

前言的撰写结构好比一个"倒金字塔"，撰写过程大致分为以下4个步骤[13]：①提供背景信息，为后续更细致的描述提供铺垫；②介绍你所研究的具体话题，说明为什么它是重要的；③回顾过去为了解决这个话题所进行的研究，提出目前的研究空白在哪里；④本研究所要回答的具体问题或者具体的研究目标是什么。

### 示例

2020年，一篇发表在 *Lancet* 上的文章，评估了在非ST段抬高型心肌梗死的老年患者中，使用干预性及非干预性策略对结局的影响[14]。

Most patients with a non-ST elevation myocardial infarction (NSTEMI) are aged 70 years or older. The proportion of the global population aged 80 years or older is projected to triple over the next 20 years (文章第一段的前三句话，为研究提供了充分的背景信息和铺垫，从一个相对广的角度，介绍了老年人的NSTEMI是一个比较重要的公共卫生问题，它的预后不好。这就是我们所谓4步法中的第1步，提供背景信息，为后续更细致的描述提供铺垫。在接下来的内容中，文章将就老年人接受侵入性治疗的现状进行阐述。)...

However, the rate of invasive coronary angiography declines with age. Only 38% of patients with NSTEMI who are aged 81 years or older receive a coronary angiogram... Large randomised trials showed a long-term survival advantage for invasive management compared with non-invasive management of NSTEMI, but the mean age of participants was 66 years. Few patients in their 80s were enrolled into these studies (进入文章的具体主题，这里就是4步法中的第2步，介绍你所研究的具体话题，说明为什么它是重要的？在本文的第二段，就说明了临床上老年人NSTEMI患者进行的侵入性介入诊疗比率低；既往RCT证据证明介入诊疗能改善NSTEMI预后，但是那些证据是建立在相对年轻的患者人群而非老年患者人群基础上的。老年人到底是否应该更积极地进行侵入性的介入诊疗呢？到这里，我相信读者都很容易认同，这的确是一个非常重要的研究问题。)…

Registry studies have attempted to…In routine care, frail patients with multiple comorbidities are much more likely to be treated non-invasively whereas the fittest patients are much more likely to undergo invasive management…their results might have been affected by immortal time bias because patients who died early in the course of their presentation—before invasive therapy could be considered or arranged—were assigned to the non-invasive group. Questions about comparative effectiveness should ideally be answered using randomised trials…However, the final completion date is not expected until 2029. [进入前言的第3步，回顾过去对于解决这个话题所进行的研究，提出目前的研究空白在哪里。文章的第2、3段指出，要回答老年人接受侵入性治疗是否有获益，过去研究的研究空白主要在两方面：①过去的观察性研究无法避免患者特征差异导致的组间可比性差和一些患者分组前（在进行手术前）发生死亡带来的生存时间偏倚；②RCT是一个很好的解决方案，但是需要到2029年才有结果公布。]

…We estimated the effect of invasive management compared with non-invasive management on survival in patients aged 80 years or older with NSTEMI using multicentre routinely collected clinical data (SENIOR-NSTEMI study), using methods that help to minimise bias in analyses of observational data through consideration of the target trial. (进入到文章的第5段，也就到了前言写作的第4步，本研究所要回答的具体问题或者具体研究目标是什么。利用多中心常规收集的临床数据模拟RCT研究，从而尽可能减少偏倚地观察80岁以上老年人采用侵入性与非侵入性治疗对生存率的影响。)

**翻译**

大多数患有非ST段抬高型心肌梗死（NSTEMI）的患者年龄在70岁或以上。全球80岁或以上人口的比例预计在未来20年增加2倍……

然而，侵入性冠状动脉造影的比率随着年龄的增长而下降。在81岁或以上的NSTEMI患者中，只有38%接受冠状动脉造影……大规模随机试验显示，与NSTEMI的无创治疗相比，有创治疗具有长期生存获益，但参与者的平均年龄为66岁。随机对照研究纳入的80岁以上的患者数量很少……

一些注册研究试图研究……但是在日常规诊疗中，有多种合并症的虚弱患者更有可能接受非侵入性治疗，而身体条件好的患者更有可能接受侵入性治疗……但他们的结果可能会受到生存时间偏倚的影响，因为在就诊过程中在可以考虑或安排侵入性治疗之前早期死亡的患者最终被分配到了无创治疗组。回答疗效比较类问题的最理想方法是开展随机试验……然而，研究的最终完成时间预计为2029年。

……我们使用多中心常规收集的临床数据（SENIOR-NSTEMI研究）评估了侵入性治疗与非侵入性治疗对80岁及以上NSTEMI患者生存率的影响。通过采用模拟RCT的方法，最大程度地减少观察性数据分析中的偏倚。

### 理论

按照STROBE指南的第2条和第3条要求，在前言部分阐明研究的背景和研究目的/研究假设，实际上就是需要清晰地传达：为什么要开展这项研究？目前的研究空白在哪里？本研究要解决什么问题？在撰写前言部分的时候，通过介绍背景信息—阐述主题—回顾进展—提出科学问题/研究目的的4步法展开。在撰写前言部分的时候，我们还需要注意以下这些细节[13]。

英文缩写前应该有全称，即使它们已经在摘要中出现过；一般使用一般现在时。

参考文献应尽量选择影响因子较高且新近的文献。

应避免"故作高深""吊胃口"或者混乱的表达方式，需要清晰地表达现有的问题及拟采取的解决方案。

内容应该有吸引力且易于理解，让读者想要通读全文。

## 参考文献

[1] Sharp M K, Hren D, Altman D G. The STROBE Extensions: Considerations for Development[J]. Epidemiology, 2018, 29(6): e53-e56.

[2] Forand S P. Leukaemia incidence among workers in the shoe and boot manufacturing industry: a case-control study[J]. Environ Health, 2004, 3(1): 7.

[3] Kaura A, Sterne J, Trickey A, et al. Invasive versus non-invasive management of older patients with non-ST elevation myocardial infarction (SENIOR-NSTEMI): a cohort study based on routine clinical data[J]. Lancet, 2020, 396(10251): 623-634.

[4] Fortea J, Vilaplana E, Carmona-Iragui M, et al. Clinical and biomarker changes of Alzheimer's disease in adults with Down syndrome: a cross-sectional study[J]. Lancet, 2020, 395(10242): 1988-1997.

[5] Geldsetzer P, Manne-Goehler J, Marcus M E, et al. The state of hypertension care in 44 low-income and middle-income countries: a cross-sectional study of nationally representative individual-level data from 1.1 million adults[J]. Lancet, 2019, 394(10199): 652-662.

[6] Infante-Rivard C, Rivard G E, Derome F, et al. A retrospective cohort study of cancer

incidence among patients treated with radiosynoviorthesis[J]. Haemophilia, 2012, 18(5): 805-809.

[7]　Zerr D M, Alexander E R, Duchin J S, et al. A case-control study of necrotizing fasciitis during primary varicella[J]. Pediatrics, 1999, 103(4 Pt 1): 783-790.

[8]　Grasselli G, Greco M, Zanella A, et al. Risk Factors Associated With Mortality Among Patients With COVID-19 in Intensive Care Units in Lombardy, Italy[J]. JAMA INTERN MED, 2020, 180(10): 1345-1355.

[9]　Vandenbroucke J P, von Elm E, Altman D G, et al. Strengthening the Reporting of Observational Studies in Epidemiology (STROBE): explanation and elaboration[J]. Epidemiology, 2007, 18(6): 805-835.

[10]　Blagev D P, Harris D, Dunn A C, et al. Clinical presentation, treatment, and short-term outcomes of lung injury associated with e-cigarettes or vaping: a prospective observational cohort study[J]. Lancet, 2019, 394(10214): 2073-2083.

[11]　Tullu M S. Writing the title and abstract for a research paper: Being concise, precise, and meticulous is the key[J]. Saudi J Anaesth, 2019, 13(Suppl 1): S12-S17.

[12]　Hawhee V. How to Build an Abstract[J]. J Registry Manag, 2016, 43(1): 42-43.

[13]　Armagan A. How to write an introduction section of a scientific article?[J]. Turk J Urol, 2013, 39(Suppl 1): 8-9.

[14]　Kaura A, Sterne J, Trickey A, et al. Invasive versus non-invasive management of older patients with non-ST elevation myocardial infarction (SENIOR-NSTEMI): a cohort study based on routine clinical data[J]. Lancet, 2020, 396(10251): 623-634.

（罗淞元）

# 第五章　*STROBE*条目4~8分解：研究设计、场景、对象、变量和数据来源

　　Method（方法）部分似乎是我们平时在文献阅读和写作中最容易忽视的一环。不似开宗明义的前言、一锤定音的结果，以及引人深思的讨论，方法部分的写作似乎最一成不变，给人一种无从施展拳脚的感觉。事实上，方法部分如同大厦建成之基石，由其搭建而成的框架将有助于审稿人和读者更好地理解研究逻辑。而严谨的论文设计、清晰的数据来源、科学的统计方法都是促使我们完成高质量观察性研究的法宝。

　　除此之外，优秀的方法部分的写作可以给人启示，正所谓"授人以鱼不如授人以渔"。试想当你读到一篇临床研究，觉得可以借鉴其研究思路，摩拳擦掌跃跃欲试之际，翻看方法部分却看到含糊不清的描述和指代不明的参考文献，仿佛当脸被泼了一盆冷水，研究的热情也少了大半。事实上，笔者就遇到过这种情况。因此，好的方法部分的写作还可以使得研究具有更好的重复性，为其他研究者提供参考，促进学术交流。

　　*STROBE*对于方法学部分的规定非常详细，包括4~12条，一些条目还包含小条目，比如第12条包含了多达5个小条目。我们根据研究者对这些内容的熟悉程度及内容本身的难易度、长短进一步分为数个章节来论述。在本章节，我们向读者介绍一下条目4~8。

## 一、研究设计

　　*STROBE*建议在文章方法部分的开始或前言部分的结尾自报家门，交代研究设计的要素，以此帮助读者最快地了解所述研究的基本特征。如果是队列研究，则简要描述组成队列的人群以及暴露水平。如果是病例对照研究，则描述病例和对照的选择以及来源。如果是横断面研究，则描述研究的具体时间点以

100

及人群的构成。如果研究为以上3种设计的衍生类型（如病例交叉设计），还应说明额外的内容。另外，*STROBE*不建议作者在文中简单地用"回顾性"或"前瞻性"（以及"同期"或"历史性"）等词语对研究进行描述，精确地描述数据收集的方式及时间更为重要。

### 示例[1]

原文

…We assessed the relation between invasive dental procedures and oral streptococcal infective endocarditis and evaluated the role of antibiotic prophylaxis, using a nationwide population based cohort and a case crossover study.

Methods

Study design

**Cohort study** We carried out a nationwide population based cohort study to assess the rate of infective endocarditis associated with oral streptococci during the three months after invasive dental procedures according to different categories of exposure…(随后定义了纳入标准、随访时间及随访结局。)

**Case crossover study** To control for potential residual confounders, we also carried out a case crossover study, in which participants with a prosthetic heart valve and oral streptococcal infective endocarditis (ie, cases) served as their own controls during a preceding period. In this study, we selected all participants with prosthetic heart valve, as previously defined, admitted to hospital for the first time with a discharge diagnosis of oral streptococcal infective endocarditis between January 2009 and December 2014…(随后交代了纳入标准，病例暴露与对照暴露期的定义以及洗脱期的设置。)

翻译

（前言结尾部分）我们利用基于全国范围内人群的队列和病例交叉研究，评估了侵入性牙科手术和口腔链球菌感染性心内膜炎之间的关系，并评价了抗生素预防的作用。

（方法的研究设计部分）

**对队列研究** 我们在全国范围内开展了一项基于人口的队列研究，根据不同的接触类别，评估侵入性牙科手术后三个月内与口腔链球菌相关的感染性心内膜炎的发生率……

**病例交叉研究** 为控制潜在的残余混杂因素，我们还进行了一项病例交叉研究，将接受人工心脏瓣膜和口腔链球菌感染性心内膜炎的研究对象（即病例）作为他们自身在前一时间段的对照。在这项研究中，如之前定义的那样，我们选择了所有在2009年1月—2014年12月首次入院、出院诊断为口腔链球菌感染性心内膜炎的人工心脏瓣膜患者……

评述

这是2017年发表在*BMJ*上的一篇研究，主要探讨了侵入性牙科操作与人工心脏瓣膜患者出现感染性心内膜炎的关系，并且评估了抗生素预防的作用。在前言的末尾部分，研究者即交代了文章应用了队列研究及病例交叉设计两种研究方法，并且在方法部分的开头对队列研究的纳入标准、随访时间、结局事件以及病例交叉研究的纳入标准，暴露期、非暴露期以及洗脱期的定义进行了详细的描述。无论读者是只想简要地了解研究应用到的设计，还是想深入了解每种研究设计的具体内容，都可以很快在文中找到解答。

## 二、研究场景

对研究场景进行报道，即是详细交代研究发生在怎样的时间与空间。正所谓"橘生淮南则为橘，生淮北则为枳"。尤其在观察性研究中，针对不同的人群、地域，即使采用相同的研究方法，也可能得出不同的结论，同样，常见的暴露因素（如环境条件、治疗手段等）以及研究方法也会随着时间的推移而改变。例如，不同性别的人群本就对应着不同的心血管疾病风险[2]；此外，随着时间的推移，各种新技术的出现也使得临床抉择不断更新（如主动脉腔内治疗技术从最开始只治疗单纯动脉瘤，到如今应用于各种复杂类型夹层）。因此，读者需要相关信息（包括患者来源的时间跨度、地点等）来帮助判断文章的研究内容是否具有时间和空间上的普适性（generalizability）。

示例[3]

原文

This study was based on data from the MONICA/KORA MI registry, a population-based MI registry in Augsburg, Germany. The study area includes the city of Augsburg and the two adjacent rural counties of Augsburg and Aichach-Friedberg（描述研究地域）. Details of this registry are given in Supplementary material online, Methods. In the present study, we used all recorded fatal and non-fatal MI cases from 1 January 1987 to 31 December 2014（描述时间跨度）…

翻译

本研究基于MONICA/KORA MI数据库一个位于德国奥格斯堡的基于人群的心肌梗死数据库的数据。研究区域包括奥格斯堡市以及两个与奥格斯堡和艾夏赫–费里德贝格县相邻的县。关于此数据库的详情见在线补充材料的方法部分。本研究中，我们使用了在1987年1月1日—2014年12月31日所有记录的死亡及未死亡心肌梗死病例……

评述

这是2019年发表在*EHJ*上的一篇论文，主要研究了大气温度变化与心肌梗死发生风险的关系。我们知道，不同的地区有着不同的气候，随着时间推移，大气温度也在不断变化，因此，研究人群所处的地区以及纳入病例的时间跨度都是读者在解读结果时想要获取的信息，作者也在方法部分的最开头对这两个问题进行了详细的说明。

## 三、研究对象

研究场景设定后，接下来就要对研究对象进行明确定义。这样做除了有助于读者更好地理解研究的适用人群外，也可在研究设计阶段考虑如何控制潜在的混杂因素，提高研究的效力和结果的可信度。无论是队列研究、病例对照研究还是横断面研究，均应给出明确的纳排标准（往往涉及年龄、性别、诊断及共病情况）以及选择参与者的来源及招募方法。此外，对于队列研究，应详细描述随访过程，包括随访的形式、时间跨度、对失访的控制等。对于病例对照研究，还需给出选择病例组和对照组的依据，这也是病例对照研究中对结果影响最大的部分。

**示例1**[4]

Study design and setting

…Data sources for the study consisted of the prescription and medical services recorded in an administrative claims database (RAMQ) (描述病例组和对照组的来源人群). The source population included random samples of 38,741 people with a diagnosis or treatment (such as cholinesterase inhibitors or memantine) related to dementia for cases and 86,259 people without these conditions for controls (病例组和对照组的定义).

Selection of cases and controls

People were eligible for inclusion as cases for the study if they met the following criteria: a first diagnosis (index date) of Alzheimer's disease (ICD-9 [international classification of disease, ninth revision] 331.0) recorded during the study period without any record of another type of dementia at the index date or before; absence of any anti-dementia treatment before index date; and at least six years of follow-up before the index date (病例组的纳入标准). Each person with dementia (case) was matched on sex, age group (70–74, 75–79, 80–84, or ≥85), and duration of follow-up (6, 7, 8, 9, or 10 years) at the index date with four controls by using an incidence density sampling strategy.

**翻译**

研究设计和场景

……研究的数据来源于行政索赔数据库（RAMQ）中的处方和医疗服务记录。来源人群包括随机抽样的38 741例接受诊断或治疗（如胆碱酯酶抑制药或美金刚）的痴呆症相关患者，将其作为病例组，以及将86 259名没有这些情况的人作为对照组。

病例和对照的选择

研究的纳入标准如下：在研究期间记录的首次诊断为阿尔茨海默病（ICD-9 331.0）（索引日期），在索引日期或之前没有任何其他类型的痴呆记录；在索引日期之前没有任何抗痴呆治疗；在索引日期之前至少有六年的随访。每个痴呆症患者（病例）在性别、年龄组（70~74岁、75~79岁、80~84岁或≥85岁）和随访时间（6、7、8、9或10年）上采用发病率密度抽样策略与四个对照组进行匹配。

**评述**

这是2014年发表在*BMJ*上的一篇病例对照研究，探究苯二氮卓类药物的应用与阿尔兹海默病发病风险的联系。在方法部分的开始简要介绍了研究要素及研究场景后，作者即提供了病例对照研究中最为关键的病例组和对照组患者的来源、定义以及病例组的纳入标准，一语中的，言简意赅。

**示例2[5]**

We used the following data sources (描述患者数据来源): 1) National Prescribed Drug Register... 2) National Patient Register... 3) Statistics Sweden... 4) Swedish Cause of Death Register...

The source population included all adults in Sweden who received a prescription for fluoroquinolones or amoxicillin during the study and who were aged 50 years or older. From this group, we identified treatment episodes of fluoroquinolone and amoxicillin use in individuals who (描述患者的纳入标准): 1) Had no previous diagnosis of aortic aneurysm or dissection (data available from 1997 onwards)；2) Did not use study antibiotics in the previous 120 days; 3) Were not admitted to hospital in the previous 120 days (information on in-hospital antibiotic exposure was not available); 4) Did not receive multiple antibiotics (any) on the same day; 5) Did not have a diagnosis indicating end-stage illness or drug/alcohol misuse; 6) Had used at least one prescription drug in the past year (to ensure some degree of activity in the healthcare system).

To control for potential confounders, treatment episodes of fluoroquinolone and amoxicillin use were matched in a 1:1 ratio on the basis of propensity scores using the 5→1 digit greedy matching algorithm (描述倾向评分匹配具体流程)...

**翻译**

本研究主要应用以下来源数据：国家处方药物数据库……国家患者数据库……瑞典统计局……瑞典死亡原因数据库……

本研究人群的来源包含了瑞典所有在研究期间接受了氟喹诺酮或阿莫西林处方的50岁及以上年龄的患者。从这些人群中进一步识别以下人群：既往未诊断为主动脉瘤或主动脉夹层的患者；前120天未使用氟喹诺酮或阿莫西林；前120天无住院经历（因住院期间抗生素使用情况无法得知）；同一天未接受任何其他抗生素治疗；未处于终末期疾病或药物/酒精滥用状态；过去一年中至少使用一种处方药（来确保其在医疗系统中的活跃程度）。

为控制潜在的混杂因素，本研究运用5→1位贪婪算法将氟喹诺酮治疗时段与阿莫西林治疗时段根据倾向性评分进行1：1匹配……

**评述**

这是2018年发表在*BMJ*上的一篇国家级队列研究，主要探究使用氟喹诺酮抗生素是否会增加主动脉瘤或主动脉夹层的发生风险。作者在方法部分首先对包括药物使用情况、患者疾病数据、基本特征、死亡情况在内的数据来源进行了明确描述，并给出了队列患者的纳入标准。同时，为控制潜在的混杂因素，研究人员采取倾向评分匹配，对比了使用阿莫西林患者出现主动脉瘤或主动脉夹层的风险。像这样一步步对数据来源、纳入标准以及随访时间和匹配方法等进行描述，能让读者仿佛身临其境般追溯整个研究过程，理解整个研究的逻辑。而大样本、高质量随访的队列，加上倾向评分匹配的正确应用，可谓是强强联手，威力更大。

## 四、研究变量

确定了研究对象，接下来就要对研究分析中出现的各类研究变量，如结局、暴露因素、预测因素、可能的混杂因素以及效应修正因子等进行明确定义。如果研究中包含疾病，则应该给出详细的疾病诊断标准，如ICD10及编码表。尽量不要用"自变量"或"因变量"这样的术语，因为其不能从混杂因素中区分暴露因素。如果在研究早期阶段的探索性分析中使用了很多变量，最好在附表中或方案中对每个变量列出详细清单。研究中涉及的变量因素均应该汇报，不能只选择性报告包含最终模型中的变量，如只交代$P<0.05$单因素有意义的变量。

**示例**[6]

Hypotension exposure extended from ICU admission through the first of: ICU discharge, development of an outcome, or 7 days. We selected MAP as our global measure of blood pressure to be consistent with existing literature. Hypotension exposure was characterized by: (1) Time-weighted average of MAP (TWA-MAP) below MAP thresholds of 55, 65, 75, or 85 mmHg. TWA-MAP was calculated as the area below the MAP threshold curve divided by the total time exposure was monitored; (2) cumulative time measured in minutes during which MAP was below absolute thresholds of 55, 65, 75, or 85 mmHg (暴露因素——低血压的定义).

The primary outcome was in-hospital mortality; secondary outcomes were acute kidney injury (AKI) and myocardial injury. Mortality was defined by a discharge status of "deceased" for the hospital visit. Secondary outcomes were determined from 24 h after ICU admission until the first of: ICU discharge, 7 days, death, or diagnosis of AKI or myocardial injury (Online Resource 3). Outcomes were largely limited to the ICU to maintain proximity to the hypotension exposure (主要结局及次要结局的定义).

AKI was defined as stage 1 or higher based upon serum creatinine (SCr) readings according to the Kidney Disease Improving Global Outcomes 2012 guidelines (using criteria for SCr increase over baseline [defined as the lowest reading within 6 months prior, and closest to ICU admission] and with respect to SCr values within 48 h). Urine output was not used because there were insufficient data in the registry. [AKI的诊断标准] Myocardial injury was defined by at least one elevated troponin value >0.03 ng/mL of "Troponin I" "Troponin T", or "Troponin" before onset of AKI. Myocardial injury was not evaluated past the date upon which AKI was identified because renal dysfunction might have falsely elevated troponin concentrations (心肌损伤的诊断标准).

**翻译**

低血压暴露具有以下特征：（1）时间加权平均动脉压（TWA-MAP）低于55 mmHg、65 mmHg、75 mmHg、85 mmHg的MAP阈值。TWA-MAP由MAP阈值曲线下面积除以暴露总时间得出；（2）累计暴露时间为所有MAP低于55 mmHg、65 mmHg、75 mmHg、85 mmHg阈值的时间，以分钟计。（后文详细描述了选择绝对阈值的原因以及MAP数据的获取方法。）

本研究的主要结局为在院死亡率，次要结局为急性肾损伤（AKI）和心肌梗死。死亡率定义为出院状态记录为"死亡"的医院访问。次要结局是指从ICU入院后24小时到出现以下一项：ICU转出、7天、死亡或诊断为AKI或心肌损伤。结果主要限于ICU，以保持低血压暴露状态相近。

本研究基于2012年改善全球肾脏病预后组织（Kidney Disease: Improving Global Outcomes，KDIGO）制定的指南中推荐的分级标准，根据血清肌酐的水平将患者分为Ⅰ级或更高级别的AKI。由于数据库中关于尿量的记录不足，因此未选择尿量水平作为诊断标准。心肌损伤定义为在AKI发生前至少测得一次肌钙蛋白Ⅰ、肌钙蛋白T或肌钙蛋白的值>0.03 ng/mL。当出现AKI后不再根据肌钙蛋白水平来评估心肌损伤，因为肾功能不全可能导致肌钙蛋白浓度升高。

**评述**

这是2018年发表在*Intensive Care Medicine*上的一篇研究，主要探寻了脓毒症患者中ICU低血压与出现严重并发症的联系。可以看到，ICU低血压是研究中最为核心的暴露因素。低血压只是一个概念，将其数字化、标准化之后所做的研究才能称为科学。因此，作者首先明确了不同程度低血压的阈值，并详细定义了TWA-MAP与累积时间这2项代表暴露程度的变量。同时，作者指出本研究中的主要结局为在院死亡率，次要结局为急性肾损伤（AKI）和心肌梗死发生率，并对这2种疾病的诊断标准进行了明确表述。对这些关键的研究变量进行明确定义，有助于大家在同一个语言系统里进行交流，避免出现鸡同鸭讲的情况。

## 五、数据来源/数据测量

确定了需要研究的变量后，紧接着就要给出详细的数据来源以及测量方法。再好的研究设计，如果没有高质量的研究数据，也只能是"巧妇难为无米之炊"。这时我们反而需要有"郑人买履"的态度，在研究中除了展示结果外，还应主动展示测量所采用的"尺度"。"尺度"最好采用国际认可的"金标准"，如公认量表测量后提供信度效度指标，标准化血生化收集流程与测量仪器等。测量误差和暴露或结局的错误分类，会导致研究得出错误的因果关联，所以研究中数据的获取也需要接受审稿人和读者的检验。当我们报道的"尺度"获得了外界的认可，由此得到的研究结果才会被进一步接受。

### 示例[7]

…A centerline was created from the aortic valve annulus to the most distal available portion of the descending thoracic aorta. The thoracic aorta was divided into 3 segments by appropriate planes perpendicular to the centerline: 1) the ascending aorta, beginning at the plane corresponding to the nadirs of all 3 aortic cusps and extending to the plane immediately proximal to the origin of the brachiocephalic artery; 2) the aortic arch, beginning immediately proximal to the origin of the brachiocephalic artery and extending to a plane immediately distal to the origin of the left subclavian artery; and 3) the proximal descending thoracic aorta, beginning at a plane immediately distal to the origin of the left subclavian artery and extending to a plane at the transverse level of the left main coronary artery orifice（测量平面的选取）. Length, tortuosity, and volume were assessed in each aortic segment. Length was defined as the centerline distance between the previously-defined planes. Tortuosity (T) was calculated as the ratio of the incremental curve length (Lc) of the centerline to the linear distance (d) between its 2 endpoints, as assessed by an electronic caliper. Volumetric measurements were obtained in a semiautomated fashion preceded by manual aortic segmentation of the aortic wall's outer surface in cross sections（具体参数的测量）.

### 翻译

自主动脉窦至数据可及最远的降主动脉作一中心线，取几个垂直于中心线的适当平面将胸主动脉分为三个节段：1）升主动脉，自主动脉瓣三个瓣叶最低处开始至头臂干开口近端平面；2）主动脉弓，自头臂干开口近端平面至左锁骨下开口远端；3）近端胸降主动脉，自左锁骨下开口远端至冠脉左主干开口平面。在以上三个主动脉节段测量主动脉的长度、扭曲度及体积。长度定义为各平面之间中心线的距离；扭曲度（T）由中心线的增量曲线长度（Lc）和其两个端点之间的线性距离（d）的比值计算得出，由电子卡尺评估；体积测量以半自动化的方式进行，在此之前要对主动脉壁外表面的横截面进行手动的主动脉分割……

**评述**

这是2014年发表在*JACC*上的一篇探究夹层时主动脉形态变化的回顾性研究。既然是探究主动脉的形态变化，那么影像学指标的定义及测量方法无疑是整个方法部分中最为关键的一环。不同于以往仅仅将主动脉直径作为描述主动脉形态的指标，该研究采用中心线法，描述了夹层发生前后主动脉长度、扭曲度、体积等参数在主动脉不同节段的变化。作者将这几个参数的测量方法详尽描述，能够让读者更容易接受这些相对陌生的概念，更好地解读研究结果。

# 参考文献

[1] Tubiana S, Blotière P O, Hoen B, et al. Dental procedures, antibiotic prophylaxis, and endocarditis among people with prosthetic heart valves: nationwide population based cohort and a case crossover study[J]. BMJ, 2017, 358: j3776.

[2] den Ruijter H M, Haitjema S, Asselbergs F W, et al. Sex matters to the heart: A special issue dedicated to the impact of sex related differences of cardiovascular diseases[J]. Atherosclerosis, 2015, 241(1): 205-207.

[3] Chen K, Breitner S, Wolf K, et al. Temporal variations in the triggering of myocardial infarction by air temperature in Augsburg, Germany, 1987-2014[J]. Eur Heart J, 2019, 40(20): 1600-1608.

[4] Billioti de Gage S, Moride Y, Ducruet T, et al. Benzodiazepine use and risk of Alzheimer's disease: case-control study[J]. BMJ, 2014, 349: g5205.

[5] Pasternak B, Inghammar M, Svanström H. Fluoroquinolone use and risk of aortic aneurysm and dissection: nationwide cohort study[J]. BMJ, 2018, 360: k678.

[6] Maheshwari K, Nathanson B H, Munson S H, et al. The relationship between ICU hypotension and in-hospital mortality and morbidity in septic patients[J]. Intensive Care Med, 2018, 44(6): 857-867.

[7] Rylski B, Blanke P, Beyersdorf F, et al. How does the ascending aorta geometry change when it dissects?[J]. J Am Coll Cardiol, 2014, 63(13): 1311-1319.

（夏良涛）

# 第六章　*STROBE*条目9详解：潜在偏倚及其控制方法

　　偏倚（bias）是流行病学中一个非常重要的概念，指通过研究得到的结果和真实情况之间的系统误差（systematic error）。也就是说，一波操作猛于虎之后，你得到的结果却"系统地"偏离了真实值。显然，"系统地"一词指明了这个误差的性质：它是有规律的，其大小和方向一般是固定的。这就不由得让人想起了另一类大小不定、方向不明的误差——"随机误差"，主要来源于随机抽样的抽样误差，以及测量工具和测量环境等变化导致的随机测量误差等。显而易见，在医学研究中，为了追求真实值，只要是"误差"，不管它是"系统"还是"随机"，能消除的尽可能消除，不能消除的也最好越小越好。因此，对这两大类误差进行有效控制，是关系到当前研究效度（validity）的头等大事。

　　误差性质不同，控制方法当然也不一样。首先，从最简单的问题开始，随机误差可以消除吗？这么问如果不太清楚，那么换个问法。由于随机误差中很大一部分都是抽样误差，想想看，抽样误差可以消除吗？你脑海中残留的统计学知识马上给出了答案：只要有抽样行为的存在，也就是说，只要研究的是样本（sample）而非总体（population），抽样误差就不可能消除。第二个问题，既然不能消除，抽样误差可以减少吗？不用多想你或许又记起了统计老师说过的（虽然老师姓甚名谁、是男是女可能都忘记了）"可以！只要增加样本含量即可减少抽样误差（这里参考的公式为 $\sigma_{\bar{x}} = \dfrac{\sigma}{\sqrt{n}}$ 或 $S_{\bar{x}} = \dfrac{S}{\sqrt{n}}$，$n$ 为样本含量）"。测量工具和测量环境导致的随机测量误差也可以通过校正测量工具、控制测量环境进行有效控制。如此看来，虽然随机误差听起来是一个狠角色，但其实并不难驯服。

　　而系统误差，或者用它的正式称谓——"偏倚"，是否也一样好控制呢？

答案是，虽然大小方向相对固定，但它才真正是一本难念的经。要对偏倚进行有效控制，首先需要明白一个问题，偏倚到底是怎样被带入到研究当中的？一句话，所有的偏倚都是你自己"作"出来的。也就是说，偏倚全部都是由理论上可控的人为因素导致的。说到这里你肯定觉得奇怪，既然是理论上可控，那么偏倚比起理论上不可控的随机误差来说，岂不是更好控制。非也！在实际研究中你才会发现，很多理论上可控的偏倚，要么是你尚未识别到（流行病学知识不到位），要么是你虽然识别到，但客观条件不允许你控制或导致控制失败，最终都令人头痛地混了进来。毫不夸张地说，任何医学研究，不论是何种设计类型（哪怕是控制偏倚能力最强的RCT），都或多或少会有偏倚的存在。对于控制偏倚能力较差的观察性研究，其结果更是偏倚满天飞。为了帮助读者更为谨慎地解读和采纳这一类研究的结果，STROBE声明在"method"部分（"9. Describe any efforts to address potential sources of bias"）专门指出：在介绍当前研究设计时，研究者必须清楚交代到底做了哪些举措来控制可能的偏倚。

　　虽然距离STROBE声明的提出已有十数年的时间，但在清单条目中，实际执行情况最差的条目之一就是阐明当前研究可能偏倚的来源并描述应对方法。不少作者选择将当前研究可能存在的偏倚放到讨论部分的局限性环节笼统来说，这都是不符合报告规范的。笔者为读者精心挑选了3篇高质量的SCI论文，其研究类型分别为观察性研究中的横断面研究（cross-sectional study）、病例对照研究（case-control study）和队列研究（cohort study）。让我们通过评述来看看，对于不同类型的观察性研究，我们应该汇报的潜在偏倚有哪些，可以采纳的控制方法又有哪些。

## 一、示例

### 示例1[1]
原文

The primary threat to the validity of our findings is that of omitted variable bias—in other words, any association between CWF and DGA might be due to confounding factors that affect both DGA and CWF levels. For example, if low-income counties tend to have low access to fluoridation, failure to control for income levels could lead to biased results. All covariates were estimated at the county level to compare with county-level estimates of outcomes. Variables included county-level demographic characteristics, such as age (proportion of population <10 years old), race/ethnicity (White, Black, or Hispanic), and measures of socioeconomic status. To measure county-level socioeconomic status, the enrollee county data from Medicaid Analytic eXtract Enrollment files were linked to the Health Resources and Services Administration's Area Resource File.[36] County-level socioeconomic status variables included percentage of persons born outside the US, per capita personal income, median household income, percentage of persons in deep poverty (income <50% of the federal poverty level),[37] percentage of persons in poverty (income <100% of federal poverty level), percentage of persons aged 25 years and older with education less than a high school diploma, percentage of persons aged 25 years and older with 4 or more years of college, unemployment rate, and median home value. Because a greater supply of dentists is associated with improved oral health outcomes among children,[38] we included the ratio of dentists per 100,000 people on a county level. We display our regression results with and without covariates to test the sensitivity of our findings to potential omitted variable bias.

**翻译**

对当前研究效度最大的威胁是忽略变量偏倚，也就是说，饮水加氟（community water fluoridation，CWF）和全麻牙科手术（dental general anesthesia，DGA）间的关联可能由于那些同时影响CWF和DGA的混杂因素（confounding factors）导致。比如说，如果低收入地区饮水加氟的可及性低，不控制收入水平就会导致结果的偏倚。所有的协变量以及结局变量都是在县的层面收集。变量包括县级人口学特征，如年龄（小于10岁人口比例）、种族（白人、黑人、拉美人）、社会经济状况指标。在测量县级社会经济状况时，从一个监测系统（Medicaid Analytic eXtract Enrollment files）提取的纳入监测的县的数据与另一个监测系统中（Health Resources and Services Administration's Area Resource File）相应县的数据链接起来。县级社会经济状况指标包括在美国外出生人口比例、人均个人收入、家庭收入中位数、深度贫困人口百分比（收入低于全国贫困线收入的一半）、贫困人口百分比（收入低于全国贫困线收入）、25岁及以上人口中教育程度低于高中所占百分比、25岁及以上人口中有4年及以上大学教育的人所占百分比、失业率以及住房价格中位数。由于牙医数量的增加与儿童口腔健康结局的改善成正比，我们同时纳入分析了每10万人中牙医人数这一指标。我们展示了纳入和不纳入相应协变量的分析结果，以此来检验当前研究发现对潜在的忽略变量偏倚的敏感性。

**评述**

这篇文章于2020年发表于JAMA子刊*JAMA Network Open*，该刊影响因子（impact factor，IF）为8.48。不难看出，当前这一研究属于横断面研究中的生态学研究（ecological study），因为所关注的"暴露"（这里是"饮水加氟"）和"结局"（这里是"全麻牙科手术"）都是在"群体"（这里是"县"）层面收集的，并且做了关联性分析。作者在method部分明确指出，当前研究中面临的最重要的偏倚为"忽略变量偏倚"。通过作者的解释我们知道，这种偏倚其实就是混杂偏倚（confounding bias）的一种。这里要顺便提醒各位读者朋友，生态学研究本身的结果需要更为谨慎的解读，原因在于无论是"暴露"还是"结局"，都是在群体层面收集的，而群体层面的信息很多时候并非个体层面信息的真实反映，因此容易发生所谓的"生态学谬误"（ecological bias）。

横断面研究由于设计阶段不涉及研究对象的人为分组，因此采用限制（restriction）、匹配（matching）和随机化（randomization）的手段来控制混杂偏倚的能力几乎为零，所以在这种类型的研究中，控制混杂偏倚的任务几乎都交给了最后的统计分析，希望借助分层分析（stratified analysis）或多因素分析（multivariate analysis）来完成。但遗憾的是，巧妇难为无米之炊，如果某个混杂因素的信息在研究阶段因为这样或那样的原因没有收集，后面多因素分析的时候也将无法将其纳入控制。因此，在横断面研究中，在研究设计阶段一定要根据主要研究因素和结局全面清理可能存在的显著的混杂因素，并且将其纳入收集的范围，才能实现混杂偏倚的有效控制。关于如何正确识别混杂因素，有较好流行病学基础的读者可自行参阅经典流行病学教材*Modern Epidemiology*中*Precision and validity in Epidemiologic studies*这一章的相关内容[2]。简单概括，混杂因素的判断需要同时满足以下三点：与研究的暴露有关；与研究结局有关；不是暴露和结局关联的中间环节。如果遇到具体问题混乱、不清楚，大家可以画一画流行病学中常用的有向无环图（directed acyclic graphs，DAGs）予以初步识别。有关混杂偏倚的详细介绍请见"本书第六章"。

这篇文章中作者提到，在所有未收集的因素中，地区社会经济水平可能会造成混杂偏倚。因此，他们通过多个数据库关联的方式，从另一数据库中找到了若干可以反映社会经济状况的指标，并对比展示了纳入和不纳入这些指标时的研究结果，以此说明当前研究结果发生忽略变量偏倚的可能性。

### 示例2[3]
原文

This case-control study, with prospective recruitment of newborn cases and concurrent controls... Cases were neonates with microcephaly, defined as head circumference at least 2 SD smaller than the mean for sex and gestational age in the Fenton growth chart. Controls were live neonates without microcephaly, with no brain abnormalities identified by transfontanellar ultrasonography and no major birth defects detected by physical examination by a neonatologist. For each case, two controls were selected from the first neonates born from the following morning in one of the study hospitals, matched by health region of residence and expected date of delivery (to ensure cases and controls were conceived at the same stage of the epidemic).

翻译

该项病例对照研究前瞻性收集新生儿病例和同期对照……病例为小头畸形新生儿，定义为对照Fenton增长图，头围小于当前性别和胎龄新生儿均数的至少2倍标准差。对照为未发生小头畸形的新生儿，经囟门超声检查未发现脑部异常且经新生儿科医生体格检查未发现主要出生缺陷。每一例病例均匹配两例对照，对照为病例出生第二天的头胎新生儿，来自纳入研究的几所医院，病例和对照按照居住地卫生区和预产期进行匹配，按照预产期进行匹配是为了确保病例和对照受孕于疫情相同阶段。

评述

这篇文章2016年发表于 *The Lancet Infectious Diseases*。来自巴西的研究人员采用病例对照研究设计探讨寨卡病毒感染与新生儿小头畸形之间的关联。这篇文章发表后引发了广泛关注，截至目前，引用次数已达386次。上述内容摘自示例2原文method部分的study design and participants。从这个示例和上一个示例我们不难发现，按照*STROBE*声明对观察性研究可能的偏倚和应对方法进行介绍时，方式其实较为灵活，一般都是结合研究设计进行阐述，只要能让读者看到你在研究设计时做出了应对偏倚的努力即可。没有必要专门用一段或几段话机械地进行罗列，这将影响文章的流畅性和可读性。

在这段话中，作者研究设计的几个细节都是从应对可能出现的偏倚角度出发的，我们一起来分析一下。首先，采用前瞻性的设计收集病例和对照。我们知道，传统的病例对照研究往往研究的时间起点是病例已经发生了，下一步需要回顾性地收集病例和对照既往的暴露，也就是你所怀疑的危险因素的有无或程度。在这一过程中，最可能发生的偏倚是病例或对照对既往暴露的错误回忆而导致的"回忆偏倚"（recall bias），其属于信息偏倚的一种。如果前瞻性地收集病例，可以很大程度减少这种偏倚，原因就在于暴露基本先于疾病发生。其次，作者采用了个体匹配（individual matching）的设计，为每一位病例选择了两例对照。在以前学习流行病学的时候，我们知道，所谓的匹配就是人为干预，要求病例和对照在某些因素上相似，也就是说，根据病例的某些特征去选择"世界上另一个或另几个和我很像，但是唯独没有病的人"。这么一来最大的好处，就是让病例和对照"像"，用统计的语言来说，我和你像意味着什么呢？意味着减少了我们之间的个体变异，当个体变异减少的时候，抽样误差将会怎么变化？对，同样变小了。抽样误差变小之后，对于同样的检验效能，我们需要的样本含量是更大还是更小了？没错！更小了。这就是很多统计学教材上都提到的，匹配的设计可以提高统计效能（power）的根本原因所在。不止于此，匹配的设计还有另一个重要的作用。那就是，纳入匹配的因素将被人为限定在两组间"一模一样"，如此一来，如果该因素是一个混杂因素的话，它所带来的混杂偏倚也被有效地控制了。这也就是为什么在病例对照研究中，匹配可以被用作有效控制混杂偏倚的手段。

在当前研究中，"居住地卫生区"和"预产期"被纳入了匹配，那肯定是因为通过分析，研究者认为这两个因素带来了显著的混杂。那么到底是否如此呢？按照示例1评述中我们提到的混杂因素判断原则，我们自己来分析一下。

居住地卫生区：居住地卫生区代表研究对象居住地的卫生状况。显然，卫生状况决定虫媒密度，也将决定寨卡病毒感染风险；同时，居住地卫生状况也可能影响到新生儿先天畸形发生的概率；潜在混杂成立。

预产期：作者在文中明确表示，预产期匹配的目的是对受孕日期进行匹配，因为考虑到不同受孕期下寨卡病毒流行强度不同，因此，预产期这一特征后面其实是"受孕时寨卡病毒流行强度"，流行强度肯定会影响感染风险；另外，预产期长短，提前还是延后也一定程度上与新生儿先天畸形的发生相关联；潜在混杂成立。

### 示例3[4]

原文

Participants were 425 women residing in Alberta, Canada, with histologically confirmed invasive endometrial cancer who participated in a previous case-control study. Cases were diagnosed from 2002 to 2006, identified through the Alberta Cancer Registry (ACR), and then observed for survival outcomes. Eligibility criteria were age 30 to 80 years, English speaking, able to complete an in-person interview, and no previous cancer diagnosis, with the exception of nonmelanoma skin cancer. Of the 549 patients in the case-control study, eight were ineligible because of misclassification (n=1) or missing data (n=7), 51 died before follow-up data collection, 30 declined participation, and 35 were lost to follow-up, leaving 425 who participated in the follow-up assessments (77%) and who were analyzed in this study.

翻译

研究对象为425名居住在加拿大阿尔伯塔省的妇女，均经由组织病理学诊断为浸润性子宫内膜癌，招募于之前的一项病例对照研究。病例诊断于2002—2006年，通过阿尔伯塔癌症登记系统识别，然后观察生存结局。纳入标准为：年龄30~80岁，讲英语，能够完成个人访谈，无癌症史（非黑色素瘤皮肤癌除外）。病例对照研究纳入的549例患者中，8例由于误诊或缺失数据而不符合纳入标准，51例在随访数据收集之前死亡，30例拒绝参加，35例随访阶段发生失访，剩下的425例纳入随访评价（77%）及当前研究的分析。

评述

这篇文章2020年10月发表于肿瘤学"神刊"之一的《临床肿瘤学杂志》（*Journal of Clinical Oncology*，*JCO*），2022年该杂志影响因子高达50.717。这篇文章的主要研究目的是采用前瞻性队列研究设计评价诊断前后体力活动（physical activity）对子宫内膜癌患者生存的影响。上述原文摘自本文methods中Setting and participants一节。在所有的观察性研究中，队列研究的结果离因果推断的距离最近（这并不是说队列研究的结果可以直接用于因果推断，它离因果推断还差十万八千里），原因就来自它的前瞻性设计（prospective design）。这一设计的最大好处是：在时间顺序上，大多数时候可以明确危险因素（因）先于结局事件（果）发生，而因在果之前是实现因果推断的最重要前提。但凡事有利必有弊，几乎所有的前瞻性研究都面临一个让人头痛的问题，那就是由于研究将会持续一段时间，并在未来的某个时点结束，从现在到未来的这段时间内，很可能出现研究对象"失访"（lost to follow up）的问题，也就是"有的人，走着走着就散了"。首先，为了保证统计学效率，我们对最后完成随访的研究对象的数量（样本含量）有要求，这就是教材上说的"一般失访比例要控制在10%的红线内"。然而，我们更害怕的是，出现选择性的失访（selective lost to follow up）。这是什么意思呢？这里的意思是，满足某些特征的人出现了失访。举个例子，如果出现失访的人都是年纪比较大的，那么剩下来的人的年龄构成是否还和研究刚开始的研究对象年龄构成相似或可比？答案是再也不，因为偏老的失访了，剩下的年龄构成必然是偏年轻化。如此一来，最后我们分析的研究对象（顺利完成研究期随访的对象）对于研究之初选择的那组研究对象来说就失去了代表性，发生了选择偏倚（selection bias）。因此，失访偏倚，尤其是选择性失访带来的偏倚，都是选择偏倚。

那么为了避免选择偏倚，在队列研究设计时我们应该怎么做呢？很简单，尽可能控制失访，尤其是选择性失访的发生。所以，在纳入研究对象时，要对潜在研究对象可能发生失访的风险进行预判（部分依据经验，部分依据文献）；对于那些预判风险较大的研究对象，采用限制（restriction）的方法将其排除出去。所以大家可以看到，当前的这个队列研究中，研究者对于研究对象列举了若干纳入排除标准，尤其提到了只纳入"能够完成个人访谈"的研究对象，这就是对失访偏倚的前摄性控制手段。

## 二、理论

笔者早年在加州大学洛杉矶分校访问学习时，有幸全程旁听了公共卫生学院流行病学系为硕士研究生开设的"Advanced Epidemiology"这门课。老师在第一节课说过的两句话高度概括了流行病学的实质：

Sentence 1: Epidemiology is a science about denominator（流行病学是一门关于分母的科学）；

Sentence 2: Epidemiology is a science about bias control（流行病学是一门关于偏倚控制的科学）。

第二句话，直指偏倚控制对于流行病学研究的重要性。

这个部分按照规定动作我需要讲讲理论，但由于流行病学教材实在是太多了，关于偏倚的理论大家随便去翻翻就能知道。为了避免枯燥，我这里省略一万字，只概括地讲讲流行病学偏倚的实质，以及我对各种偏倚及其控制方法的理解。

虽然国内外流行病学教材在一些细节问题上尚有争论，但流行病学研究中偏倚类型的分类还是基本趋于一致的。概括来说，按照其属性的不同，偏倚分为三种：选择偏倚（selection bias）、信息偏倚（information bias）和混杂偏倚（confounding bias）。下面来分别聊聊。

## （一）选择偏倚（selection bias）

（1）实质

文绉绉的表达：当前纳入研究和分析的对象，对于研究结果想要推论的总体缺乏代表性。

白话表达：没选对！

（2）产生的阶段及原因

选择偏倚可以在研究设计阶段就发生，究其原因可能有以下两点。

①由于统计学知识不到位，导致本来应该进行的随机抽样变成了随便抽样，样本对总体没有代表性，那么样本的结果（统计量）当然也就不能用来推断总体情况（参数）。

②还可能由于这样那样的限制，让我们不得不放弃随机抽样。这里的情况就多了去了，比如，你要研究胰腺癌患者，那么首先需要将所有胰腺癌患者整理为一个名单，在这个名单中随机抽取一定数量，对这些患者进行的研究（又假定所有患者都完成研究且提供了真实的信息且统计分析无错误）的结果才可以外推到胰腺癌患者。显然这不实际，因为在边界未明的总体中选择部分研究对象的方式，肯定不是随机抽样。再者，现在的医学研究都需要考虑伦理学的要求，以人为对象的研究必须贯彻"有益无害"的原则，这就意味着即使可以随机抽样，某些可能存在潜在危害的对象依然需要排除出去，而有选择性地排除，肯定会破坏样本的随机性。

选择偏倚还可能发生在研究实施阶段，比如说队列研究。即使刚开始的研究对象是从研究总体中随机抽样得到的（当然看完第一点你已经认识到这基本不可能），如果在随访阶段发生了选择性的失访，即满足某些特征的研究对象（如年纪更大、健康状况更差）自身发生失访的可能性高于另一些研究对象，那么针对随访完成的研究对象的分析，其结果发生选择偏倚基本是板上钉钉的事情。

选择偏倚还可能发生在数据分析阶段。如果是针对完整数据的分析，有缺失数据的研究对象在某些特征上与完整数据研究对象不可比，如果是基于完整数据进行分析，那么选择偏倚又来了。"本书第十一章"中提到了应对缺失数据的方法和技巧，大家可以视具体情况参考使用。

（3）控制

如何控制选择偏倚？最有效的就是研究对象随机抽样，数据收集阶段严控质量，避免缺失值的产生，前瞻性研究中尽量避免选择性失访的发生。当然，这些方法中，除了控制数据收集质量还可以下手，剩下两点真的是"我命由天不由我"。因此，对于选择偏倚，我只能说，在严格遵守伦理学要求及实际情况允许的条件下，做到尽可能地控制即是成功。

## （二）信息偏倚（information bias）

（1）实质

文绉绉的表达：研究测量值系统地偏离了真实值。

白话表达：没测准！

（2）产生的阶段及原因

既然是结果的测量，大家应该都反应过来了，信息偏倚一般发生在研究的实施阶段和数据收集阶段。我们想想看，在收集数据的时候，有几个相关方？答案是三个，分别是测量者、测量工具和测量对象。明确了这一点，信息偏倚产生的原因就再清楚不过了：这三个相关方任何一个都可能导致测量结果失真。

①测量者：相信大家对于以前初中的物理实验还记忆犹新，用量杯测量液体体积，明明是同一个量杯中的液体，三个同学会给你三个读数。而柯南早就告诉我们："真相只有一个！"所以，如何减少测量者在测量过程中由于主观因素导致的测量误差，对于控制信息偏倚而言极为重要。

②测量工具：测量工具有问题，结果怎么可能测得准。一个零点为 5 kg 的体重计，让正在减肥的你站上去受到了无端的惊吓。对于流行病学研究，很多时候我们需要借助问卷调查收集信息，如果是信度和效度堪忧的问卷，又怎么能做到准确测量？

③测量对象：测量对象如果有意让你测不准，那么你永远不可能测得准，因此这里我们不讨论测量对象主观不配合或隐瞒的情况。但是，一些非人为的因素也可能导致他给你的信息失真。比如说，询问20年前的危险因素，很可能会由于回忆失真而导致信息偏倚。

（3）控制

既然来源就三个，那么控制方法也就是"三板斧"：规范化培训测量者，避免由测量者引入的信息偏倚；采用信度和效度好的测量工具；在测量工具的设计上下功夫，帮助测量对象准确回忆既往暴露。

### （三）混杂偏倚（confounding bias）

（1）实质

文绉绉的表达：由于混杂因素的存在，导致暴露和结局间的关联被错误估计。

白话表达：有杂音！

（2）产生的阶段及控制方法

混杂偏倚的实质就是没控制住混杂因素而带来的偏倚。控制混杂因素只能在研究的设计阶段和统计分析阶段进行。

①设计阶段是控制混杂因素的黄金时期。当然，这依赖于研究者的流行病学知识是否过关，是否可以根据研究的主要目的和次要目的识别出需要控制的各类混杂因素。有一个原则是，只要是已知的或者高度怀疑且不纳入分析的混杂因素，都要尽可能地对其进行控制。设计阶段常见的控制混杂因素的方法有三种：限制（restriction）、匹配（matching）和随机化（randomization）。显然，对于观察性研究，随机化这种实验性研究特有的手段就无法使用了，可以根据研究类型选择前两种方法，前文都有述及。

②大家都是凡人，一般都是后知后觉。在研究已经开始实施了，或者都到统计分析这一步了，才发现"该死！有一个混杂因素没有控制"。怎么办呢？莫慌，这时候还可以用统计分析来解决，这里不再赘述，大家可以自行查阅各类统计教材。本书其他章节也对控制混杂因素的统计分析方法有详细介绍（如"本书第十五章"），读者朋友们可自行参阅。

总的来说，对于一项特定的研究，偏倚的控制应贯穿于研究的设计、实施（尤其是数据收集）、统计分析的全过程，且每个阶段的侧重点有所不同：研究设计阶段，重点在于限制、匹配、随机化等方法；研究实施阶段，重点在于提高测量工具的准确性；统计分析阶段，重点在于运用适宜的统计分析方法，尤其是各类多因素分析（multivariate analysis）手段。

## 三、写在最后

讲到这里，偏倚控制的问题已经进入尾声。笔者常年从事流行病与卫生统计学的教学与科研工作，对于这一问题，大多是结合自己的感悟与各位读者朋友交流。相信通过上面的讲解，尤其是理论部分的梳理，大家都感到有点"丧"：感觉偏倚是无孔不入，从四面八方攻击你，纵然有三头六臂，也断无招架之力。诚然，在一项研究中，我们很难做到控制所有的偏倚；别说所有的偏倚了，即使能看到的很明显的偏倚，有时候由于客观的原因（伦理、研究资源等），我们都无法对其进行有效控制。在这样的大环境下，那些可以被识别且可以被控制的偏倚只是很小的一部分，我们还有必要对它进行控制吗？

对于这一问题，我想说，怕什么偏倚铺天盖地，控制住一点，我们就离真实值更近一些（致敬胡适之先生）。

与诸君共勉。

## 参考文献

[1]　Lee H H，Faundez L，LoSasso A T. A cross-sectional analysis of community water fluoridation and prevalence of pediatric dental surgery among medicaid enrollees[J]. JAMA Netw Open，2020，3(8)：e205882.

[2]　Rothman K J，Greenland S. Modern epidemiology[M]. 2nd ed. Philadelphia：Lippincott Raven，1998.

[3]　de Araújo T V B，Rodrigues L C，de Alencar Ximenes RA，et al. Association between Zika virus infection and microcephaly in Brazil，January to May，2016：preliminary report of a case-control study[J]. Lancet Infect Dis，2016，16(12):1356-1363.

[4]　Friedenreich C M，Cook L S，Wang Q，et al. Prospective cohort study of pre- and postdiagnosis physical activity and endometrial cancer survival[J]. J Clin Oncol，2020，38(34)：4107-4117.

（肖媛媛）

# 第七章 *STROBE*条目10详解：样本量的确定

  提到样本量，这可能是让不少临床研究者头疼的问题，不论是写文章，还是写标书/基金、过伦理等，确定样本量都是关键的一步。在我们开设的院内统计门诊及日常小伙伴的咨询中，"样本量"出现的频次也非常高。大家一般上来也很直接，开门见山："想让各位老师看看样本量计算公式是不是正确""想让你帮我算个样本量""回顾性研究应该用什么样本量计算公式比较好"，或者"回顾性研究是不是不需要考虑样本量"；甚至有的小伙伴还会比较贴心地在微信上说："既往文献的数据我都查了，就是不知道用什么公式/就是不确定公式选得对不对，你就帮我算下/看下就好。"每次碰到这种"贴心"，我都哭笑不得。大部分情况下，我的回复是，你什么时间方便，我们语音聊一下。目前不少临床研究者对样本量的"误解"主要有：计算样本量=1分钟的事情（数据代入公式即可）；观察性研究不需要算样本量等。实际上，样本量计算与研究目的、研究设计、研究假设及主要终点/评价指标等都有紧密联系，不同的研究场景下有不同的样本量考虑。曾听在临床研究设计上有着丰富经验的老师调侃："如果你找一位统计师帮你算样本量，你们的沟通时间<5分钟，那你可以跟他'绝交'了"。当然，这里的"5分钟"指的是沟通很少的情况下就确定了样本量。但样本量的确定也并不是"玄学"，接下来这部分我们针对*STROBE*声明的第10个条目"观察性研究中样本量的确定"（Explain how the study size was arrived at）来一起看下观察性研究中样本量确定的一些示例、考虑及相应公式。

## 一、示例

  观察性研究包括横断面研究、病例对照研究和队列研究，针对每种研究类型，我们先来看几篇已发表文章中关于样本量确定的描述。

示例1[1]：

原文

This was a cross-sectional, observational, multicentre, international study.

The sample size calculation was based on the precision (width) of the 95% CI of the proportions of expected events (eg, prevalence of each comorbidity). For example, it was calculated that a sample of 4,000 patients would allow the 35% prevalence of a given comorbidity, X, to be estimated with a precision of 1.5% (95% CI 33.5% to 36.5%), or the 1% prevalence of another comorbidity, Y, to be estimated with a precision of 0.3% (95% CI 0.7% to 1.3%).

翻译

这是一个多国家参与的多中心横断面观察性研究。

根据预期事件发生率（如每种合并症的患病率）的95%置信区间（confidence interval，CI）的精度（宽度）来计算样本量。比如，可以计算得到4 000例患者的样本规模将允许以1.5%的精度估计患病率为35%的合并症X（即患病率95%CI为33.5%~36.5%），或者患病率为1%的合并症Y估计精度为0.3%（即患病率95%CI为0.7%~1.3%）。

评述

这是发表在《风湿病年鉴》（*Annals of the Rheumatic Diseases*，2019 IF=16.1）上的一篇文章，该杂志在风湿病学领域排名第一，文章质量可以保证。这篇文章的研究设计非常明确：横断面研究；研究的主要目标亦非常明确："评估（不同国家）类风湿关节炎患者中合并症的患病率"。以患病率调查为目的的横断面研究在临床流行病学中非常常见，这类研究在考虑样本量时，通常从目标疾病的患病率估计精确度出发，在预估患病率的基础上（可通过文献回顾等方法预估）设定可以接受的误差值（即精度），或者说，保证其95%CI在某一个范围内波动。如在本例中，作者设定合并症X可接受的误差是1.5%。从率的标准误计算公式（$\sqrt{p(1-p)/n}$）就可以看出，样本量越大，其抽样误差越小，估计值与"真值"越接近。基于这样的原理，我们就可以根据设定的误差值，反算出所需的样本量；设定的允许误差越小，患病率的95%CI就会越"窄"，相同患病率情况下所需的样本量就越大。

示例2[2]：

原文

The overall sample size for INTER-HEART is dependent on (1) the sample size requirements for each participating country or region (where smaller countries that are similar are clustered together) and (2) the ability to detect variations in the effect of a risk factor by region. The sample size per country was calculated on the basis of the following parameter specifications: (a) level of significance: 2-sided test at α =0.05; (b) power (1 –

β): 80%; (c) effect size (minimum odds ratio [OR] considered to be clinically important is dependent on the risk factor of interest; for tobacco, smoking, and hypertension, ORs of ≥2.0 are considered clinically significant); (d) exposure (exposure rate in the control group was estimated on the basis of the prevalence in the general population from previous studies in each country).

翻译

INTER-HEART总体样本量的考虑依赖以下因素：（1）每个参与国或地区（对相似的小国家进行合并）的样本量要求；（2）能够检出不同地区危险因素效应的变异；每个国家样本量的计算基于以下参数设定——（a）显著性水平，双侧α=0.05；（b）把握度1−β=80%；（c）效应值（感兴趣的危险因素对应的临床有意义的最小OR值，如烟草、吸烟和高血压，OR≥2.0被认为有临床意义）；（d）暴露（对照组的暴露率根据既往研究中各国一般人群的流行情况进行估计）。

评述

INTER-HEART研究是一个多国家、大规模的病例对照研究，纳入来自40多个国家的急性心梗患者，旨在研究不同国家/地区和种族人群中危险因素与急性心梗的关联性，该研究可以说是病例对照研究的"范本"。本例节选自其研究方案（protocol），该protocol发表在*American Heart Journal*上。心血管领域的临床工作者对这本杂志应该非常熟悉，其影响因子虽然没有很高（2019 IF=4.153），但常常发表一些高质量研究的protocol，而这些研究的结果往往发表在医学顶刊或心血管顶刊上，如*Lancet*、*European Heart Journal*等，INTER-HEART研究的系列结果也不例外。可以看到，在该方案中，研究者对样本量的确定给出了详细的考虑，设定显著性水平和把握度，根据最小检出的效应值（OR）和暴露率计算各参与国的样本量。由于不是确证性研究，病例对照研究中关注的暴露因素往往有多个，如本例中有吸烟、高血压等。在这种情况下，不从某一特定暴露因素入手，而是考虑所有拟研究的因素，从研究可检测出的最小有临床意义"效应值"或"（暴露率）组间差异"出发计算样本量，是"经典"的样本量确定方法。

示例3[3]：

原文

Study Design: Multicenter prospective cohort study.

Assuming complete data, no covariate adjustment, and unassisted clinical maturation of 50%, there will be 80% power to detect ORs of 1.83 and 1.61 for dichotomous predictor variables with exposure prevalences of 20% and 50%, respectively.

The adequacy of the sample size was assessed by estimating minimum detectable odds ratios (ORs) for…

翻译

研究设计：多中心前瞻性队列研究。

若假定数据无缺失，无协变量调整，无辅助临床瘘管成熟（主要终点指标）率为50%，当二分类预测因子的暴露率为20%和50%时，当前样本量（600例）有80%把握度能够分别检出1.83和1.61的OR效应值。

通过估计最小可检测效应值（OR）来评估样本量的充分性……

评述

本例中目标研究是一项多中心前瞻性队列研究，旨在阐明与瘘管成熟结局相关的临床和生物因素，直白地说，其实就是看暴露与结局的关联性。本例也是节选自研究的protocol，该protocol发表在 *American Journal of Kidney Diseases*（2019 IF=6.6）上，是领域内位于Q1分区的杂志。该研究拟招募600例患者，在可接受的把握度下，估计该样本规模可检出的最小效应值来评估其样本量的充分性。其样本量考虑本质与示例2类似，都是从"最小可检出效应值"出发，只是这个示例中是根据可招募的患者数来反推最小可检测效应值，对于多个感兴趣的临床和生物因素，如果计算的最小可检测OR值满足预期（有临床意义），则证明了当前样本量的充分性。

## 二、样本量确定的考虑

好的临床研究源于科学严谨的设计，确定样本量是研究设计中非常重要的一环。样本量不足会导致研究把握度不足，可能无法正确识别出有效的治疗或干预；样本量过大会导致资源浪费，有时候还可能存在伦理问题，如干预性研究中，若目标干预疗效优于对照组，从受试者角度考虑，分到对照组的受试者实际接受了相对"劣效"的治疗，当纳入高于最低样本量的受试者，则会让更多人接受"劣效"治疗。当然，在观察性研究中，我们更多的担忧一般源于样本量不足。最后，预先确定样本量也能让我们对研究的周期、所需资源（人力、财力等）有初步的判断，对其可行性有初步的评估。

### （一）影响研究样本量的因素

在确证性的干预性研究中，如经典的随机对照研究，我们基于研究目的和主要终点指标提出相应的研究假设，例如，假定某微创手术院内术后并发症发生率低于常规手术，进一步根据相应的统计学原理进行样本量估算。在观察性研究中，我们也可以通过类似的"套路"估算样本量，这种也是严格意义上考虑了统计学设计（含比较的统计学假设）的样本量估算。在这种情况下，影响研究样本量的因素有：效应值（effect size）、变异程度（variability）、置信水平（significance level）和检验效能（power）。置信水平和检验效能的设定值一般是固定的，如置信水平取双侧0.05或单侧0.025，检验效能取80%或更大，前者控制研究的 I 类错误（假阳性错误）概率，后者控制研究的 II 类错误（假阴性错误）概率。因此，在估算样本量时需要我们确认的往往是效应值和变异程度。

## 1. 效应值

通俗来讲，效应值是对研究预期"疗效"的估计值。对于定性指标，如术后并发症发生，效应值可以用率差（risk difference，RD）、比值比（odds ratio，OR）或风险比（risk ratio，RR）表示；对于定量指标，如血压值，效应值可以用均数差值（mean difference，MD）表示。

以定性指标为例，在队列研究中，效应值对应暴露组和非暴露组结局发生率的差异/比值，如某微创手术和常规手术术后并发症发生率的差值/比值；在病例对照研究中，效应值对应病例组和对照组暴露率的差异/比值，如急性心梗患者和无既往心脏疾病史患者中吸烟率的差值/比值。这些数据一般可通过既往文献回顾、早期小规模探索性研究、临床经验或专业知识进行预估和假设，有些情况下（如既往文献报告的数据差异较大），还可对既往文献中相关数据开展荟萃分析（即Meta分析），获得合并的效应值（pooled effect size）用于样本量估算。

## 2. 变异程度

变异程度是指效应值的方差。定性指标效应值的方差与其效应估计值相关 $[\sigma^2 = p(1-p)/n]$；定量指标效应值方差的预估跟其效应值类似，可通过既往文献、前期研究或临床经验预估。

有了上面这些数据，我们就可以进行样本量估算了：

①定量指标

$$n = \frac{2\left(\mu_{1-\alpha/2} + \mu_{1-\beta}\right)^2 \sigma^2}{\left(x_1 - x_0\right)^2} \tag{7-1}$$

式中，α为置信水准，β为检验效能，$\mu_{1-\alpha/2}$ 和 $\mu_{1-\beta}$ 是标准正态分布的分位数，其取值可以查表。α取0.05，$\mu_{1-\alpha/2}$=1.96；β取80%，$\mu_{1-\beta}$=0.84；$\left(\mu_{1-\alpha/2} + \mu_{1-\beta}\right)^2$=7.84，大家可以记住这个数据方便快速计算。$\sigma^2$ 为两组的合并方差，反映了变异性；分母中 $x_1 - x_0$ 为组间（如暴露组–非暴露组）均值差异，对应效应值。这里算出来的n对应一组的样本量，按照1：1的比例，总样本量等于2n。

②定性指标

$$n = \frac{\left[\mu_{1-\alpha/2}\sqrt{2\overline{p}\left(1-\overline{p}\right)} + \mu_{1-\beta}\sqrt{p_1\left(1-p_1\right) + p_0\left(1-p_0\right)}\right]^2}{\left(p_1 - p_0\right)^2} \tag{7-2}$$

式中，$\alpha$ 和 $\beta$ 的含义同上，分子中 $p_1$ 和 $p_0$ 分别代表暴露组（或病例组）和非暴露组（或对照组）的结局发生率（或暴露率），$\overline{p}=(p_1+p_0)/2$，分母中 $p_1-p_0$ 为组间率差，对应效应值。类似地，按照 1：1 的比例，总样本量为 $2n$。需要注意的是，这是独立/成组样本（非 1：1 配对样本设计）样本量的计算。

有时候，如前面示例2，我们没有 $p_0$ 和 $p_1$ 各自的数据，只知道其中一个率，以及RR或OR值，也可以通过公式获得另外一个率：

$$p_1 = \frac{p_0 \times OR}{1+p_0(OR-1)}$$

（7-3）

$$p_1 = p_0 \times RR$$

一般情况下，病例对照研究通常用OR值作为反映关联强度的指标，队列研究中因可计算发病率可求RR值。但是在实际样本量估算时，我们发现从既往文献中获得的效应值通常为OR值（如前面的示例2和示例3），OR是否可"替代"RR直接使用？两者其实还是存在一定差别的，但当 $p_0<5\%$ 时，OR与RR非常接近，可以做近似替代。

此外，观察性研究中还需要考虑基线数据的缺失和可能的失访（如前瞻性研究）。上述公式计算得到的样本量可以理解为"有效"样本量，基线缺失和失访均会导致"有效"样本量的减少，因此，在实际样本量估算时，可以通过"保守估计"（如设置更小的效应值、更大的变异或更高的把握度）增大样本量来保证有足够的有效样本。对于失访，还可在样本量估算时考虑预估的失访率，若假定失访率为 $P_{drop}$，那么最终样本量N计算如下：

$$N=\frac{2n}{1-p_{drop}}$$

（7-4）

说到这里，大家可能会问：横断面研究中也会开展关联性分析，上面讨论的样本量计算是否也可适用？（是的。）但对于以患病率调查为目的的横断面研究似乎并不适用？（是的。）上面关于样本量的影响因素及计算均是从组间"差异检出"的统计学假设出发，如假设暴露组和非暴露组的血压均值差异或术后并发症发生率差异，样本量计算实质上就是看若保证有足够把握度检出/识别该差异，需要多大的样本量。而在前面的示例1中，我们可以看到，患病率调查的横断面研究中没有所谓的"分组"（暴露/非暴露或病例/对照），不涉及组间"差异检出"，这种情况下，其样本量确定可以从抽样精度（容许误差）角度加入相应的统计学考虑。除了普查外，其他的横断面调查（非关联性研究）一般是从总体中按照既定的规则抽取一定数量的样本，其实就是我们常说的"抽样"过程，然后通过样本估计的统计量来对总体参数进行推断。抽取的样本规模越大，越接近总体，基于样本估计的患病率越接近其"真值"，精度越高，误差越小。因此，在这类横断面研究中，我们可以从抽样精度出发，设定研究允许的最大误差，计算保证该允许误差所需的样本量：

①定量指标

$$n = \frac{\mu_{1-\alpha/2}^2 \times \sigma^2}{error^2} \quad (7-5)$$

其中α含义同上，$\sigma^2$为定量指标（如血压）预期均值的方差，$error$是我们上面提到的最大允许误差。

②定性指标

$$n = \frac{\mu_{1-\alpha/2}^2 \times p \times (1-p)}{error^2} \quad (7-6)$$

其中α含义同上，$p$为定性指标的预期发生率（如患病率），$error$是最大允许误差。

从这两个公式也可以看出，允许误差与样本量成反比，设定的允许误差越小（精度越高），所需样本量越大。

## （二）是否所有的观察性研究都需要进行样本量计算？

答案是否定的，当然这里说的样本量计算是指"强制"基于明确的统计学假设（如组间差异）或考虑（如抽样精度）而开展的计算。

在实际研究中，很多时候临床研究者基于临床实践提出了全新的研究问题，没有既往类似研究存在，基于已发表文献数据或临床经验设定参数、估算样本量行不通；甚至研究的可行性尚存疑，这时候往往需要先开展早期小规模探索性研究，围绕研究问题，从可行性角度（如研究经费、研究周期、研究人群的可及性等）出发，提出一个样本量，具体样本量视情况而定，可以是几例或数十例。

另外，也有不少发表在顶刊的高质量研究，也并没有严格从统计学假设或考虑角度设计样本量，而是从研究开展层面上（如经费、周期等），在给定或有限的条件下提出一个有能力纳入的样本规模，这种本质上也是从可行性角度确定样本量，如CRIC研究共有7个中心，在33个月的研究周期内每个中心可招募430~500例符合研究要求的患者，因此，该队列计划可招募约3 000例患者[研究方案[4]发表在*Journal of the American Society of Nephrology*（2019 IF=9.274），基于该队列的研究结果发表在*JAMA*[5]等期刊上]。目前临床研究者可申请的课题，大到国家级、省级，小到市级、院级等，往往会对研究周期及经费设定上限，这种情况下，即使可以基于统计学考虑计算样本量，但如果样本量无法满足可行性需求，亦可能需要一定程度的妥协。即使是回顾性研究，临床研究者依然需要对已存在的数据进行收集、清理，纳入更多的样本意味着花费更多的时间，最后可能又回到了优先满足可行性来确定样本量。另外，无论是回顾性还是前瞻性研究，"维护"一个队列或数据库并非易事，基于数据库的研究目的往往有多个，研究团队亦会从多角度挖掘、分析，这种情况下，很难把研究目的与单一的统计学假设"绑定"，这也使得基于统计学考虑的样本量确定成为难题。但反过来看，如果基于可行性确定的样本量足够大，对于任意关注的因素，该样本规模下都能够检出足够小有临床意义的差异，亦能保证足够的把握度。如前文提到的 CRIC 研究，虽然从患者招募能力上提出了 3 000 的样本量，但研究者又进一步基于该样本量计算了对于特定研究问题差异的检出能力，以说明该样本规模的充分性。

需要特别说明的是，虽然在某些场景下可以不"强制"按照统计学考虑来确定样本量，但这不意味统计学考虑没有任何意义，即便最终样本量仍由可行性决定，统计学考虑可以从设计角度帮助临床研究者梳理研究思路，提高研究设计的科学性和合理性。

### （三）其他情况

前面我们提到，观察性研究包括横断面、病例对照和队列研究，这是从研究设计方面进行分类。根据研究主要目的，横断面研究中除了患病率调查，还有诊断试验等；队列研究中除了常见的暴露与结局的关联性研究，还有构建预测模型研究。对于诊断试验和预测模型研究，分别有相应的报告指南：STARD 指南[6]和《个体预后或诊断的多变量预测模型透明报告》[7]（*Transparent Reporting of a multivariable prediction model for Individual Prognosis Or Diagnosis*, *TRIPOD*），指南中亦包含关于样本量确定的条目。诊断试验样本量的确定除了从抽样精度考虑外，还有一些其他角度的考虑，如构建基于诊断性能的研究假设；构建预测模型的研究其样本量考虑与关联性研究不同，如可以要求每个预测因素至少对应 10 个事件发生（events per predictor，EPP）。针对这两种中任一研究的样本量确定，都有不少内容可以介绍，这里不对这两种情况做深入说明。

## 三、实操

在第二部分中已经给大家列出了不同研究设计下定量和定性指标样本量计算的公式，当大家理清研究思路（目的、设计、假设、主要终点指标等）后，确定所需参数取值，即可代入公式进行样本量计算，这里计算仅涉及基本的加减乘除，不需要"高端、大气、上档次"的统计软件，一个计算器足矣。

当然，目前也有很多专业软件、在线网页或者小程序可以帮助大家计算，如
PASS，这是一个专业估算样本量的软件，不少专业人员（如生物统计师）也
使用，但这个软件是需要付费的，对于非专业人士可能性价比不高。无论使用
什么工具，样本量计算最重要的环节还是理清研究思路，我们在日常咨询中提
出跟咨询者聊一聊，其实很多时候就是为了协助研究者理清思路，最后综合各
方面因素（统计学、可行性等），确定相应的样本规模。

## 致谢

感谢王杨副研究员（中国医学科学院阜外医院，国家心血管病中心医学统
计部）对本文撰写提供的宝贵意见。

## 声明

本文仅代表笔者个人观点，与笔者所在工作单位无关。

## 参考文献

[1] Dougados M，Soubrier M，Antunez A，et al. Prevalence of comorbidities in rheumatoid arthritis and evaluation of their monitoring: results of an international，cross-sectional study (COMORA)[J]. Ann Rheum Dis，2014，73(1): 62-68.

[2] Ounpuu S，Negassa A，Yusuf S. INTER-HEART: A global study of risk factors for acute myocardial infarction[J]. Am Heart J，2001，141(5): 711-721.

[3] Dember L M，Imrey P B，Beck G J，et al. Objectives and design of the hemodialysis fistula maturation study[J]. Am J Kidney Dis，2014，63(1): 104-112.

[4] Feldman H I，Appel L J，Chertow G M，et al. The Chronic Renal Insufficiency Cohort (CRIC) Study: Design and Methods[J]. J Am Soc Nephrol，2003，14(7 Suppl 2): S148-S153.

[5] Mills K T，Chen J，Yang W，et al. Sodium Excretion and the Risk of Cardiovascular Disease in Patients With Chronic Kidney Disease[J]. JAMA，2016，315(20): 2200-2210.

[6] Bossuyt P M，Reitsma J B，Bruns D E，et al. STARD 2015: an updated list of essential items for reporting diagnostic accuracy studies[J]. BMJ，2015，351: h5527.

[7] Collins G S，Reitsma J B，Altman D G，et al. Transparent reporting of a multivariable prediction model for individual prognosis or diagnosis (TRIPOD): the TRIPOD statement[J]. BMJ，2015，350: g7594.

（王闯世）

# 第八章  *STROBE*条目11详解：定量变量的处理

　　*STROBE*第11条"Quantitative variables：Explain how quantitative variables were handled in the analyses"，原文陈述惜墨如金，看似没有多少可细嚼的地方，但由于"定量变量"处理在研究中是统计分析的一大基础，实际上牵涉方面颇广，构成了观察性研究不规范报告的高发地。根据*SRTOBE*开发者进行的调查，"不出具定量转分组依据"和"未报告线性检验结果"是研究文献中极常出现的bug。笔者尝试对有关问题和解决方法进行整理，初衷在于为大家避开或走出此类陷阱提供一定的参考。

　　我们首先从字面上来品一品"定量变量"的含义及其作用。与性别、血型这些"定性变量"不同，"定量变量"的要义在于一个"量"字，可以简单粗暴地理解为它的测量或观察结果是直接用数值来表达的（无论其可能取值是连续还是离散的）。医学上的定量变量比比皆是，如：患者年龄、血常规中的各个项目、空气中各污染物含量、近来再次获得较高热度的放射组学定量指标等。

　　事实上，很多我们熟视无睹的"定性变量"也需要定量信息支撑。例如，将"是否饮酒"作为暴露因素，那么半年1~2次算吗？喝低度果酒算吗？缺乏频率和剂量的信息和分组标准可使这个简单的定性问题难以作答。又如以高血压、糖尿病等疾病作为研究结局，如不知晓其具体数据的获得方式和诊断标准，将很难进行人群间的比较、分析和结果解读。

　　相对定性变量而言，定量变量的以下特点让研究者或多或少感到头痛，需要分析上的"特别关照"：①它们大多携带单位；②单变量需要检查分布；③多变量还需要探讨关系。下文理论部分我们将从这三个方面梳理相关的问题和应对方法，并归纳一组"定量转分类"的方式，实现至繁归于至简的效果。在此之前，为建立起更感性的认识，我们先举几个例子。

## 一、示例

### 示例1[1]：

**原文**

For the primary analysis of clinical outcomes, patients were stratified into higher-diversity and lower-diversity groups according to the median diversity value observed in the periengraftment samples obtained at MSK. When diversity was additionally analyzed as a continuous variable, hazard ratios refer to the risk of the outcome per 1 log10 change in inverse Simpson values.

**翻译**

在对临床结局的主体分析中，我们基于植入物周围样品的多样性这一指标（注：反映肠道菌群中独特细菌类群数量及其相对频率的变量，即下文中的Simpson值倒数），依据其在MSK（注：研究纳入的中心之一）数据的中位数，将患者分为高多样性组和低多样性组。当多样性指标作为一个连续变量进一步进行分析时，风险比是指log10（Simpson值倒数）每变化1个单位时的结局风险。

**评述**

这是一项发表在《新英格兰医学杂志》（*The New England Journal of Medicine*）杂志的研究，旨在4家研究中心探讨异源性造血细胞移植受者肠道微生物群的改变模式及其与临床结局的关系。研究以"多样性"（diversity）这个定量指标作为核心变量，分析其与总体生存、移植物相关死亡、疾病复发以及移植物抗宿主病相关死亡之间的关系。在定量变量的处理上，寥寥数笔却交代了很多信息：①首先采用了中位数进行分组，这是一种简单常用的方式，可保障分组下样本量的均衡，从而提高分析精度；而选择MSK中位数作为分组依据的理由也是比较充分的：不同单位的diversity分布差异明显（相对异质），而MSK的样本量最为充分（*n*=1 076，占4家总样本量的79%）；②为了保留原始定量信息，研究者进一步将定量变量以连续形式纳入Cox等比例风险模型，并给出了连续变量下得到的风险比的含义。这样同时给出定性和定量变量分析的结果，可以从不同角度评估关联并满足不同读者对关联解读的需求；③此外关注到该定量变量的分布特点，研究者采用了适当的变量转化方法（对数转换），这可进一步提高对模型的适应性。

### 示例2[2]：

**原文**

We categorized participants into four groups according to quarters of exposure to PM2.5 (ie, 31.2-54.5 μg/m$^3$, 54.6-59.6 μg/m$^3$, 59.7-78.2 μg/m$^3$,and 78.3-97.0 μg/m$^3$).

When PM2.5 was considered a continuous variable, we reported the hazard ratio of incident stroke for each 10 μg/m³ increment in PM2.5 level. An exposure-response curve between PM2.5 concentration and incident stroke was plotted using a penalized spline with two degrees of freedom.

**翻译**

根据PM2.5暴露的四分位数，我们将研究对象分为4组（即31.2~54.5 μg/m³、54.6~59.6 μg/m³、59.7~78.2 μg/m³和78.3~97.0 μg/m³）。当将PM2.5视为一个连续变量时，我们报告PM2.5每增加10 μg/m³水平时发生脑卒中的风险比。采用惩罚样条（自由度=2）绘制PM2.5浓度与脑卒中事件之间的暴露–反应曲线。

**评述**

该研究发表在*BMJ*，旨在通过我国已掌握的卫星高质量PM2.5数据，结合"中国PAR"前瞻性研究中的个体健康结局数据，探讨长期PM2.5暴露与脑卒中发病之间的关系。对PM2.5这一核心变量，研究采用了与示例1相似的分组和连续2种处理方式，本例特殊之处在于：①考虑到总样本量较大（$n=117\ 575$），分组时以四分位数作为依据，这样在保障各组样本量均衡的条件下，可进一步提示结局在组间有无趋势；②风险比的解释采用PM2.5每增加10 μg/m³而非每1 μg/m³，这样同时提高了数据计量精度和专业上的可解释性；③在关系的探讨上，研究用于计算风险比的Cox等比例风险模型对回归系数是存在线性假设的，这种假设方便结果解读，但不一定成立，故研究进一步采用了惩罚样条回归来拟合PM2.5与脑卒中事件的暴露–反应曲线。样条函数在连续型暴露和结局非线性关系研究中具有广泛应用，可使复杂非线性关系的刻画和探讨更加灵活。

**示例3[3]：**

**原文**

The values generated by an ROI on QSM and R2* images represented the mean susceptibility and R2* values, respectively. Susceptibility difference values were acquired by normalizing the target ROI to a 20 mm² circular ROI in the contralateral parietal white matter on QSM images, as described previously, R2* values are absolute and thus did not require normalization... We also performed a qualitative analysis by using nonparametric local regression (locally estimated scatterplot smoothing; 100% smoothing span) to fit scatterplots of age-dependent curves, with a 95% confidence interval, for susceptibility and R2* values from each brain region.

**翻译**

基于定量敏感性图谱（QSM）和R2*图像测量感兴趣区域（ROI）得到的数值分别表示平均敏感性和R2*值。敏感性差异值是通过在QSM上将目标ROI

以对侧顶叶白质的20 mm²圆形ROI进行标化获得的，而如前所述R2*值是绝对值，故不需要标化……我们还使用非参数局部回归（采用局部散点平滑估计；100%平滑范围）来根据散点图对每个大脑区域的敏感性和R2*值拟合年龄曲线，并给出95%的置信区间。

评述

定量影像学的发展使医学图像的定量分析成为一个研究关注点。这项研究发表于医学影像学顶刊*Radiology*，旨在探讨暴露和未暴露于阿莫西托的动静脉畸形患者脑铁沉积有无差异，以MRI检查中QSM图像的敏感性（单位：ppm）和R2*图像的R2*值（单位：秒⁻¹）作为反映脑铁沉积的标志物。在定量变量的处理上：①大多数读者对新型标志物是相对陌生的，故对其含义、定量方法和计量单位等进行详述是必要的；②标志物在测定和数据分析方面可受到计量单位的影响，故需要考虑数据标化等前期处理方法；③在年龄曲线分析中，研究者采用的方法与示例2同属非线性分析范畴，但注意此时感兴趣的定量标志物为结局而非暴露。综上，定量变量在不同的分析目标下扮演着不同的角色，这提示我们定量变量无论是以结局、暴露及其他影响因素形式呈现，都应对它的单位、分布及变量间关系有充分的认识、准备和应对。

## 二、理论

### （一）计量单位的影响

计量单位是人类一项伟大发明，得益于此，我们可以坐拥各种各样的计量变量；但剑有双刃，这种纷繁复杂性也给计量变量的分析带来了很多麻烦。具体到本文所讨论的观察性研究，我们为什么需要考虑计量单位的影响呢？①在因果关系的探讨中，回归模型是一类最常见的分析方法，由此得到的暴露–结局效应（即回归系数）的解读和比较将因单位不同而不同；②基于观察性研究数据的机器学习已渗透到医学研究的众多领域，而很多机器学习方法在训练模型前需要去除单位以避免不必要的数值问题，提高学习效率。

事实上，我们早已领略过去除计量变量单位给我们带来的便利：在正态分布转化为标准正态分布时，我们可以利用对这个"唯一"的标准分布的了解，应对"所有"千姿百态的正态分布，实现"万剑归宗"的效果。那么去除单位的方法有哪些？这里给出最常见的两种。

（1）标准化（standardization），即采用上述标准正态转化方法，计算Z-score；

（2）归一化（normalization），即以数据的极差为参考进行数据标化。

标准化和归一化仅对数据进行平移和压缩，所以均不改变定量变量的基本分布形态；不同之处在于后者不受分布类型限制，故有更大的使用空间。

## （二）复杂的分布形式

承接上文，定量变量分布类型对分析方法选择的影响不限于此，有时甚至会因缺乏相关考虑，影响后续方法的选择，遭受同行质疑。如示例1中的"多样性"这一指标，其原始变量形式伴随着很多过高的数值，分布呈现明显的偏态。尽管我们应对这些非典型分布数据的建模手段越来越丰富，但如果我们能够进行一些简单变化，将定量变量转化为正态，采用经典方法可提高统计效率并增强结果解释的简洁性。比较常见的转化包括平方根转化、对数转化等，这里进一步为读者推荐一种高效的方法——Box-Cox转化（Box-Cox transformation），其转化函数为：$x' = (x^{\lambda} - 1)/\lambda$。实践中，只要选取得当，Box-Cox转化可以明显改善数据的正态性乃至组间的方差齐性。感兴趣的读者不妨移步R语言MASS包的帮助文档亲自尝试。

## （三）非线性关系

搬走计量单位和变量分布这两块绊脚石，我们可以开始正视变量关系这个核心问题了。事实上，观察性研究中对因果关系的探讨在分析中体现为对变量关系的量化、建模和检验。研究中常提及的"校正"一词，常常以logistic回归、Cox回归和多元线性回归实现。这些方法的一个共同点在于对于定量变量与结局的关系有"线性"要求。线性关系简化了很多问题，但对复杂医学本质的探索，却往往过于理想。我们有时希望发现一些不那么规律的规律（如L型、J型、U型甚至W型关系），相应的结果呈现也会看起来更高端。那么如何探讨非线性关系呢？示例2和示例3均采用的方法为：广义可加模型（generalized additive model），其基于平滑函数拟合曲线，并通过连接函数构建变量间的非线性关系。平滑函数的可选项包括移动均数、核函数、样条函数（示例2）、局部回归（示例3）等。连接函数的作用使非线性关系的探讨可以拓宽到临床上常见的0-1二分类和生存等多种结局变量形式，使得广义可加模型有着广泛的用武之地。文末我们将以文献中常用的样条回归为例，给出相关的软件操作参考。

## （四）定量变量的分类处理

医学并非工业，很多时候我们并不追求高精度定量，而是更在乎这种量过高或过低时的意义。例如，低于24 kg/m²的任何BMI数值都不会阻碍我在此刻给自己"加鸡腿"，然而一旦超过该标准，相信很多人会对身材管理这件事格外敏感。在研究中，分类处理不仅巧妙避开了定量变量带来的分析复杂度，且使结果更便于解释和交流。这里我们给出一组相关的方法。

（1）按标准来。当存在公认的分类或分级标准时，这无疑是首推方式。

当本院、国内和国际标准不统一时（如我国和亚洲国家习惯用BMI>24 kg/m² 来定义超重，国际则为BMI>25 kg/m²），我们需要进一步考虑研究目的（即贴近研究人群，还是方便对比和汇总）进行标准间的权衡。当我们还是拿不准主意时，可以反思以下问题：该标准的制订背景是什么？是什么证据支撑了它的合理性？它能否服务于本研究目的？也正是这样的批判性思考，推动了医学上诸如高血压诊断和分级等标准的不断演化。

（2）看分布特征。在缺乏必要的标准时，这是一类简单的data-driven方式，常用的包括：等频法（如示例2的中位数、示例3的分位数）、等距法（单位尺度下距离相等）和双峰法（基于直方图形态的曲线拟合和切分）。该类方式的优势在于不需要参考其他变量，仅就某个定量变量本身提出合理的分组依据即可。

（3）结合诊断/预测性能。观察性研究还常常用于诊断和预测研究目的，这时我们对定量变量的切分有着特殊的诉求——帮助区分不同结局。受试者工作特征（ROC）曲线被广泛用于这一目的，在此基础上计算切分下的灵敏度（sensitivity，se）、特异度（specificity，sp）和准确度等指标有助于阈值选取。近年来，ROC曲线也实现了向生存结局的拓展，依时ROC曲线分析使得预后因素阈值的选择（单个乃至多个）成为可能（图8-1）[4]。

（4）在样条函数上找拐点。样条函数不仅可以拟合曲线，还可以借助其呈现出的曲线形态选取合适的阈值进行定量变量切分，而阈值点一般选取形态发生改变的拐点，这可赋予定量变量的切分更强有力的解释。

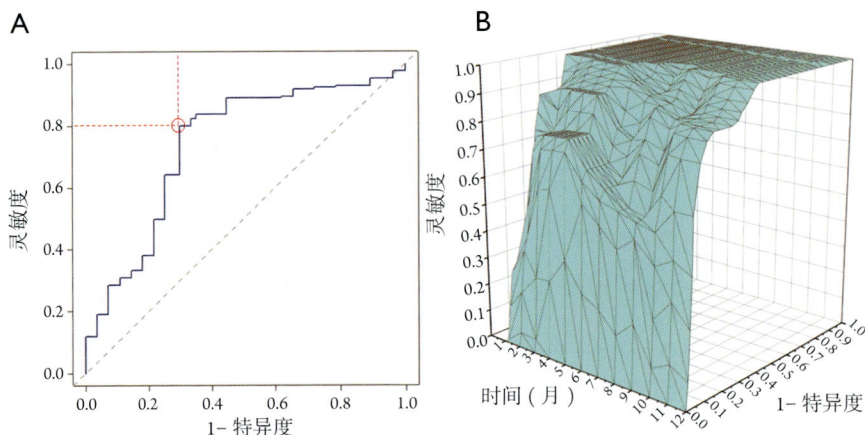

（A）ROC曲线分析，在误诊和漏诊代价相似时，可选取使$(1-se)^2+(1-sp)^2$结果最小的值（对应曲线上距离图形左上角最小的点）作为最佳诊断阈值；（B）依时ROC曲线分析，可考虑多个时点上进行阈值选取。

图8-1　（A）ROC曲线分析和（B）依时ROC曲线分析

（5）其他可能。聚类分析等非监督式学习可基于单个或多个连续变量实现研究对象的自然分组。而当单个或多个连续变量在时间维度上拓宽为一组向量时，通过拟合发展轨迹（group-based trajectory analysis）[5]，也可以实现对研究对象进行自然分组的目的。对于此类高端data-driven方式，读者可按需选择，不一而足。需要注意的是，由此得到的分组往往并非是最终的研究结果，一般需进一步探讨组间的特征差异和结局差异。

## 三、软件实操

以下采用R语言简单介绍样条回归的操作，用到的R包为splines（基础包，version 4.04）和gam（需下载安装，version 1.2，要求R ≥3.5.0）。备好工具后，大家参考以下代码着手实操吧。

```
##################################################
#加载R包
library(gam)
#查看gam包函数和功能：
?gam
#查看自带数据集
data(gam.data)
head(gam.data)
summary(gam.data)
#我们将用到四个变量：x（感兴趣暴露因素），y（定量结局），z（其他暴露因素），ybin（分类结局）
#对y拟合样条回归
gam1<-gam(y~s(x,df=4)+s(z,df=4),data = gam.data)
#公式中，s()是指拟合平滑样条（smoothing  splines),受参数df调节，当df=1时等价于线性项
#查看拟合情况
summary(gam1)
#结果如下
#Call: gam(formula = y ~ s(x, df = 4) + s(z, df = 4), data = gam.data)
#Deviance Residuals:
#     Min      1Q   Median      3Q      Max
#-0.68508 -0.23007  0.01498  0.23098  0.58528
#(Dispersion Parameter for gaussian family taken to be 0.0844)
#Null Deviance: 57.7496 on 99 degrees of freedom
#Residual Deviance: 7.6776 on 90.9996 degrees of freedom
```

```
#AIC: 47.1024
#Number of Local Scoring Iterations: NA
#Anova for Parametric Effects
#             Df Sum Sq Mean Sq F value Pr(>F)
#s(x, df = 4)  1 37.714  37.714  447.01 <2e-16 ***
#s(z, df = 4)  1  0.102   0.102    1.21 0.2742
#Residuals    91  7.678   0.084
#---
#Signif. codes:  0 '***' 0.001 '**' 0.01 '*' 0.05 '.' 0.1 ' ' 1
#Anova for Nonparametric Effects
#             Npar Df Npar F  Pr(F)
#(Intercept)
#s(x, df = 4)      3 45.243 <2e-16 ***
#s(z, df = 4)      3  0.887 0.4508
#---
#Signif. codes:  0 '***' 0.001 '**' 0.01 '*' 0.05 '.' 0.1 ' ' 1
```

#可以发现，对z的线性和非线性检验均不显著，属于噪声项，故我们不再考虑该
因素，仅以x拟合y即可
#尝试不同的参数df

```
gam2<-gam(y~s(x,df=2),data = gam.data)
gam3<-gam(y~s(x,df=3),data = gam.data)
gam4<-gam(y~s(x,df=4),data = gam.data)
gam5<-gam(y~s(x,df=5),data = gam.data)
summary(gam2)
summary(gam3)
summary(gam4)
summary(gam5)
```

#可以发现随着df的增加，模型残差从11.26降低到7.77，AIC从73.43降低到
42.25，但从df=4到df=5时AIC仅降低0.93，我们考虑以gam4作为拟合结果
#作图（图8-2）

```
plot(gam4,se = TRUE)#其中se = TRUE指定输出误差带
```

#对于分类结局的拟合，拟合以下模型

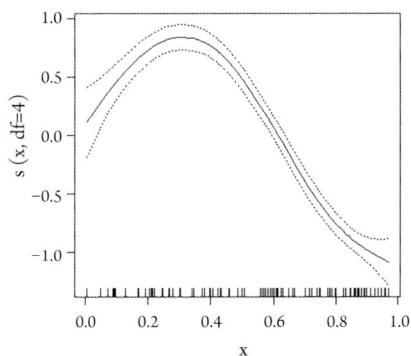

图8-2　对连续变量结局的平滑样条曲线拟合

```
logitgam1<-gam(ybin~s(x,df=1), data=gam.data, family=binomial)
#注意此处的family参数
logitgam2<-gam(ybin~s(x,df=2), data=gam.data, family=binomial)
logitgam3<-gam(ybin~s(x,df=3), data=gam.data, family=binomial)
logitgam4<-gam(ybin~s(x,df=4), data=gam.data, family=binomial)
#分别作图（图8-3）
par(mfrow=c(2,2))
```

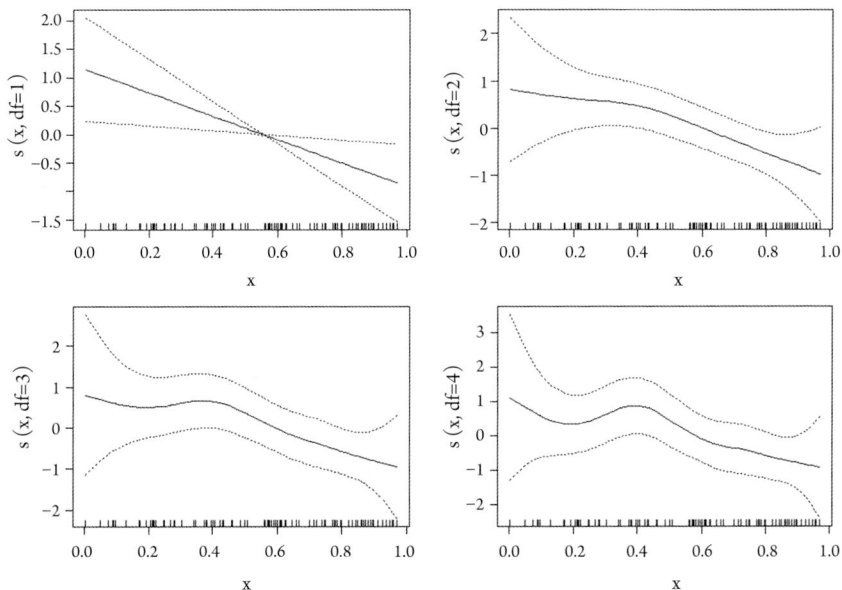

图8-3　对分类变量结局的平滑样条曲线拟合

137

```
plot(logitgam1,se = TRUE)
plot(logitgam2,se = TRUE)
plot(logitgam3,se = TRUE)
plot(logitgam4,se = TRUE)
```

#可见，随着df的升高曲线的复杂程度升高，结果似乎更漂亮，然而仔细考察模型结果时非线性检验结果并不显著

#以logitgam2为例，查看线性和非线性检验结果

```
summary(logitgam2)
```

#结果如下

```
#Anova for Parametric Effects
#              Df Sum Sq Mean Sq F value  Pr(>F)
#s(x, df = 2)  1  6.397  6.3967   6.259 0.01403 *
#Residuals    97 99.133  1.0220
#---
#Signif. codes:  0 '***' 0.001 '**' 0.01 '*' 0.05 '.' 0.1 ' ' 1
#Anova for Nonparametric Effects
#              Npar Df Npar Chisq P(Chi)
#(Intercept)
#s(x, df = 2)        1     1.0443 0.3068
```

#这说明，线性关系和非线性关系的讨论仍需建立在假设检验的前提下，盲目追求线性和非线性关系均不利于结论的科学性

## 参考文献

[1] Peled J U, Gomes A L C, Devlin S M, et al. Microbiota as Predictor of Mortality in Allogeneic Hematopoietic-Cell Transplantation[J]. N Engl J Med, 2020, 382(9): 822-834.

[2] Huang K Y, Liang F C, Yang X L, et al. Long term exposure to ambient fine particulate matter and incidence of stroke: prospective cohort study from the China-PAR project[J]. BMJ, 2019, 367: l6720.

[3] Iv M, Ng N N, Nair S, et al. Brain Iron Assessment after Ferumoxytol-enhanced MRI in Children and Young Adults with Arteriovenous Malformations: A Case-Control Study[J]. Radiology, 2020, 297(2): 438-446.

[4] Wang Z X, Li N, Zheng F L, et al. Optimizing the timing of diagnostic testing after positive findings in lung cancer screening: a proof of concept radiomics study[J]. J Transl Med, 2021, 19(1): 191.

[5] Pool L R, Krefman A E, Labarthe D R, et al. The Timing and Sequence of Cardiovascular Health Decline[J]. Am J Prev Med, 2021, 61(4): 545-553.

（王子兴）

# 第九章 *STROBE*条目12a详解：常规临床统计学方法和混杂因素处理

*STROBE*规范中对于统计学方法的描述共包含了以下5个要点：

(a) Describe all statistical methods, including those used to control for confounding;

(b) Describe any methods used to examine subgroups and interactions;

(c) Explain how missing data were addressed;

(d) Cohort study—If applicable, explain how loss to follow-up was addressed; Case-control study—If applicable, explain how matching of cases and controls was addressed; Cross-sectional study—If applicable, describe analytical methods taking account of sampling strategy;

(e) Describe any sensitivity analyses.

其中，第一个要点是"描述所有的方法，包括其中用来校正混杂因素的方法"。与其他四条相比，本条的分量最重，因为观察性研究可能没有亚组分析（第二条）、缺失值的处理（第三条）和敏感性分析（第五条），但大多数都会涉及一般的统计学方法和混杂因素的校正。本章把常规统计学和SCI示例解读融合起来，然后重点论述混杂因素的处理方法，最后用R语言演示如何用logistic回归调整混杂因素。

## 一、示例

原文[1]

Continuous variables were described as medians with interquartile ranges (IQRs) and categorical variables as percentages. Baseline characteristics were compared across the quartile groups of leukocyte counts using the chi-square test or Fisher's exact test for categorical variables and the Kruskal-Wallis test for continuous variables. Enrolled patients were classified into four groups by the quartiles of each leukocyte subtype count or percentage. The Cox proportional hazards regression model was used to investigate each leukocyte subtype's associations with death and stroke recurrence. The logistic regression model was used to assess the correlations between each leukocyte subtype and poor functional outcomes. To adjust for other potential confounding variables, multivariable analyses including age, sex, BMI, drinking, smoking, hypertension, lipid metabolism disorders, diabetes, previous stroke, atrial fibrillation, heart failure, heart valve disease, peripheral arterial disease, infection within 2 weeks before admission, intravenous thrombolysis, endovascular therapy, time from symptom onset to enrollment, and the NIHSS score at admission were performed. Crude and adjusted hazard ratios (HR) or odds ratios (ORs) and their 95% confidence intervals (CIs) were calculated with the lowest quartile group as the reference category. We further evaluated the pattern of correlation between each leukocyte subtype count on a continuous scale and the risk of adverse clinical outcomes at 1-year follow-up using a multivariable Cox regression model of the restricted cubic spline with adjustment for potential covariates. Also, we used C statistics, integrated discrimination improvement (IDI) and net reclassification index (NRI) to evaluate the incremental predictive value of each leukocyte subtype beyond conventional risk factors, which included age, sex, BMI, smoking, drinking, hypertension, previous stroke, lipid metabolism disorders, diabetes, atrial fibrillation, coronary heart disease, peripheral arterial disease, heart failure, heart valve disease, NIHSS at admission, time from symptom onset to enrollment, intravenous thrombolysis, endovascular therapy, antiplatelet agents, anticoagulant drugs, lipid-lowering drugs, hypoglycemic treatment, and antihypertensive treatment. Overall, a two-sided $P$ value of <0.05 was considered statistically significant. All statistical analyses were performed with SAS software version 9.4 (SAS Institute Inc., Cary, NC, USA).

**翻译**

连续变量以中位数和四分位间距的形式表示，分类变量以百分比的形式表示。根据白细胞计数将患者分为四组，四组基线特征中分类变量的比较采用卡方检验或Fisher确切概率法，连续变量的比较采用Kruskal-Wallis H检验。采用Cox风险比例模型分析白细胞亚型与死亡和脑卒中复发的关系；采用logistic回归模型分析白细胞亚型与功能性结局之间的关系。为了校正潜在的混杂因素，我们采用了多因素分析法，校正的因素包括就诊时的年龄、性别、体重指数、饮酒、吸烟、高血压、脂代谢紊乱、糖尿病、脑卒中病史、房颤、心衰、心脏瓣膜病、外周血管病、入院前两周有感染性疾病病史、静脉溶栓、血管内治疗、症状发作到就诊的时间、NIHSS评分。以四组中浓度最低的一组作为参照，计算未校正和校正的危害比（HR）和优势比（OR）。我们进一步采用基于多因素Cox回归的限制立方样条分析各个白细胞亚型计数（作为连续

变量）与患者1年随访期内发生的不良临床结局的关系。此外，我们还采用C
统计量、综合区分改良、净重分层指数去评估每个白细胞亚型是否提供了常
规危险因子外的预测价值。常规的危险因子包括年龄、性别、体重指数、吸
烟、饮酒、高血压、脑卒中病史、脂代谢紊乱、糖尿病、房颤、冠心病、外周
血管病、心衰、入院NIHSS评分、症状发作到就诊的时间、血管内治疗、抗血
小板药、抗凝药、降脂药、降糖药和抗高血压药。所有的统计中，定义双侧$P$
值<0.05表示有统计学意义。所有的统计学分析均在SAS软件9.4版中完成（SAS
Institute Inc., Cary, NC, USA）。

**评述**

观察性研究在描述统计学方法时（其实也包括其他研究类型），一般将其
分为三个部分：常规统计学方法、混杂因素校正、其他分析方法（亚组分析、
敏感性分析等）。我们以这篇发表在*Annals of Translational Medicine*上的文章为
例[1]，谈谈常规的临床统计方法，以及如何撰写观察性研究的统计学分析部
分。本研究不涉及亚组分析、缺失数据处理、敏感性分析等，因此未体现
*STROBE*规范中的相关条目。

几乎所有的临床研究，不论是观察性研究还是干预性研究或诊断准确性
试验，统计学分析的第一句话一般都是描述数据的展示方式，本文也不例外：
"Continuous variables were described as medians with interquartile ranges (IQRs) and
categorical variables as percentages"。

第二句话是 "Baseline characteristics were compared across the quartile groups of
leukocyte counts using the chi-square test or Fisher's exact test for categorical variables and
the Kruskal-Wallis test for continuous variables"。绝大部分观察性研究中会有一个
表格，其是关于患者基线特征的描述。这句话便是描述基线特征比较的统计学
方法。基线特征描述和比较的原则是：如果是队列研究，往往按照暴露因素将
患者分为若干组，然后比较各组特征；如果是病例对照研究，则按照结局将患
者分为两组，比较两组的特征；如果是横断面研究，若涉及比较，则根据研究
目的因素进行分组比较。统计学的方法选择如表9-1所示。

从表9-1我们不难看出，在进行连续变量的比较时，还要注意区分资料是
否是连续分布，因此有必要在统计学分析部分说明判断数据是否呈正态分布的
统计学方法。常用的判断正态分布的方法有两种，分别是Shapiro-Wilk检验和
Kolmogorov-Smirnov检验。小样本统计应采用Shapiro-Wilk检验，反之，则采用
Kolmogorov-Smirnov检验。根据笔者经验，二者的结果大同小异，多数审稿人
认为可以通用，并不会十分计较两种方法的区别。

统计学分析的第三句话为 "Enrolled patients were classified into four groups by
the quartiles of each leukocyte subtype count or percentage"。其实这句话或多或少
有些多余，因为第二句话使用了 "quartile" 一词，实际上就是暗示根据四分位

**表9-1 观察性研究中比较基线特征的统计学方法**

| 举例 | | 方法 |
|---|---|---|
| **两组设计** | | |
| 分类变量 | 手术组和化疗组性别比较 | 卡方检验或Fisher确切概率法 |
| 等级变量 | 手术组和化疗组TNM分期的比较 | Mann-Whitney U检验 |
| 连续变量 | 手术组和对照组胆红素或钾离子水平比较 | 两组均呈正态分布且方差齐时,用独立样本t检验;否则,用Mann-Whitney U检验 |
| **多组设计** | | |
| 分类变量 | 三组患者的血型比较 | 卡方检验 |
| 等级变量 | 三组患者TNM分期的比较 | Kruskal-Wallis H检验 |
| 连续变量 | 三组患者胆红素或钾离子水平比较 | 三组均呈正态分布且方差齐时,用方差分析;否则,用Kruskal-Wallis H检验 |

间距将患者均分为四组。

从第四句话开始就是描述混杂因素的校正方案了："The Cox proportional hazards regression model was used to investigate each leukocyte subtype's associations with death and stroke recurrence. The logistic regression model was used to assess the correlations between each leukocyte subtype and poor functional outcomes"。作者在本研究中用了Cox风险比例模型和logistic回归模型校正混杂因素。在描述这两种统计学方法的时候,需要说明的要素包括自变量和因变量。作者在这两句话中先交代了感兴趣的自变量(白细胞亚型)以及因变量,也就是终点事件,接着交代了其他自变量,也就是要校正的混杂因素,如下:"To adjust for other potential confounding variables, multivariable analyses including age, sex…were performed. Crude and adjusted hazard ratios (HR) or odds ratios (ORs) and their 95% confidence intervals (CIs) were calculated with the lowest quartile group as the reference category"。作者直截了当地罗列了需要校正的混杂因素。需要说明的一个问题是:这些校正的变量,有的从字面意思可以直接判断为二分类变量,比如心衰(有或无);有的则是连续变量,比如BMI。在列举校正的连续变量时,如果对连续变量进行了处理,比如对数化、分段等,最好也在此一并进行说明,比如对胆红素(bilirubin)的描述可以是log-transformed bilirubin(对数转化)、bilirubin (>17.2 mmol/L *vs* ≤17.2 mmol/L)(分成两组)、bilirubin quartiles(分成四组)等。若不进行任何说明,读者可默认作者未对变量进行任何转化而直接将其放入了回归模型。在这句话中,crude相当于单因素分析,adjusted相当于多因素分析。美中不足的一点是,作者未说明变量筛选的方法和标准。

接下来,作者介绍了一种比较新颖的统计学方法,即限制立方样条:"We further evaluated the pattern of correlation between each leukocyte subtype count on a continuous scale and the risk of adverse clinical outcomes at 1-year follow-up using a multivariable Cox regression model of the restricted cubic spline with adjustment for potential covariates"。在限制立方样条中，也需要对混杂因素进行校正，因此作者在 "restricted cubic spline" 前面加了个 "multivariable Cox regression model"，这样更为严谨。

在本文中，作者采用了三个统计学指标（c-statistics、NRI和IDI）来探索白细胞亚型是否可以预测增量（added value）。这三个统计学指标计算的大致思路相同，就是先利用已有的常规变量构建一个模型（命名为"旧模型"），再在旧模型的基础上加入我们感兴趣的变量，构建一个"新模型"。通过比较新旧模型的ROC曲线下面积（AUC）、个体被正确划分的概率等方案，来评价我们感兴趣的变量是否提供了常规变量无法提供的预后信息。具体的统计学原理可以参阅相关论文[2]。

在统计学方法部分，作者应该交代所用的统计学软件和检验水准。一般都是两句比较固定的话，如本案例中的 "Overall, a two-sided P value of <0.05 was considered statistically significant. All statistical analyses were performed with SAS software version 9.4 (SAS Institute Inc., Cary, NC, USA)"。值得注意的是，虽然检验水平通常设定为0.05，但建议在P value前面说明是单侧还是双侧，这样更为严谨。

综上，笔者建议采用以下顺序描述观察性研究的统计学方法：第一句话描述正态检验方法；第二句话描述数据展示方式；第三句话描述分类变量的比较方法；第四句话可以描述连续变量的比较方法；然后描述复杂一些的统计方法，比如多因素分析、敏感性分析等；检验水准和软件的介绍一般放在统计学分析的第一句话或最后一句话。当然，这个顺序也可以根据实际情况进行调整。

## 二、理论

### （一）什么是混杂因素

我们先通过一个案例来谈谈何为混杂因素。某病毒性肺炎流行期间，有学者提出了一种肺炎的治疗方案（命名为A方案），认为该方案可能会降低肺炎患者的院内死亡率。为了证实A方案的疗效，该学者在多家医院推广了该治疗方案，并且收集了相关治疗数据，如表9-2所示。

**表9-2　A方案治疗肺炎的疗效分析**

|  | 存活 | 死亡 | 死亡率 /% |
|---|---|---|---|
| 试验组（接受 A 方案治疗） | 70 | 2 | 2.78 |
| 对照组（未接受 A 方案治疗） | 120 | 16 | 11.76 |

从表9-2的数据我们不难看出，接受A方案治疗的患者死亡率为2.78%（2/72），未接受A方案（仅接受常规治疗方案）治疗的患者死亡率为11.76%（16/136）。根据这一结果，该学者认为A方案对肺炎具有较好的疗效，可降低死亡率。

可事实真的是这样的吗？

我们不妨来看看试验组和对照组的患者特征。试验组共72例患者，其中1例为重症患者，其余71例均为轻症患者；对照组的136例患者中，重症患者高达100例。对照组患者的病情明显比试验组要重得多。在此情况下，试验组和对照组在死亡率上的差异到底是因病情的差异导致的，还是A治疗方案导致的呢？

在这项研究中，研究者想论证的问题是A方案对肺炎的治疗是否有效。在论证方式的选择上，研究者并未选择随机对照试验（RCT），而是选择了观察性研究。随机对照试验和观察性研究（以队列研究为例）的研究模式有所不同，如图9-1所示。

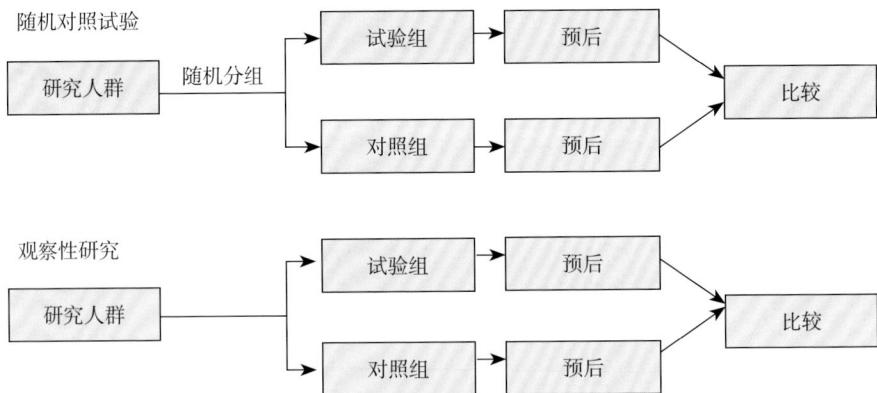

**图9-1 随机对照试验和观察性研究的研究模式对比**

从图9-1我们不难看出，观察性研究和随机对照试验的重要区别之一就在于是否有"随机分组"这道手续。在随机对照试验中，所有的研究对象是随机被分配到试验组和对照组的，这就保证了两组研究对象之间具有可比性，或者说患者病情严重程度近似。但在观察性研究中，由于没有随机分组这道手续，治疗方案的选择会受很多因素的影响，比如医生的经验与喜好、患者的价值观等。因此，在观察性研究中，试验组和对照组的病情很难具有可比性。

在上述肺炎的案例中，由于没有进行随机分组，试验组和对照组病情差异很大。在此情况下，不考虑两组病情的差异就直接认定A方案治疗肺炎有效是十分不妥当的。此案例中，病情轻重就是一个十分重要的混杂因素。临床研究中，所谓的混杂因素其实就是指会对既定的研究假说（某种暴露因素或治疗手段影响患者预后）造成干扰的因素，可能是与暴露因素有关，也可能与结局有关，但不是暴露与结局之间的中间环节。

在观察性研究中，常见的混杂因素包括治疗方案、实验室特征、人口学特征、影像学或病理学特征等。在开展研究的过程中，一定要充分知悉这些潜在的混杂因素并进行翔实的记录，以便在后续的数据分析过程中将混杂因素的影响降至最低。

## （二）常用的混杂因素的处理方案

如前所述，混杂因素是观察性研究的缺陷之一，其会影响研究结论的可靠性。因此我们在开展观察性研究的过程中要努力将混杂因素的影响降至最低，提升研究结论的可靠程度。在科研设计和统计分析阶段，常用的降低混杂因素影响的方法有如下几种。

### 1. 分层分析

这是最容易想到的一种降低混杂因素干扰的方法。比如在上述肺炎治疗方法的比较中，我们可以根据患者就诊时的氧饱和度将患者分为轻症患者和重症患者，分别在两个亚组中比较方案A的疗效。由于在同一个亚组中，试验组和对照组的氧饱和度相差不大，因此氧饱和度对试验结果的影响较小，不能将患者预后的差异归结为干预组和对照组之间氧饱和度的差异。

上述分层的方案看起来很好，但在实际工作中操作难度较大。最主要的原因在于：按照一个因素进行分层，只能消除一个混杂因素的影响。如果还想消除或降低其他混杂因素的影响，就需要在原有分层的基础上继续分层。然而，当分层因素太多时，每组的样本量必然会降低，最终影响统计效能，造成结果假阴性。

比如在上述肺炎的治疗案例中，我们先按照患者就诊时的氧饱和度将患者分为轻症和重症患者，以消除氧饱和度这一混杂因素的影响。如果还想消除性别这一混杂因素的影响，就必须在同一氧饱和度的基础上再对性别进行分层，以此类推，如图9-2所示。

正因如此，分层分析在观察性研究中并不常用。

### 2. 多因素校正

在观察性研究中，试验组和对照组在预后上的差异往往是"多因一果"。以上述肺炎的治疗为例，接受了A治疗方案的试验组总体死亡率要低于对照组

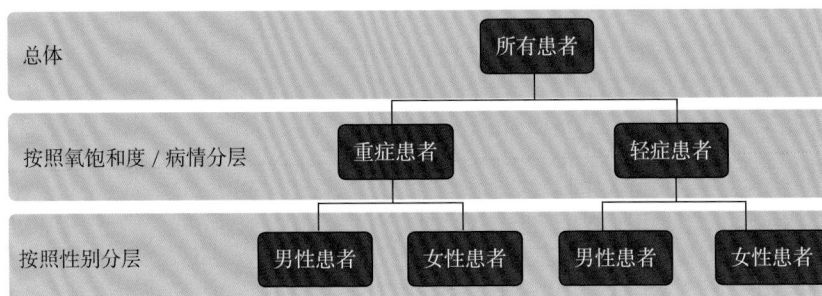

图9-2　分层分析示意图

（常规治疗组），但这种差异（果）并不是完全由A方案引起的，还有可能是由病情（因）差异引起。所谓病情，又可以通过多个指标来进行客观量化，比如糖尿病、冠心病、血清C反应蛋白水平等。这些合并症或者检验指标都会对预后造成影响。在此情况下，我们就需要采用多因素模型消除或者排除这些潜在混杂因素的影响。常用的多因素模型包括Cox比例风险模型、logistic回归和多元线性回归。多参数模型的数学原理十分复杂，医学背景出身的我们完全没有必要去深挖其中的统计学原理。多数情况下，我们只需要记住软件操作过程、变量的筛选和结果的解释即可。

　　我们可以通过这样一个不太严谨的比喻来解释何为多因素校正。如前所述，患者出现某种结局往往是"多因一果"的过程。比如，肺癌患者出现了死亡这一结局，致死的原因可能包括年龄（高龄）、病史（有脑卒中病史）、实验室检查（凝血功能异常）、影像学检查（肿瘤直径较大）等。如果我们单独分析其中的某一个因素，得出的结果可能是很不可靠的，因为不能排除其他因素同时起到的"推波助澜"的作用。比如，我们以60岁为界，将患者分为中青年组和老年组，试图分析年龄对肺癌患者预后的影响，发现老年组肺癌患者的死亡风险是中青年组的2倍。但有个值得注意的问题是，老年患者更容易出现凝血功能异常，因此这个"2倍"实际上应该是年龄、凝血功能异常以及其他未知混杂因素的效应之和。我们开展多因素校正的目的，就是为了将这些以凝血功能异常为代表的混杂因素的效应从"2倍"当中扣除或进行补偿。多因素校正的过程，可以简单理解为将潜在的混杂因素（比如凝血异常、病史等）和我们需要研究的因素（年龄）放在一个方程之中，同时分析这些因素与结局的关系，这样得到的结果就是排除了混杂因素干扰的结果，即每个因素的独立贡献。

　　在多因素校正的过程中，不论我们用什么软件进行分析，都会牵涉到一个"变量选择"的问题，即我们需要校正哪些因素。这里面就有很多原则和技巧需要把握了。受篇幅所限，笔者仅谈一些大致的原则和技巧。第一，注意变量的识别，选择的变量应该与结局之间有预期的因果关系。比如我们采用队列研究的方式探讨吸烟是否是肺癌的危险因子。如果仅仅从统计学上分析的话，是否携带打火机也应该是肺癌的危险因子。但是在具体的多因素校正时，则不应该将"是否携带打火机"作为混杂因素进行校正，尽管这一"危险因子"是具有统计学意义的。携带打火机是一个与暴露因素有关，与结局无关的混杂因素（吸烟导致了携带打火机）。第二，要剔除一些明显具有"共线性"的变量，所谓共线性，就是指混杂因素之间本身是相互有关的。比如在分析急性胰腺炎患者的预后因素时，离子钙与总钙都与急性胰腺炎患者有关，但是离子钙与总钙是高度相关的，此时就应该只选其中一个变量进入模型。第三，关于变量的选择，有一些比较成熟的方法，比如前进法、后退法、全局法等，这些方法在SPSS等常规软件中均可以自由选择。从调整混杂的角度来说，基于临床经验和单因素分析结果，筛选出潜在混杂后，建议全部纳入多因素模型中（即所描述的全局法），是一种比较推崇的分析方法。第四，目前涌现出了一些新的变量筛选方法，比如最优子集法、LASSO回归等，这些方法的运用越来越广泛，逐渐得到了学术界的认可，这些方法多用于建立预测模型。预测模型和关联性研究有所不同，前者用一定的算法或工具去预知结局，强调整体预测的准确性；关联研究则是为了证明某一暴露因素与结局之间存在独立的因果关系。在此情况下，笔者建议在变量选择上尽量挑选一些标准化的、常规的、检测周期较短的、检测成本较低的、生物变异较小的、客观的变量，因为模型中变量的特性直接决定了模型的可推广范围。比如某研究者利用一些预后因素建立了一个包含乳酸脱氢酶、C反应蛋白、中性粒细胞/淋巴细胞比值（NLR）和骨桥蛋白（OPN）在内的数学模型，用于评估肺癌患者的预后。在该模型中，骨桥蛋白是一个非常规指标，检测成本较高，方法尚未标准化（不同厂家的试剂盒之间不存在可比性）。如果想将该模型在临床上推广，就要求医生必须同时检测乳酸脱氢酶、C反应蛋白、NLR和OPN。很明显，绝大部分医院的检验科未开展OPN的检测，因此也就无法利用该模型。第五，多因素模型对于样本量有要求，结局数：变量数一般不建议<10。比如一个多因素模型纳入了5个因素，那么就要求结局发生了至少50次。注意是结局发生的次数，而不是样本量。

## 3. 匹配

参见"本书第十三章"。

## 4. 工具变量分析

继续以A方案治疗肺炎的疗效为例来谈混杂因素的校正：已知接受了A方案治疗的试验组和未接受A方案治疗的对照组在很多特征上不具备可比性，比如年龄、病毒载荷、病史、体温、肾功能、辅助用药等。这些都是我们已经想到的、可以被测量的混杂因素，但这些因素也许只是"冰山一角"，还有很多我们没有考虑到或当时未进行检测的其他混杂因素，比如网织红细胞计数；也可能是无法进行测量的因素，比如患者的心情、医生的经验等。

前述分层分析、倾向匹配评分以及多因素校正都有一个明显的缺陷，就是只能校正已知的混杂因素，对未知的或者无法测量的混杂因素束手无策。从这个角度上讲，观察性研究的证据等级是不可与随机对照试验相提并论的，因为随机对照试验理论上可以均衡所有的混杂因素，而观察性研究不可能排除所有的混杂因素。

工具变量分析，是一种校正未知混杂因素的方法。其大致的统计学原理可以通过图9-3来说明。

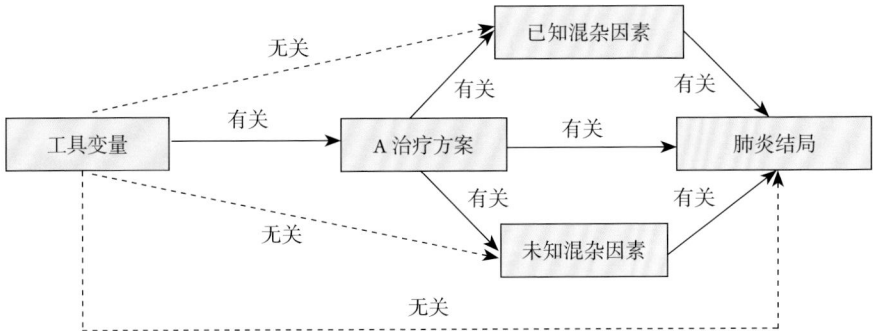

图9-3　工具变量分析示意图

如前所示，我们如果按照是否接受A治疗方案来对患者进行分组，势必会存在很多混杂因素，此时需要用多因素模型或倾向匹配进行校正。我们也可以找到一个替代变量来对患者进行分组，这个用于新分组的变量就叫工具变量。它必须具备以下三个特征：①该变量与要研究的变量（暴露）有一定的相关性，相关程度越高越好；②该变量理论上与结局无关；③从理论上讲，该变量与所有的混杂因素无关。

我们假定已经掌握了某省200家肺炎救治医院使用A方案的频率，那么我们可以将患者按照医院来源分为两组：来自偏向使用A方案的医院的患者和不偏向使用A方案的医院的患者。因为患者在住院时通常不会考虑A方案的使用频率，所以可以认为是随机住院。理论上讲，偏向使用A治疗方案的医院的患者和不偏向使用A治疗方案的医院的患者是随机分组的，也就是具有可比性。如果按照医院来源分组，患者的预后没有差别，我们就可以推测A治疗方案无效，因为两组患者什么都相同，只有治疗方案的使用频率不同，但结局相同，那只能说明治疗方案无效了。反之，如果两组患者的预后有差异，我们就可以认为A治疗方案影响了患者的预后。A方案治疗的具体的效应量大小，需要通过两阶段最小二乘法进行计算，此过程十分复杂，建议参阅相关书籍。

　　由上可知，工具变量分析最核心的问题是找到一个合适的工具变量。然而，现实中此类变量十分难找，因为此类变量往往不是人们收集数据时关注的变量。正因如此，采用工具变量分析校正混杂因素的研究在数量上远不如倾向匹配评分和多因素校正模型。需要说明的是，虽然工具变量分析考虑了未知和无法测量的混杂因素影响，但仍然不能取代随机对照试验的地位。因为工具变量分析也有很多缺陷，比如：工具变量与待研究因素（是否接受A方案）之间相关性的强弱会影响结果的可靠性；判断工具变量是否与混杂因素以及结局相关是一个非常主观的事情，有时难以服众。

## 三、软件实操

　　###logistic回归的多因素校正
　　##数据分析内容：教育程度是否和出轨相关?
　　#数据：婚外情数据即著名的"Fair's Affairs"，取自于1969年《今日心理》
　　　（*Psychology Today*）所做的一个非常有代表性的调查，该数据从601个参与者身
　　　上收集了9个变量，包括：affairs：过去一年出轨次数；gender：性别；age：年
　　　龄；years married：结婚年限；children：是否有小孩；education：教育程度
　　　（20分为满分）；occupation：职业种类；rating：对婚姻满意度
　　#加载R包和数据

```
pacman::p_load(AER,tidyverse)
data(Affairs,package="AER")
str(Affairs)
dt <- Affairs
```

　　#结局定义：出轨次数（affairs）≥1次为出轨(affair)

```
dt <- dt %>% mutate(affair=if_else(affairs>=1,1,0))
```

　　#定义logistic结果提取函数，返回OR值和95%CI，以及P值

```
GetConfInt <- function(obj) {
  logitsticModel <- FALSE
  if (identical(class(obj), c("glm", "lm")) == TRUE) {
    mat <- coef(summary(obj))
    logitsticModel <- TRUE  }
  else if (identical(class(obj), c("geeglm", "gee", "glm")) == TRUE) {
```

```
    mat <- coef(summary(obj))  }
  else if (identical(class(obj), c("coeftest")) == TRUE) {
    mat <- obj  }
  else if (identical(class(obj), c("matrix")) == TRUE) {
    mat <- obj  }
  else {
    stop("Not a supported object")
  }
  #OR点估计, 1.96 * SE,  LL UL 95CI%, p-value
  matRes <- mat[, 1, drop = F]
  matSe <- mat[, 2, drop = F] * qnorm(0.975)
  matRes <- cbind(matRes, (matRes - matSe), (matRes + matSe))
  colnames(matRes) <- c("OR","lower","upper")
  matRes <- exp(matRes)
  matRes <- cbind(matRes, mat[, 3:4, drop = F])
  if (logitsticModel == TRUE) {
    matRes[, c("lower","upper")] <- exp(suppressMessages(confint(obj)))
  }
  matRes
}
```

```
#单因素分析
uni.model <- glm(affair ~education,family = binomial,data = dt)
GetConfInt(uni.model)
```
#单因素logistic回归显示受教育程度的OR值为1.02（95%CI 0.94~1.10，
P=0.636），说明受教育程度和出轨之间没有关系，但是不能排除其他混杂因素
造成的影响

```
#多因素分析（多参数校正）
multi.model <- glm(affair ~education+gender+age+yearsmarried+child
ren+religiousness+occupation+rating,family = binomial,data = dt)
GetConfInt(multi.model)
```
#校正了混杂因素后，受教育程度和出轨依然不相关，说明受教育程度高的和低的
都会出轨

## 参考文献

[1]　Wang A X, Quan K H, Tian X, et al. Leukocyte subtypes and adverse clinical outcomes in patients with acute ischemic cerebrovascular events[J]. Ann Transl Med,2021,9(9):748.

[2]  Pencina M J, D'Agostino R B Sr, D'Agostino R B Jr, et al. Evaluating the added predictive ability of a new marker：from area under the ROC curve to reclassification and beyond[J]. Stat Med, 2008, 27(2)：157-172；discussion 207-112.


（胡志德，郑文琪，闫丽）

# 第十章　*STROBE*条目12b详解：亚组分析及交互作用

　　亚组分析，称得上是临床研究领域中的"网红"，尤其是在经过各种公众号文章报喜不报忧的快餐式吹捧之后，亚组分析似乎成了能够力挽狂澜、改写P>0.05结局、使文章飞升顶刊的神兵利器。运用得当的亚组分析可使文章增色不少，但批判性地看待亚组分析及规范地报告亚组分析结果，对提高临床研究整体水平也是十分必要的。

　　关于亚组分析极具讽刺意味的示例出现在医学顶级刊物《柳叶刀》1988年发表的关于ISIS-2研究的论文中[1]。研究的主要结论是阿司匹林能够显著降低急性心肌梗死后的心血管死亡率[心血管死亡率下降（28±5）%；P<0.00001]。在该研究的亚组分析的表格中，醒目地躺着一个吸睛的亚组"星座"。不仅如此，该亚组的结果显示双子座或天秤座的人并不能获益于阿司匹林，甚至可能有害[心血管死亡率增高（9±13）%，没有显著差异]。这个奇怪的亚组出现在顶刊《柳叶刀》的原因是作者和编辑之间的一场"谈判"。《柳叶刀》热衷于囊括那些与临床相关的亚组研究结果，因此编辑让研究者进行了将近40次亚组分析。作者们同意了，但也提出了一个条件——即杂志允许星座作为第一个亚组首先出现，目的只是向读者强调这些亚组分析不能作为谁治疗有效或无效的证据，甚至还有可能造成误解。这可以说是亚组分析史上最大的无稽之谈。

　　如上，亚组分析最经典的应用是在随机对照临床试验（RCT）之中。近年来，随着大数据时代的到来，在观察性研究中也兴起了亚组分析的热潮。在医学领域，尽管RCT是评估临床干预效果的金标准，但无论是其高昂的成本还是烦琐的实施过程，都使普通研究者望而却步。此时，开展观察性研究不失为一种曲线救国的方法，同时，这也是一种退而求其次的方法。当我们对收集到的观察性数据进行亚组分析时，由于缺乏RCT中严格的随机化以及对混杂因素的平衡，抑或是未在研究方案中预先对亚组进行限定，诸多因素都使得亚组分析结果非常不稳定，甚至可能受到人为的操纵。因此，观察性研究的亚组分析是探究性的，其结果需要经过后续研究的重复与验证。

本节的主题是*STROBE*声明中的条目12b："Describe any methods used to examine subgroups and interactions"，即描述探索亚组分析及交互作用的方法。为便于理解，本文也对RCT中的亚组分析进行比较式的简单回顾，所谓"一阴一阳谓之道"。

## 一、示例

### 示例1：慢性肾脏病患者中达格列净的疗效评价（RCT）[2]
原文

Research Protocol: Subgroup variables for the primary efficacy endpoint and secondary efficacy endpoints include demography, baseline disease characteristics, baseline concomitant medications and others. Cox proportional hazards models will be performed to examine treatment effects within relevant subgroups separately. The *P*-values for the subgroup analyses will not be adjusted for multiple comparisons as the tests are exploratory and will be interpreted descriptively. Event rates by treatment and HRs with 95% confidence intervals will be reported for each subgroup. HRs and CIs for overall analysis and subgroups will be presented with forest plots.

Methods: Randomization was stratified according to the diagnosis of type 2 diabetes (yes or no) and the urinary albumin-to-creatinine ratio ($\leqslant$1,000 or >1,000). Randomization was monitored to ensure that a minimum of 30% of the participants were recruited to either the population with type 2 diabetes or the population without diabetes.

翻译

研究方案：主要效应终点和次要效应终点的亚组分析变量包括人口学特征、基线疾病特点等。在各个相关亚组内部分别使用Cox比例风险模型来检验治疗效果。基于探索性检验目的，亚组分析的*P*值不进行多重比较调整，将进行描述性展示。各个亚组均报告各干预组的事件率、HR值及95%CI。总体和亚组的HR值和95%CI将以森林图的形式展现。

正文方法学：根据是否合并2型糖尿病的诊断以及尿白蛋白/肌酐（$\leqslant$1 000或>1 000）进行分层随机。研究对随机化过程进行监控，以确保患/不患2型糖尿病的患者至少占总体受试者的30%。

评述

发表在《新英格兰医学杂志》上的DAPA-CKD研究探索了在慢性肾脏病患者中达格列净（相较于安慰剂）能否改善临床硬终点（复合终点包括eGFR恶

化、终末期肾病、肾脏和心血管死亡）。文章的研究方案附件对亚组分析部分进行了说明：研究针对其中的两个特殊亚组变量（是否合并2型糖尿病、尿白蛋白/肌酐比值）进行了分层随机化，并保证2型糖尿病亚组内的样本至少占总样本的30%。

　　该研究的亚组分析属于预先在研究方案中设置的先验亚组分析（根据临床特殊考虑或既往研究结果而事先设置，并进一步考虑了亚组内部的最小样本量以及分层随机等问题，可视为一个验证假设的小型RCT研究），结果以森林图的方式展现[Figure 2; New England Journal of Medicine, 2020, 383(15): 1436-1446]。根据是否进行了分层随机化及样本量考虑，进一步分为两个层次：主要亚组分析（2型糖尿病亚组）及次要亚组分析（其余亚组）。从结果来看，由于各个预设亚组的点估计结果与总体结果基本保持一致，因此该结果提示达格列净的治疗效果可能不存在明显的亚组差异，即异质性较小。当然，由于在非分层随机变量的亚组分析中干预组与对照组患者基线可能存在不均衡，研究者后续可能需要对这类亚组进行异质性分析，并进一步通过多因素回归来评估亚组效应。

　　相较之下，在观察性研究中，研究者也会展示亚组分析的结果，但是这些亚组分析几乎都是事后（post hoc）进行的探究性分析。STROBE是针对观察性研究的，但与RCT（干预性研究）研究中的亚组分析原理是一致的。

### 示例2：　CABG术后长期应用β受体阻滞剂的疗效研究（队列研究）[3]

原文

Methods: Treatment-related differences in long-term outcomes among β-blocker users were also analyzed in high-risk clinical subsets (patients >65 years of age and those with congestive heart failure, left ventricular ejection fraction <50%, chronic obstructive pulmonary disease, and unstable angina). The differential association of β-blocker use across all subgroups was tested by use of a test for interaction.

Results: A significantly different effect of inconsistent use of β-blockers for mortality was found between patients with and those without abnormal left ventricular ejection fraction (<50%), with HRs of 1.95 (95% CI, 0.96–3.97) and 2.06 (95% CI, 1.53–2.78), respectively ($P<0.001$ for interaction).

Discussion: Some prespecified subgroup comparisons such as patients with chronic obstructive pulmonary disease were based on rather small numbers of individuals; therefore, a type II error cannot be excluded.

翻译

　　方法：研究分析了具有临床高风险的亚组中β受体阻滞剂治疗与长期预后的关系（亚组包括：年龄>65岁、充血性心力衰竭、左心室射血分数<50%、慢

性阻塞性肺疾病和不稳定心绞痛）。研究使用交互作用分析来检验β-受体阻滞剂在亚组中的效应差异。

结果：在左室射血分数<50%和≥50%的患者之间，间断服用β-受体阻滞剂与死亡率之间的关系存在显著差异，HR分别为1.95（95%CI：0.96~3.97）和2.06（95%CI：1.53~2.78）（交互作用$P$值<0.001）。

讨论：一些预设的亚组存在样本量小的问题，如慢性阻塞性肺疾病亚组；因此，不能排除犯Ⅱ型错误（假阴性）的可能。

评述

β受体阻滞剂是重要的冠心病二级预防用药，但此药物对于冠脉搭桥术后患者长期预后的有效性尚无确定证据。为此，国家心血管病中心开展了一项观察性研究，通过对7 390例冠脉搭桥患者进行3年随访，发现搭桥术后持续服用β受体阻滞剂可以降低远期不良事件发生风险，该研究结果在2015年于心血管顶级刊物《循环》（Circulation）发表。根据既往文献，患者既往心梗病史是使用β受体阻滞剂的重要指征，因此在该研究中，研究者专门针对患者既往心梗病史设计了亚组分析和交互作用分析，以判断既往心梗状态对β受体阻滞剂的药效影响。另外，出于探究性的目的，该研究还根据患者的年龄、既往心衰病史、左室功能等变量设计了亚组分析，以获得更多有价值的探索性结果。

在观察性研究中，亚组分析最主要的应用是在疗效对比研究中，该研究称得上是个中典范。虽然距今发表时间已超过6年，但用现在的标准来进行评估，该研究处理亚组的方法也值得借鉴。首先，该研究所进行的是预设的亚组分析（文中明确提到prespecified subgroup），即主要亚组的确定早于统计分析，定义明确。其次，除预先设定的亚组，还包括其他几个探究性亚组，亚组的总数量控制在5~6个。再次，各个亚组针对关键的危险因素/预后因子进行了调整，报告了相应调整后的HR值，并应用森林图直观地展示结果。从次，眼尖的读者会发现，该森林图中罗列了各亚组中校正后的HR值，却没有在每个HR之后标注$P$值[Figure 2; Circulation, 2015, 131(25): 2194-2201]。如此做的原因能够在示例1中找到——"基于探索性检验目的，亚组分析的$P$值不进行多重比较调整，将进行描述性展示"。在观察性研究中进行多次统计检验难免会增加因为偶然而获得的假阳性结果，更明智的做法是进行交互作用分析，用于评估各个亚组间暴露与结局的关联是否存在不一致。最后，研究的讨论部分主要围绕研究的总体效应，没有针对亚组进行过度延伸，主要目的是评估亚组人群中治疗效果的一致性。此外，研究在局限性中阐述了亚组分析的低统计效能，即亚组分析可能由于某一亚组样本量不足，导致真实的阳性结果难以被发现。

## 二、理论

### （一）天使还是魔鬼——审慎看待亚组分析

1. 亚组的定义

亚组的精髓，在于一个"亚"字。亚，一取"低于"之意，即亚组是整体研究人群的任何亚子集，用于定义亚组的因素包括人口统计学特征、合并症、疾病的严重程度等。例如，按照不同年龄组、不同性别、是否吸烟、是否有某种疾病，把总人群划分为亚组。二取"次于"之意，这意味着亚组的结果次于主要结果，是为支撑性的证据，因此不能无视主要结果而夸大亚组的结果，尤其是二者不一致的时候。

2. 亚组分析的功能

亚组分析可以评估整体效应在具有不同特征的患者亚组中是否一致。这样做的好处是：①可识别不同亚组患者中显著的结果的差别（异质性）；②有助于产生新的研究假设，为个性化、精准化的医疗提供探索性证据；③设计合理的亚组分析可能会比回顾性分析更有分量，如果是阳性，常可以提高研究的影响力。

3. 亚组分析的局限性

亚组分析是一项曝光度很高的统计学工具。工具不分优劣，决定优劣的是研究者进行该分析的目的。在适当的研究者手中，它有利于探索隐藏在总体效应中的异质性，一定程度上起到化整为零、拨乱反正的作用，并能为下一步研究衍生研究假设，节约研究资源。反之，盲目的亚组分析则会引发一系列问题。①显著增加统计检验的次数，引发多重性问题。例如，在总体结果为阴性时，研究者常常会进行地毯搜索式的亚组分析，并选择性报道某几次阳性发现，这样做看似拯救了 $>0.05$ 的 $P$ 值，但实则背离了统计设计的初衷，最终仅仅是通过数据挖掘强行得到了假阳性结果，可能作出引人发笑的错误结论；②把握度不足，降低统计检验效能。在总体结果为阳性时，进行亚组分析也可能会由于统计效能低等导致结果假阴性。

不难看出，那些没有预先设计、不加选择的亚组分析会带来很多问题。当看到亚组分析时，正确的"take-home message"应该是：没有预先针对亚组人群进行样本量估计的亚组分析的结果只能作为一个未来研究的启示，不能轻易推翻主要结论，更不作为临床决策的依据。

## （二）亚组分析中的类型和结果形式

### 1. 亚组分析的类型

先验亚组分析（prespecified subgroup analyses）：在观察性研究的设计阶段，需要根据计划对特定亚组进行明确定义和限定，这种预设的亚组分析在研究方案中有明确的记录，并常常在研究设计时通过调整样本量、匹配等方法，保障入选过程中亚组人群的代表性和统计分析时的检验效能。在RCT中，先验亚组分析有时也被称为确证性亚组分析，因为预设亚组时研究者会根据亚组进行分层随机化并保证这些预设亚组的样本量需求。而在观察性研究中，由于不可能通过严格的随机化平衡组间的异质性，因此，即使是先验亚组分析，也无法达到"确证"的目的。但相比事后亚组分析，其仍具有优势和更高的证据水平，因为这种在研究之初就"画地为牢"的做法限制了研究者进行钓鱼式的亚组分析，从而降低了机会发现的可能性。

事后亚组分析（post-hoc subgroup analyses）：事后亚组分析是区分于先验亚组分析的成组概念，探索性的成分更加浓厚。在观察性研究中常用以评估主要结果的稳健程度（robustness）以及在具有不同风险特征患者中的一致性（consistency），探索影响疗效或预后的因素，以期寻找疗效更好的适应人群。这类分析往往是在某种分析结果的提示下进行的，没有在试验方案中明确规定，有时甚至是在利益驱动下进行的，因此，就证据级别而言，其比预设亚组分析要低很多，甚至可能得到诸如星座影响疗效的错误结论，需要慎之又慎。

亚组分析的应用：尽管先验亚组分析比事后分析更值得信赖，但临床研究者仍应避免进行大量的亚组分析，无论是先验还是事后分析，通常亚组的数量会限制在5个左右。此外，多次检验导致的假阳性（I型错误），以及样本量不足导致的假阴性（II型错误），使得亚组分析在为临床决策提供信息方面的能力有限。如果是事后亚组分析，往往更缺乏足够的检验效能来发现有临床意义的差异，更不应该用来指导临床实践。总体而言，观察性研究有别于随机对照试验，无论是何种类型的亚组分析，都应谨慎看待亚组分析的结果，一般用于产生新的研究假设（hypothesis-generating subgroup analyses）。

### 2. 亚组分析的结果形式

亚组分析的结果形式见表10-1。

## （三）实施亚组分析的核心要点

### 1. 明确亚组的定义

在研究设计过程中，明确亚组的定义和数量十分关键。在理想情况下，亚

| 表10-1 | 亚组分析的结果形式 | | |
|---|---|---|---|
| 总体分析 | 亚组分析 | 意义 | 不良影响 |
| 阳性 | 阳性 | 总体效应被证明，亚组分析支持总体，验证了结果稳健性及内部一致性 | 过度亚组分析的可能性较小，但仍需注意亚组分析的类型及实际临床意义 |
| | 阴性 | 总体效应被证明，但仍需进一步探索最适获益人群 | |
| 阴性 | 阳性 | 为下一步研究提出假设，可能为个性化医疗提供探索性证据 | 不当的、非计划的"钓鱼式"亚组分析的风险高 |
| | 阴性 | 结果在目标人群及亚组中均没有意义 | |

组应在研究方案中即进行定义。当存在争议时，其定义需基于循证级别较高的临床指南或专家共识，而非单一的研究或临床经验。

自然定义的人口统计学特征、合并症等是最常见的亚组，选择这些亚组的好处是规避了将某些连续型变量转换成分类变量时可能产生的争议或错误分类。面对统计学审稿人时，将患者合并到某亚组以及使用连续变量的截断值需要有充分且明确的理由，如基于数据类型的分布、临床易用性、生物学意义等。然而，在大多数情形下，针对连续变量的处理，更好的办法是用样条探索非线性关联并进行交互作用分析。

## 2. 亚组分析时研究终点的选择

临床研究的终点可分为主要终点和次要终点。主要终点是主要的研究结果，通常代表了确定研究样本量的参数。次要终点则主要用于提供总体效果的额外临床特征，是除主要终点指标外，其他与干预效果或治疗密切相关的指标。需要注意的是，大多数临床研究对次要终点常常缺乏足够的检验效能（事件数较少），因此，对次要终点进行亚组分析，得到假阳性或者假阴性结果的风险会更高。因此，一般来说，对亚组效应的判断应基于主要终点的结果。在某些极少见的特例中，次要终点也用于亚组分析，例如，当一个亚组提示异常显著的风险信号，如明显升高的死亡风险，其可导致的不良后果已经超过了假阳性结论的风险，且能找到合理的生物学解释，此时报道这类结果是合理且必要的。

## 3. 亚组分析中针对多重性进行调整

在一次假设检验中，错误地拒绝原假设称为假阳性错误，通常用α表示。若进行统计推断时遇到多重性问题但未进行妥善处理，则会导致假阳性错误增大。通常意义上设定的α= 0.05意味着当组间没有实际差异时，仍有5%的概率得到假阳性结果。有统计学家认为这种解释在大多数情况下其实是过于乐观的。即使我们能接受一次检验有5%得出假阳性结果的解释，但在实际的研究发表过程中进行的统计检验的次数常常是难以想象的。此时我们不妨假设在α设定为0.05的情况下进行100次的统计检验，那么就有$1-(1-0.05)^{100}=99\%$的机会得到至少一个显著的结果，这不免"细思极恐"。在亚组分析中，若每一个亚组都进行一次统计检验，则至少得到一次假阳性结果的概率将会膨胀至令人咂舌的地步。在那些受人瞩目的研究中，一次又一次的亚组分析导致的假阳性结果甚至可能引起严重的医疗及法律问题。正因如此，在过去的10年中，多重性问题得到了越来越多的关注，《新英格兰医学杂志》、中国临床试验生物统计学工作组（China Clinical Trial Statistics Working Group，CCTS）都曾发表过关于多重性问题统计学考虑的专题综述及专家共识[4-5]，但时至今日，在如何规范多重性问题方面，仍然没有达成一致。目前，最常用的多重比较的方法是Bonferroni方法和Benjamini-Hochberg检验，简单来说，即通过调整显著性的阈值来判断结果是否具有统计学差异。以Bonferroni方法为例，当我们针对亚组进行了5次统计检验时，显著性阈值即调整为$0.05/5 = 0.01$，而非0.05。但是，不得不承认，目前这些方法都没有解决在α水平为0.05的情况下，亚组分析统计效能不足且真实的组间差异检出率低的根本问题。

　　正因如此，在示例1和示例2中，研究均没有对每个亚组中的HR值进行统计检验计算P值，因为这样做难免地会涉及多重检验的问题，要么我们需要进行多重比较的校正，要么我们可以选择另一种听似"高端、大气、上档次"的统计方法——交互作用检验，一定程度上规避多重检验带来的问题。

## 4. 研究因素与亚组间的交互分析

　　什么是交互作用？我们不妨以药物的相互作用来理解，当临床上给患者开2种降压药处方时，医生期待的是1+1>2的效果，这就是交互作用，即A药的降压效果由于B药的应用与否而产生了差异。抽象来讲，如果A因素（A药，如缬沙坦）对因变量的效应（血压）因为B因素（B药，如氢氯噻嗪）的不同水平而有差异（或者反过来），那么就说A和B之间有交互作用。而针对交互作用进行的统计分析就是交互分析，即分析两个或以上因素共同作用时，除各自单独产生的作用，是否还有额外的"火花"。交互作用检验，是一种统计方法，可应用在各种回归分析中，那将其应用于亚组分析中又有何妙处呢？

　　如前文所述，由于多重检验及低统计效能，亚组内比较所得到的显著统计学差异通常并不能够说明亚组内存在不同，其结果仅仅是描述性的（如示例1）。此时我们可以进行交互作用检验来推断临床疗效是否在不同亚组中存在差异，但需要谨慎的是，即使交互检验结果显示P<0.05，亚组间差异是否有"实际临床意义"仍需要结合临床进行评价。例如，当我们探索他汀

类降脂药改善心血管结局的效应在男性和女性中是否存在差异时，理论上我们可以在男性患者以及女性患者中分别计算出他汀类降脂药相较于安慰剂对心血管结局的两个效应值，并得到相应的两个P值，这就是亚组内的直接比较；相比之下，交互作用P值（P for interaction）则是检验"他汀类降脂药的疗效是否因性别而有所差异"，而非分别在男性、女性中进行独立的两次他汀类降脂药与安慰剂之间的比较，此时仅产生一个P值。显然，进行两次统计检验的假阳性概率明显大于一次统计检验。而当所分出的亚组>2个时，如不同的年龄组，则假阳性的风险会更大。因此，交互分析可以称得上是观察性研究亚组分析中克服假阳性结果的有效工具。在亚组分析中，它决定了基于特定的亚组特征，药物的治疗效果是否有明显的差异。此时，交互作用是相对"主效应"而言的，在二分类的亚组中根据其效应的方向性可进一步分为定量（quantitative）和定性（qualitative）交互作用。定量交互作用意味着治疗效果仅在方向上存在大小变化，在森林图上点估计及95%置信区间位于基线的同一侧；而定性交互作用意味着不同亚组间治疗效果存在方向的变化，如某口服药物应用于男性中可以降低不良事件的发生，而在女性中则表现为增加不良事件发生率。一般而言，定量交互比定性交互的可靠程度要稍高。

但需要注意的是，如果交互作用检验为阴性，则须假设亚组间治疗效果的差异仅仅是偶然发生的。在这种情况下，需要用研究的主效应对各个亚组进行解释，而不能轻易得出某些亚组具有特定治疗效果的结论。当交互作用检验结果为阳性时，可以认为亚组之间存在治疗效果差异，即某治疗手段在不同的亚组人群中具有不同的效果，但仍需要考虑到上文讨论的假阳性可能。目前，交互作用的P值采用与常规统计检验相同的显著性阈值，即α=0.05。但仅仅报告交互作用的P值是不够的，最好是用森林图进行图形化展示。

### （四）亚组分析结果报告的规范

早在30年前，学界就广泛提及亚组分析报告模式的不规范。2007年—2014年，3大医学类综合期刊中的顶刊《新英格兰医学杂志》《柳叶刀》《美国医学会杂志》《内科学年鉴》以及《英国医学杂志》即针对亚组分析的报告发表了许多的社论，但在实践中关于对亚组分析的报告模式却并没有相应的改善。这期间发表在这些顶级刊物上的270项亚组分析中，约2/3都没有针对亚组组间的异质性进行相关的检验和处理，也没有进行交互作用的检验。更令人讶异的是，方法学适当的亚组分析所占的比例从2007年的77%下降到2014年的63%[6]。可见，目前充斥着大量极可能会产生误导的亚组分析的结果。

亚组分析的结果应详细报告如下：①研究总人数；②发生事件总数，表示为绝对值（百分比）；③效应值OR或HR和相应的95%CI；④分组因素与亚组相互作用的P值；⑤以森林图的形式展现结果。不仅如此，真正在文章撰写过程中，还必须包括从不同层面对亚组分析结果的有效性和可靠性进行评估的具体要素[7]，具体如下。

（1）研究设计阶段（study design）：

❖ 亚组分析的类型是预设分析还是事后分析？是否在研究方案中有记载？

❖ 感兴趣的亚组的数量是否合理？

❖ 亚组是如何定义的？

❖ 研究的样本量是否已将重点关注的亚组纳入考量？

❖ 亚组分析的统计效能有多大？

❖ 亚组分析时的终点是如何定义的？

（2）统计方法阶段（statistical methods）：

❖ 缺失值及失访的模式是否随机？是否有相应的处理？

❖ 是否包含针对亚组间基线差异的异质性分析？

❖ 是否针对多重性问题进行校正？

❖ 是否进行了交互作用检验？

❖ 亚组中是否针对某些关键的危险因素/预后因子进行了调整？

（3）结果展示阶段（results reporting）：

❖ 是否描述了亚组间基线特征（包括补充材料中）？

❖ 结果部分是否主要着墨于主要研究终点？

❖ 是否要将亚组效应可视化（森林图）？

❖ 是否明确标注了人群数量、事件数、效应值、P值及交互作用P值？

（4）讨论描述阶段（discussion）：

❖ 讨论是否主要集中于总体结果的阐释？

❖ 亚组结果与总体结果一致还是矛盾？是否能从既往研究中找到支撑证据？

❖ 是否有间接证据可以支持总体与亚组之间的差异？

❖ 研究的局限性是否对亚组分析的探索性本质进行了强调？

❖ 研究的结论是否对亚组分析进行了过度延伸？

在观察性研究中，亚组分析的功能决定了在绝大多数的应用场景中，其扮演的是事后诸葛亮的角色。正因如此，它的阳性结果可能是"踏破铁鞋"得来的。尤其是在面对初期设计存在明显缺陷的研究时，阳性的亚组分析结果可能暗含了研究者事后补救的过多苦心。通过本节的共同讨论，希望我们都能开一双慧眼，正确地甄别亚组分析结果；练一双巧手，规范地报道亚组分析的结果。

当今，随着整体研究水平的提高，我们常常会接触到一些充满"高级感"的统计学术语，使我们产生一种必用之而后快的冲动，笔者也曾有过这种经历。在团队投稿到专业内某知名期刊时，统计审稿人曾留下这样一条意见："the authors are advised to keep the statistical analysis in this clinical paper as simple as possible"，简单的一句话，时至今日仍常读常新。所有的统计学方法都是为研究目的服务的，不假思索地滥用，轻则画蛇添足，重则搬石砸脚。用最平实的语言说出最惊人的发现，这或许才是大研究者心中最高的境界。

## 三、实操

我们以PARAGON-HF亚组分析数据（图10-1）为例，应用R语言编程演示绘制相应的森林图。

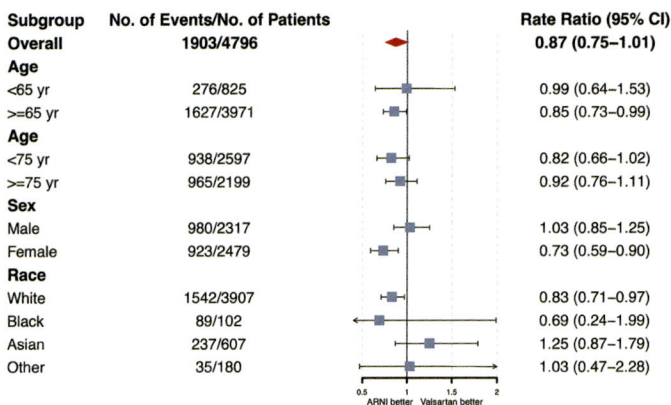

| Subgroup | No. of Events/No. of Patients | | Rate Ratio (95% CI) |
|---|---|---|---|
| Overall | 1903/4796 | | 0.87 (0.75–1.01) |
| Age | | | |
| <65 yr | 276/825 | | 0.99 (0.64–1.53) |
| >=65 yr | 1627/3971 | | 0.85 (0.73–0.99) |
| Age | | | |
| <75 yr | 938/2597 | | 0.82 (0.66–1.02) |
| >=75 yr | 965/2199 | | 0.92 (0.76–1.11) |
| Sex | | | |
| Male | 980/2317 | | 1.03 (0.85–1.25) |
| Female | 923/2479 | | 0.73 (0.59–0.90) |
| Race | | | |
| White | 1542/3907 | | 0.83 (0.71–0.97) |
| Black | 89/102 | | 0.69 (0.24–1.99) |
| Asian | 237/607 | | 1.25 (0.87–1.79) |
| Other | 35/180 | | 1.03 (0.47–2.28) |

图10-1　PARAGON-HF亚组分析数据

首先使用Excel创建新文档，将相应的数据（包括组别、事件数/患者数及HR点估计和95%CI）填入表格（图10-2）中。其中A、B、C三列将作为文本直接在森林图中呈现；D、E、F三列则作为绘制森林图的参数，分别对应HR点估计和95%置信区间的下限及上限。数据编辑完毕后另存为.csv文件。

森林图R语言代码如下：

```
#安装forestplot程序包（绘制森林图），已安装过忽略该代码
install.packages("forestplot")
library(forestplot)
#读入数据，并将数据集命名为data_forest
data_forest <- read.csv("Desktop/PARAGON.csv", header = FALSE)
#此处注意把header设置成FALSE
#tiff('Figure 1.tiff',height = 6000,width = 7000, res=600)
```

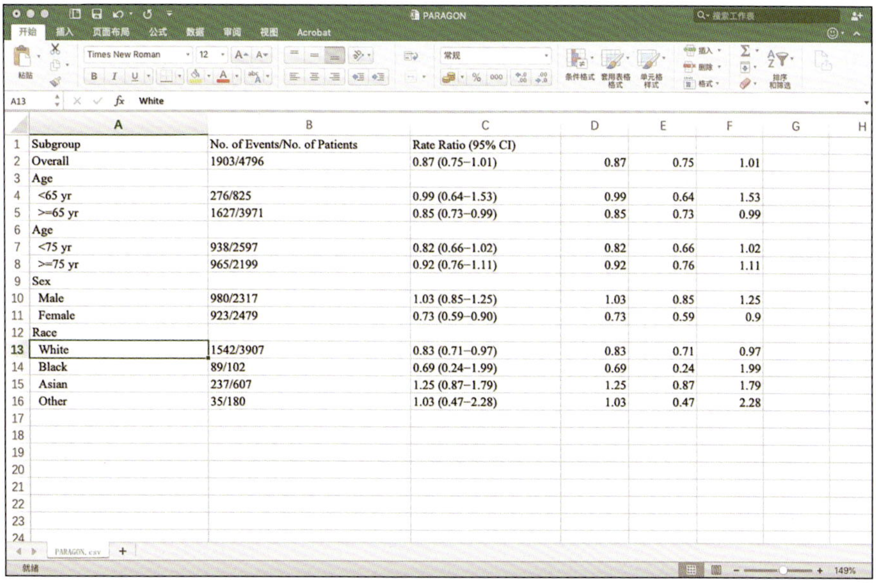

| | A | B | C | D | E | F |
|---|---|---|---|---|---|---|
| 1 | Subgroup | No. of Events/No. of Patients | Rate Ratio (95% CI) | | | |
| 2 | Overall | 1903/4796 | 0.87 (0.75–1.01) | 0.87 | 0.75 | 1.01 |
| 3 | Age | | | | | |
| 4 | <65 yr | 276/825 | 0.99 (0.64–1.53) | 0.99 | 0.64 | 1.53 |
| 5 | >=65 yr | 1627/3971 | 0.85 (0.73–0.99) | 0.85 | 0.73 | 0.99 |
| 6 | Age | | | | | |
| 7 | <75 yr | 938/2597 | 0.82 (0.66–1.02) | 0.82 | 0.66 | 1.02 |
| 8 | >=75 yr | 965/2199 | 0.92 (0.76–1.11) | 0.92 | 0.76 | 1.11 |
| 9 | Sex | | | | | |
| 10 | Male | 980/2317 | 1.03 (0.85–1.25) | 1.03 | 0.85 | 1.25 |
| 11 | Female | 923/2479 | 0.73 (0.59–0.90) | 0.73 | 0.59 | 0.9 |
| 12 | Race | | | | | |
| 13 | White | 1542/3907 | 0.83 (0.71–0.97) | 0.83 | 0.71 | 0.97 |
| 14 | Black | 89/102 | 0.69 (0.24–1.99) | 0.69 | 0.24 | 1.99 |
| 15 | Asian | 237/607 | 1.25 (0.87–1.79) | 1.25 | 0.87 | 1.79 |
| 16 | Other | 35/180 | 1.03 (0.47–2.28) | 1.03 | 0.47 | 2.28 |

图10-2　使用Excel创建的文档

```
forestplot(labeltext = as.matrix(data_forest[,1:3]),  #展示数据集的前四列
           mean = data_forest$V4,  #点估计
           lower = data_forest$V5,  #95%置信区间下限
           upper = data_forest$V6,  #95%置信区间上限
              is.summary = c(T,T,T,F,F,T,F,F,T,F,F,T,F,F,F,F), #设置每一行是否显示粗体，T表示是，F表示否
           zero = 1,  #设置参照值
           led.zero = 2, #参考线粗细
           boxsize = 0.4, #设置点估计图形的大小
           lwd.ci = 1,  #设置区间估计线的粗细
           clip = c(0.4,2.0),  #设置置信区间显示的上下限，超过部分用箭头显示
           lineheight = unit(7,'mm'),   #设置行距
           colgap = unit(6,'mm'), #列间距
           col = fpColors(box='#6699CC',summary = "#CC0033",lines = 'black',zero = '#333333'), #依次定义点估计方块值、汇总值、95%区间线条和参考线的颜色
           xlab = "ARNI better   Valsartan better",
           lwd.xaxis = 2, #设置X轴线的粗细
           lty.ci = "solid",
```

```
grid= TRUE, #在x轴对应的单位间隔上做垂直的虚线参考线
graphwidth = unit(4,"cm"), #调节95%置信区间作图的宽度
graph.pos = 3)#设置森林图的位置，3表示在第三列呈现
```

## 参考文献

[1]    ISIS-2 Collaborative Group. Randomised trial of intravenous streptokinase, oral aspirin, both, or neither among 17187 cases of suspected acute myocardial infarction[J]. Lancet, 1988,2(8607): 349-360.

[2]    Heerspink H J L, Stefánsson B V, Correa-Rotter R, et al. Dapagliflozin in patients with chronic kidney disease[J]. N Engl J Med, 2020, 383(15): 1436-1446.

[3]    Zhang H, Yuan X, Zhang H B, et al. Efficacy of long-term β-blocker therapy for secondary prevention of long-term outcomes after coronary artery bypass grafting surgery[J]. Circulation, 2015, 131(25): 2194-2201.

[4]    Dmitrienko A, D'Agostino R B Sr. Multiplicity considerations in clinical trials[J]. N Engl J Med, 2018, 378(22): 2115-2122.

[5]    CCTS 工作组,王彤,易东. 临床试验中多重性问题的统计学考虑[J]. 中国卫生统计, 2012,29(3): 445-450.

[6]    Gabler N B, Duan N, Raneses E, et al. No improvement in the reporting of clinical trial subgroup effects in high-impact general medical journals[J]. Trials, 2016, 17(1): 320.

[7]    Sun X, Ioannidis J P A, Agoritsas T, et al. How to use a subgroup analysis: users' guide to the medical literature[J]. JAMA, 2014, 311(4): 405-411.

（张斌，姚佑楠）

# 第十一章　*STROBE*条目12c详解：缺失值的处理

　　*STROBE*第12条以多达7个小条目的形式，对观察性研究统计学方法的报道进行了详细的规定。这一部分可谓微言大义，每一个点都是观察性研究的重头戏。毫不夸张地讲，如果能够完全吃透这一部分，观察性研究的统计技巧——注意，不是基础的入门的，而是高级的进阶的——将尽入彀中！在此基础上看文章，评文章，写文章，偶尔怼一怼审稿人，基本不在话下了，关键是对于统计，甚至临床科研都会有一个更加深入的认识。

　　这一章节我们专门讲讲"12 (c): Explain how missing data were addressed"，也就是缺失值的处理，重点放在缺失值的多重插补。

　　开展观察性研究，最常见的做法就是去翻病历本，提取数据。我们会事先根据临床经验或者文献报道来设计一些变量，然后从病历本里面查找。由于病历不是按照科研的思路写的，更不是按照科研的变量设计去"打勾"的，缺失值的问题几乎不可避免。我们的病历质量不尽如人意，每次查病历都想抓狂，这也就意味着我们很难摆脱缺失值的困扰。

　　接下来我们通过三个实例来看看SCI如何描述缺失值的处理。我们可以学习其方法，更可以直接借鉴其术语和语言。看到活生生的示例后，我们对于缺失值会有一点感性印象，然后可以进入理论的学习。有了理论，我们就可以开始动动手，对于临床医生而言，统计的目的是要会做。我们在本节末尾安排了手把手的软件教学，希望真正做到"知行合一"。

## 一、示例

示例1[1]

原文

Before data analysis, predictor variables in the derivation and validation cohorts were inspected for missing values. Among the predictors, the proportion of missing data ranged from 0 to 31.7%. To include these data from the analyses, we imputed missing data by multiple imputations by chained equations, using the mice package for R, in which predictive mean matching is embedded with the cases (k)=5 default. Patients with missing outcome measures and lost demographic and surgical records were excluded from both the derivation cohort (28/573, 4.9%) and the validation cohort (47/262, 17.9%; Figure S1).

翻译

在数据分析之前，预测模型开发集和验证集中的变量都被检查了缺失值问题。缺失的程度从0~31.7%不等。为了纳入这些数据，我们利用基于链式方程的多重插补进行处理。所用的R包是mice预测均值匹配法，默认k=5。缺失结局指标和人口学及手术记录的患者被剔除出去，剔除出去的患者分别占开发集的4.9%（28/573）和验证集的17.9%（47/262）（图S1）。

评述

该研究发表在*Journal of the American Heart Association*，该杂志是心血管领域的一本名刊。这本杂志的很多文章来自心血管顶刊*Circulation*的转投，其方法学是比较严谨的。该研究旨在开发和验证一个预测大龄法洛四联症患儿住院并发症的模型。预测模型是近年来比较火爆的一种研究类型，需要一个队列来开发模型，即开发集；另一个队列用来验证模型，即验证集。该研究使用多变量logistic回归方程开发了一个列线图（nomogram）预测工具。变量最多缺失了31.7%，这个比例是很高的。对于缺失值缺失了多少会影响结论，目前没有定论。本文缺失了这么多，却依然可以发表在*Journal of the American Heart Association*，或许能给我们一定参考。本文对于缺失值的处理方式为多重插补和直接删除相结合。所谓插补，是指为缺失数据确定一个合理的替补值，插补到原缺失数据的位置上。多重插补为插补里面的高级技巧，属于缺失值处理的"大杀器"，后文会附有软件的逐步实操演示。多重插补作者用了链式方程、均值匹配法、k=5等术语，听起来让人"丈二和尚摸不着头脑"。实际上，大家看最后的软件演示，这些都是mice包的默认设置，一个代码就能搞定。所以，高深的理论不可怕，简单的操作才是王道。另外值得一提的是，本文对于插补前和插补后的数据进行了比较（Table S2，S3），结果显示插补前和插补后的数据分布一致，从而证明插补没有造成大的数据偏倚，这也是一个值得学习的技巧。

### 示例2[2]

**原文**

In the multivariable model, multiple imputation was used to handle the 167 patients in whom the LVEF was missing. Multiple imputation methods are known to be superior to complete case analyses.

**翻译**

多因素分析中，对于167例缺少左室射血分数的患者，多重插补被用于处理缺失值。多重插补被认为是一种比完整数据（直接删除缺失值）分析更好的方法。

**评述**

本研究是一个队列研究，发表于*European Heart Journal*（IF=23）。该研究前瞻性地随访了冠状动脉搭桥患者术后的结局，并利用Cox回归来确立死亡预测因素。在多因素回归分析前，对于167例左室射血分数缺失的数据进行了多重插补。该研究对于缺失值的描述言简意赅，但是基本清楚地表述了缺失比例和处理方法。对于*STROBE*而言，重要的是有没有，内容的长短与深浅则不在规定范围之内。根据笔者经验，如果对于统计学领会较深，有底气的话可以多说几句，显得有深度、有内涵；如果是初出茅庐，只是照葫芦画瓢的话，最好懂得言多必失的道理。

### 示例3[3]

**原文**

The proportion of missing nonlaboratory, nonimaging covariates was less than 1%. Missing observations were excluded from the analysis. Missing preoperative laboratory values (missing at 6%-7%) were imputed with a single conditional imputation approach using age- and sex-adjusted norms. Left ventricular ejection fraction, as measured by echocardiogram, was missing in 2.9% of patients with heart failure, and patients with missing LVEF were excluded from subset analyses pertaining to left ventricular systolic function. A sensitivity analysis replacing imputation of missing laboratory values with a complete case analysis did not significantly change the results (eTable 8 in the Supplement), nor did a propensity score-adjusted sensitivity analysis (eTable 9 in the Supplement).

**翻译**

非检验、非影像学变量缺失的比例<1%。缺失的患者被删除。缺失的术前检验数据范围为6%~7%，用年龄和性别调整的标准来进行单一条件插补。左室射血分数由超声心动图获得，在心衰患者中有2.9%的缺失。对于左室收缩功能的亚组分析，缺少左室射血分数的人被排除在外。我们进行了敏感性分析，即利用完整数据分析法而不是插补法进行了分析，结果没有显著改变，基于倾向

性评分调整的敏感性分析也没有改变结果。

评述

本研究是一个观察性研究，发表于医学四大刊之一的 *JAMA*，目的在于确定左心室射血分数和心力衰竭症状如何影响手术效果。本文对于缺失值的插补，使用了删除和单一插补法。根据描述，这里的单一插补法应该是根据年龄和性别做了回归预测，用预测值来替代缺失值。相比多重插补，单一插补稳定性较差，听起来就不是很高级。但是本文还做了一个高级动作——用完整数据和倾向性匹配调整的数据做敏感性分析，结果显示和插补数据并无明显差异，证明了插补的可靠性。敏感性分析是证明结果稳定性的法宝，在"本书第十五章"中会重点论述。

# 二、理论

数据缺失的问题在几乎所有的研究中都相对常见，并可能对从数据中得出的结论产生重大影响。实际上，统计师或者数据分析师大部分的时间都在清理数据，也就是所谓的数据预处理。对于缺失值的处理是其中很重要的一部分。在医学研究中，有一些专门研究如何处理缺失数据、缺失数据引起的问题以及避免或最小化此类问题的方法。然而，大多数研究人员都是在假设数据集完整的基础上得出结论（忽略了缺失值的问题）。缺失值会降低统计效能，造成参数估计的偏差，降低样本的代表性，也可能会使研究的分析复杂化。以上每一个问题都可能威胁到试验的有效性，并可能导致无效的结论。

## （一）缺失值的类型

Donald Bruce Rubin是数据缺失研究领域的一尊"大神"，是当今世界最具影响力的统计学泰斗。他主持哈佛大学统计系长达13年，现在在清华大学丘成桐数学科学中心工作。根据缺失原因，Rubin首先描述了缺失数据的3种类型[4]。一，完全随机丢失（missing completely at random，MCAR），即数据的缺失是完全随机的，不依赖于任何变量，不影响样本的无偏性。在这种情况下删除缺失值，统计效能也许会下降，但是不影响参数估计。二，部分随机丢失（missing at random，MAR），即数据缺失的概率与缺失的数据本身无关，而仅与部分完整数据有关。也就是说，数据的缺失不是完全随机的，该类数据的缺失依赖于其他完全变量（在数据集中，我们将不含缺失值的变量称为完全变量，数据集中含有缺失值的变量称为不完全变量）。比如女性通常不想透露她们的年龄/体重，则年龄/体重变量缺失值受性别变量的影响。在这种情况下，可以通过已知变量对缺失值进行估计（数据插补）。三，非随机丢失（missing not at random，MNAR），即数据的缺失与不完全变量自身的取值有关。例如，高收入人群通常不希望在调查中透露他们的收入，也就是收入在这个变量的缺失情况受到收入本身的影响。在这种情况下，删除缺失值会造成较大的偏倚（删除收入的缺失值，我们就失去了大部分高收入人群的信息）。

正确判断缺失值的类型，能给我们处理变量指明方向，但目前还没有一套公认的缺失值类型判定标准。大多是依据经验或文献回顾进行判断。一般而言，所有数据缺失的处理方法仅适合于MCAR与MAR的处理，而对于MNAR最好是能重新设计实验或获取数据。

### （二）缺失值处理的技巧

处理缺失值的最佳方法就是消灭缺失值，即通过精心设计和仔细收集数据来预防问题。理想很丰满，现实很骨感。我们面对缺失值时，有哪些统计武器可以使用呢？我们接下来看一些比较经典和常见的方法。

#### 1. 删除含有缺失值的个案（case deletion）

处理缺失数据最常见的方法是简单地删掉那些有缺失数据的患者，并分析剩余的数据，这种方法称为完整案例分析（complete case）或列表删除（listwise deletion）。如果满足MCAR的假设，且缺失值<5%，完整案例分析可以产生无偏估计。大多数统计软件的默认分析选项就是完整案例分析。假设你有100例患者，90例含有缺失值，10例完整的，在利用软件做分析的时候，悄悄地只纳入10例患者的信息，而你对此一无所知。这样的结论可靠吗？大家用SPSS做logistic回归的时候可以注意下，含有缺失值的患者不会进入到分析当中。如果这些患者包含重要的信息（比如都发生了死亡，而死亡恰恰是主要结局），那么完整案例分析就会导致极大的偏差。大多数时候，数据都是不满足MCAR假设的，尤其样本量较小时，删除缺失值是下下策。

#### 2. 成对删除（pairwise deletion）

假设存在A、B、C、D、E五个变量，C有缺失值，其他的都是完整数据。那么，当对A、B、D、E进行分析时，就可以用完整数据进行分析。而当要纳入C时，则不得不删除相应的缺失值。也就是不同的分析因涉及的变量不同，其有效样本量也会有所不同。相比完整案例分析最大限度地保留了数据集中的可用信息。

#### 3. 均值插补（mean imputation）

简单地将数据删除并不是一个好办法。替换缺失数据，也就是对缺失数据进行插补，相比于直接删除，减少了信息的浪费。插补的基本思想是对缺失值进行预测，用预测值来代替缺失值，从而使缺失数据变得完整。在均值插补中，使用变量的平均值来代替同一变量的缺失数据值。这使得研究人员可以在一个不完整的数据集中利用收集到的数据。比如，100例患者中有10例患者的身高信息缺失了，则这10例患者的身高可以用其他90例患者身高的平均值来替代。一般操作过程是当变量服从或近似服从正态分布时，可把此变量的平均值作为其所有缺失值的插补值；当变量服从偏态分布时，那么可考虑中位数或众数作为插补值。均值插补不需要删除数据，最大程度上保证了数据的真实性与完整性。但是同一个变量中的缺失值都用同一个均值来替换，会使变量的变异性降低，影响其分布（当然，这也取决于缺失比例）。此外，这种方法没有增加新的信息，只是增加了样本大小，导致了对缺失变量误方差/标准差的低估，因此，均值替代并不被普遍接受。

## 4. 回归插补（regression imputation）

回归插补是用回归方程的预测值代替缺失值。跟均值插补不同，回归插补并不是填补一个确定的值，而是利用其他已知信息预测缺失值，保留了大量数据，并且避免了显著改变标准差或分布形状。然而，正如在均值替换中一样，虽然回归插补替换了从其他变量预测的值，但没有添加新的信息，只是保留了样本量，却降低了估计参数的标准误差。

## 5. 末次观测值转结法（last observation carried forward，LOCF）

许多研究都是采用纵向或时间序列的方法，即在随访中重复测量受试者。在这种情况下，最广泛使用的插补方法是末次观测值转结法。顾名思义，末次观测值转结法是用来自同一对象的最后观察到的值替换以后每个缺少的值。无论何时缺少一个值，都会用上一次观察到的值替换它。比如患者A第一次随访的血钾是3.7，第二次是3.8，第三次失访了。我们认为A的血钾是稳定的，那么后面所有的随访都填补为3.8。这种方法虽然简单，但它低估了估计结果的可变性。与LOCF相对应的是最坏情况转结法（worst case carry forward，WCCF），用最差值来填补。这个在临床试验中比较常见。比如试验评价的主要终点是手术成功与否，那么缺失均按否来处理，目的是更保守地估计治疗效果。如果在这种苛刻处理的条件下，手术依然显示出优越性，则可以认为该发现是可信的。

## 6. 虚拟变量法（dummy variable）

该法主要用于分类自变量的缺失，即把缺失值作为一类，这样类别数就多了一类。如糖尿病，有糖尿病为0，正常为1。如果有缺失，可以把缺失值赋值为2，这样就变成了3类。在结果里面，只看"正常vs糖尿病"的结果。这种方法的好处在于，由于将缺失赋值，统计软件就不会把它当作一个缺失值删除，避免了由于糖尿病这一个变量缺失而导致整个患者信息被删除的悲剧。

## 7. 热卡填充（hot deck imputation）或就近补齐

对于一个包含缺失值的患者，热卡填充法会在完整数据中找到一个与它最相似的对象，然后用这个相似对象的值来进行填充。为什么叫热卡呢？因为以前数据是用卡片的方式存储的，类似的患者卡片被装订到一起，而正在被机器处理的卡片是热的，所以叫"热卡"。该方法在概念上很简单，且利用了数据间的关系来进行空值估计。这个方法的缺点在于难以定义相似标准，主观因素较多。

## 8. 最近邻插补（k-nearest neighbor，KNN）

先根据某些算法来确定不同样本之间的"距离"，然后选出K个离有缺失数据的样本最近的样本（"邻居"），将这K个值加权平均来估计该样本的缺失数据。KNN可以看作是热卡填充的加强版。它的一个明显缺点是，在分析大型数据集时会变得非常耗时，因为它会在整个数据集中搜索相似数据点。此外，在高维数据集中，最近与最远邻居之间的差别非常小，因此KNN的准确性会降低。

## 9. 多重插补（multiple imputation，MI）

多重插补是由Rubin在1977年提出来的，这是用于填补复杂数据缺失值的一种方法。本书前述示例中有两篇都提到了多重插补，简而言之，多重插补就是为每个缺失值创建多个预测值，然后综合得出一个更加准确的估计值。多个估算数据的方式考虑了估算的不确定性（估计值之间的差异），并产生了更准确的标准差，因而优于其他简单的插补方法。这种方式非常灵活，适用于分类和连续数据。鉴于多重插补的"贵族气质"和SCI杂志对它的偏爱，我们接下来重点演示如何利用R语言进行多重插补。统计这玩意儿，懂不懂先放一边，用起来再说。

## 10. 敏感性分析（sensitivity analysis）

敏感性分析是用来评价主分析结果稳健性的方法，严格来讲并不是缺失值处理的一种方法，但是有一些文章将敏感性分析和缺失值相结合，产生了意想不到的化学反应，大大提升了文章的可信度。比如主分析用了多重插补，然后用完全数据的方法进行敏感性分析（示例1和3）。如果敏感性分析结果与主要分析结果一致，那么可以保证所丢失的信息以及处理缺失数据的方法对整体研究结果不产生重要影响；相反，如果敏感性分析与主分析结果出入较大，则缺失值的处理可能对于结果的影响较大，结果不太可信。

## 三、软件实操

本教程基于Stef van Buuren[5]的*mice: Multivariate Imputation by Chained Equations in R*，被引7 508次。Mice这个包堪称多重插补的"倚天剑"，大家可以放心大胆地用。以下为R语言代码标配款，可以结合自己的需求调整去制作高配款。大家可以直接把这些代码粘贴进R里面试着运行，代码里自带数据。

```
####################################################
###R包要求
## Requires R packages: mice (>2.9), VIM, mitools, Zelig
(+dependencies)
#加载R包
library("mice")
#查看自带数据集
?nhanes
#该数据包含四个变量: age（年龄）, bmi（体重指数）, hyp（高血压）,
anchl（胆固醇）。缺失值表示为NA
#获取数据集
data <- nhanes
#查看数据
head(data)
#检查缺失值
md.pattern(data)
```
#图11-1表示25行数据中，13行有0个缺失值，3行有1个缺失值（chl），1行有1个缺失值（bmi），以此类推。缺失值总数等于(7×3)+(1×2)+(3×1)+(1×1)=27

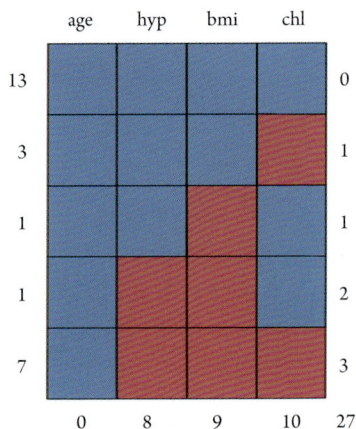

图11-1　缺失值图示

```
##################################################
###多重插补
#先来认识一下mice函数
?mice
#多重插补，其实也就很短的一串代码。统计没有你想的那么难！
#默认生成5个插补的数据集，方法是pmm（预测平均匹配）
imp <- mice(data,m=5,defaultMethod = "pmm",seed = 999)
#检查提取后的数据和原数据分布是否一致
stripplot(imp,pch=19,cex=1.2,alpha=.3)
```

#图11-2显示四个变量的分布情况。观察值是蓝色点，插补值是红色点。age没有红点，因为它是完全数据。对于其他三个变量，蓝点和红点的分布一致，证明插补效果很好

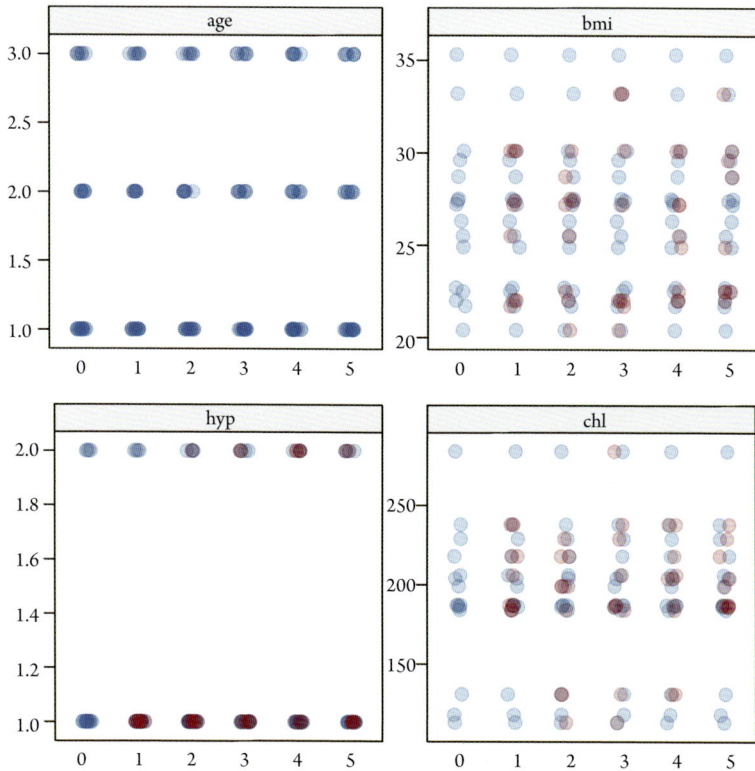

图11-2　插补效果

```
####################################################
#选定一个满意的数据集，进行后续分析
#提取第一个插补后的数据集
data1 <- complete(imp,1)
md.pattern(data1)
#显示没有缺失值
####################################################
#合并五个数据集分析（推荐）
fit=with(imp, lm(hyp~age+bmi+chl))
xs<-pool(fit)
summary(xs)
#######################end#########################
```

## 参考文献

[1]    Liu H，Zheng S Q，Li X Y，et al. Derivation and Validation of a Nomogram to Predict In-Hospital Complications in Children with Tetralogy of Fallot Repaired at an Older Age[J]. J Am Heart Assoc，2019，8(21)：e013388.

[2]    van Domburg R T，Kappetein A P，Bogers A J. The clinical outcome after coronary bypass surgery：a 30-year follow-up study[J]. Eur Heart J，2008，30(4)：453-458.

[3]    Lerman B J，Popat R A，Assimes T L，et al. Association of Left Ventricular Ejection Fraction and Symptoms With Mortality After Elective Noncardiac Surgery Among Patients With Heart Failure[J]. JAMA，2019，321(6)：572-579.

[4]    Rubin D B. Inference and missing data[J]. Biometrika，1976，63(3)：581-592.

[5]    Buuren S V，Groothuis-Oudshoorn K. MICE：Multivariate Imputation by Chained Equations in R[J]. J Stat Softw，2011，45(3).

（吴进林）

# 第十二章　*STROBE*条目12d详解：队列研究失访资料的处理

提到队列研究里的"生存分析""失访数据"，我想所有的临床研究者都不会陌生。失访是各类前瞻性研究过程中几乎都会遇到的情况，合理地处理失访数据对于正确分析生存数据、客观解读临床研究结果等至关重要。接下来我们讲讲*STROBE*声明的条目12d "Cohort study—If applicable，explain how loss to follow-up was addressed"，即如有可能，队列研究应解释失访资料的处理方法。对于失访资料的处理，分为以下两类情况：一是在未采取生存分析相关方法的情况下，失访资料的处理请参考"本书第十一章"缺失值的处理部分；二是生存分析中失访资料的处理，本文将重点讨论Kaplan-Meier估计和多因素Cox比例风险模型。在数理研究领域，生存资料的分析处理既是十分重要，也是极其复杂的部分，但是对于大部分临床科研者而言，学习的关键在于找到合适的分析方法并合理地解读分析结果，而不必执拗于数学公式。我们先来一起看下临床研究文献中生存分析和失访数据处理的示例。

## 一、示例

### 示例1[1]
原文

The Kaplan-Meier method was used to estimate overall and progression-free survival. The stratified log-rank test was used to assess between group differences in overall and progression-free survival. Hazard ratios and associated 95% confidence intervals were calculated with the use of a stratified Cox proportional-hazards model.

翻译

Kaplan-Meier方法用于估计总生存期和无进展生存期。分层对数秩检验用于评估总生存期和无进展生存期的组间差异。使用分层Cox比例风险模型方法计算不同分组的风险比和95%CI。

**评述**

该研究发表在2018年的 *The New England Journal of Medicine*，该杂志是临床研究领域的顶刊，其数据分析的方法和质量都十分可靠。这项研究是肿瘤免疫治疗系列研究中大家十分熟悉的Keynote-189研究，研究数据采用Kaplan-Meier估计描绘生存曲线，应用经典的多因素Cox比例风险模型进行模型拟合和风险比值比及95%可信区间的计算，本文可以作为失访数据处理和生存数据分析的模板来学习。生存分析的基本内容包括：①刻画生存时间的分布（Kaplan-Meier曲线）；②生存时间分布的组间比较（Log-rank检验）；③估计生存时间分布影响因素的效应（Cox比例风险模型）。

**示例2[2]**

**原文**

Kaplan-Meier curves of progression-free survival (PFS) according to the development of irAEs in 6-week landmark analysis were evaluated with the log-rank test as a preplanned primary objective. Overall survival (OS) was similarly evaluated. Multivariable analysis of both PFS and OS was performed with Cox proportional hazard regression models.

**翻译**

数据采用Kaplan-Meier估计描绘无进展生存期（PFS）的生存曲线。进行Landmark分析，根据6周内是否出现免疫相关性毒性作用和不良反应进行分组，且通过对数秩检验（Log-rank检验）进行组间比较。对总生存期（OS）进行了类似的分析。使用Cox比例风险回归模型对PFS和OS进行多因素分析。

**评述**

该研究发表在2017年的 *JAMA Oncology*，该杂志是肿瘤研究领域的一本名刊。该研究探索在晚期或复发性NSCLC患者中，免疫相关性毒性作用和不良反应（irAEs）的发生与纳武单抗治疗效果间的相关性。基于以往的研究结论，假设irAEs的早期发作可能预示着免疫检查点抑制剂治疗的预后较好，因此，本研究采用Landmark分析，将重点聚焦在开始治疗6周内是否出现免疫相关性毒副反应与纳武单抗治疗的生存结果的相关性。Landmark分析的本质是对生存曲线进行分段分析，截断点的选择取决于既往的研究结果、曲线的特征或者研究目的。

**示例3[3]**

**原文**

A mixed-effect Cox model analysis was conducted to determine the association between baseline myocardial marker levels and the risk of the primary endpoint of COVID-19 by treating the site as a random effect. Hazard ratios (HRs) and 95% confidence interval (CI) were calculated in the mixed-effect model. Multivariable adjustment included age, gender, and pre-existing comorbid conditions (diabetes, hypertension, coronary heart disease and cerebrovascular disease).

翻译

将不同的研究中心设定为随机效应项，采用混合效应Cox模型分析心肌标志物水平与新型冠状病毒感染不良预后之间的关联。在混合效应模型中计算了风险比（HR）和95%CI，多因素模型中校正了年龄、性别和基础疾病（糖尿病、高血压、冠心病和脑血管疾病）。

评述

该研究是一项多中心回顾性研究，纳入了2019年12月31日—2020年3月4日在9家医院确诊的3 219例COVID-19患者，研究目的是评估心肌损伤标志物与COVID-19不良预后间的关联。在混合效应Cox模型中，对年龄、性别和基础疾病进行校正后，高浓度高敏肌钙蛋白（hs-cTnI）的28天死亡风险比为7.12、氨基末端脑钠肽前体（NT-proBNP）为5.11、肌酸激酶同工酶（CK-MB）为4.86、肌红蛋白（MYO）为4.50、肌酸激酶（CK）为3.56。该研究收集的数据特征有：①数据来源于多家医院，不同中心的数据不均衡；②同一个患者有多次测量的数据进入运算，不同时间点的数据存在相关性；③这些数据并不完整，存在缺失值。我们在实际过程中也经常遇到这样的数据类型。本文的处理方式是采用混合效应Cox模型进行分析，该模型较为复杂，详见下文"二、理论"的第二部分。

## 二、理论

### （一）基本概念

（1）事件：指研究者规定的生存结局，在医学研究领域通常是指死亡或者疾病的复发。在生存分析中，事件是一个十分重要的概念，它的定义应当清晰明了，而且在研究设计阶段就要确定下来，而不是等数据收集好后在分析阶段确定。

（2）生存时间：生存时间被广泛定义为某目标事件发生的时间。即从某一时间点开始进行随访观察所持续的时间，结束时间按目标事件的发生时间或者研究中最后一次随访时间（如实际最后一次随访的时间、退出研究时间、失访时间等）或研究终止的时间（对于未发生关注事件结局的个体）来记录，两个时间之差即为生存时间，通常以符号t来表示。

（3）删失：是指观察对象终止随访并不是因为目标事件的发生，而是无法继续随访下去。常见的原因有：中途失访，包括拒绝访问、失去联系、中途退出研究；死于其他与研究无关的原因，而在随访研究结束时研究对象仍存活。失访是临床研究删失的重要原因。删失分为右删失、左删失和区间删失3种类型[4]（如图12-1所示）。若在进行随访时，不知道研究个体事件发生的确切时间，只知道事件会在知晓时间点$t$之后发生，则称为右删失，这是临床研究中最常见的删失。若不知道研究个体的事件发生的确切时间，只知道其事件发生的时间在时间点$t$之前，则称为左删失。如果只知道终点事件发生在时间点$t_1$和$t_2$之间，但是不知道其准确的发生时间，则称之为区间删失。常见的生存分析方法主要针对右删失。

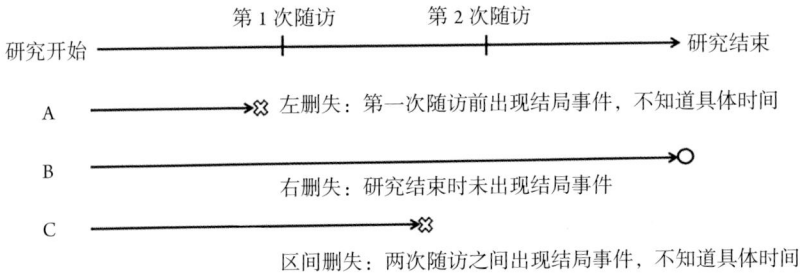

图中A、B、C代表研究个体，✖表示发生终点事件，○表示删失

**图12-1 三种删失类型**

## （二）Kaplan-Meier估计

删失数据的估计方法有很多种，最常用的是寿命表法和Kaplan-Meier估计。寿命表法常用于大样本、生存时间分段记录的数据，Kaplan-Meier估计适用于小样本研究且每个研究个体的生存或删失时间均被准确记录的数据。美国统计学家Edward Kaplan和Paul Meier于1958年提出乘积极限法（product-limit method，PL），基于"不完美"的生存资料，估计各时间点的生存率，进而以曲线描述其生存过程，该方法也被称为Kaplan-Meier（KM）法，该曲线通常被称为KM曲线[4]。如图12-2，随访的时间节点在$t_1$、$t_2$、$t_3$、$t_4$，与之相应的$d_1$、$d_2$、$d_3$、$d_4$对应时间点上发生死亡事件的个体数。各时间点处于风险的个体数为$n_1$、$n_2$、$n_3$、$n_4$。那在这四个时间点上的累积生存率分别为$(1-d_1/n_1)$、$(1-d_1/n_1)\times(1-d_2/n_2)$、$(1-d_1/n_1)\times(1-d_2/n_2)\times(1-d_3/n_3)$和$(1-d_1/n_1)\times(1-d_2/n_2)\times(1-d_3/n_3)\times(1-d_4/n_4)$。可以根据这些数值进行生存函数的估计和生存曲线的绘制。以上就是生存数据的基本分析方法Kaplan-Meier估计（图12-2）。

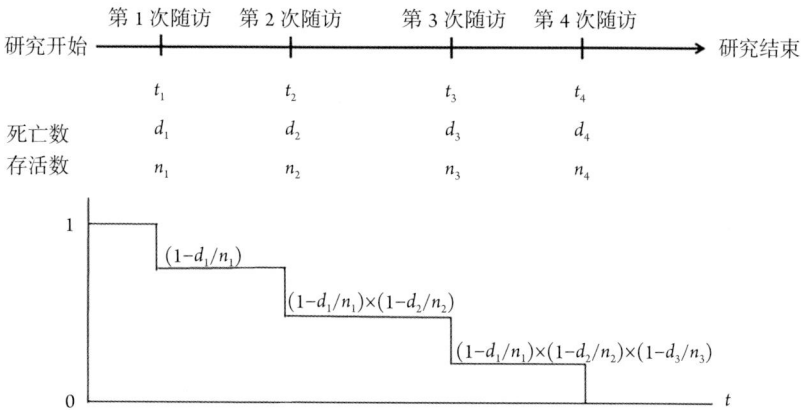

图12-2　Kaplan-Meier估计的示意图

## （三）生存函数的组间比较

两条或多条生存曲线的比较，是生物医学研究中的常见需求，常用的方法有Log-rank检验、Breslow检验、Two-stage检验和Landmark分析。

### 1. 满足比例风险假定时

Log-rank检验是最常用的生存曲线比较方法。不过该检验要求生存曲线满足等比例风险（proportional hazard，PH）假定，即不同组别的死亡风险在所有时间点上都保持一个恒定的比例[4]。

### 2. 不满足比例风险假定时

不满足比例风险假定时，Log-rank检验的检验效能下降。不满足比例风险假定可以分为3种类型：交叉、延迟和消失。下面介绍几种不满足比例风险假定时适用的统计学方法。

（1）Breslow检验

Log-rank检验在各时间点上所取的权重相同，均为1。Breslow法在各时间点上所取的权重为各时间点处于风险的例数。Breslow检验对前期时间点赋予较大的权重，因而对生存率前期的差异更为敏感，适用于前期生存率差异较大的生存资料。我们通常归纳为：Log-rank检验对远期差异敏感，Breslow检验对近期效应敏感。如图12-3所示的"消失"情况使用Breslow检验更灵敏。因此，对于一开始合在一起，随着时间的推移越拉越开的研究数据，使用Log-rank检验更容易获得有差异的分析结果；对于一开始相差很大，随着时间的推移越来越接近的研究数据，使用Breslow法容易获得有差异的分析结果[5]。

（2）Two-stage检验

当两条生存曲线存在交叉时，由于交叉点前期的差异与交叉点后期的差异相互抵消，导致Log-rank检验、Breslow检验等常规方法的检验效能大大降低。Qiu和Sheng提出的Two-stage检验[6]，对满足等比例风险假定的情况和生存曲线交叉的情况都适用。其基本分析思路是：第一阶段使用常规方法（如Log-rank检验）检验两组生存曲线是否存在差异，若差异有统计学意义则整个检验结束；否则进行第二阶段检验，此阶段在出现生存曲线交叉的前提下，检验两条生存曲线交叉程度是否有统计学意义。简单来讲，Two-stage检验通过交叉点前后的死亡事件数设定不同的权重大小，通过假设检验得到两阶段的P值分别为$P_1$和$P_2$。设定两阶段的显著性水平分别为$a_1$和$a_2$，通常取整体显著性水平$a=0.05$时，$a_1 = a_2 = 0.2523$。当$P_1 \leqslant a_1$时，Two-stage检验整体P值为$P_1$，否则P值为$a_1 + P_2（1-a_1）$。

（3）Landmark分析

Landmark分析[7]最早由Anderson等提出，其基本思想是分段分析，通过设定Landmark点，将生存数据（生存曲线）分成几个部分，再进一步进行每个部分的分析。Landmark分析的优势是简洁易懂，并可以通过图表直观地展示结果，其难点在于Landmark点的选择，选择不同的Landmark点可能会得出不同的结论。

什么样的数据需要做Landmark分析呢？

①KM曲线出现交叉：KM曲线出现交叉时提示不满足PH假定，以曲线交叉点作为Landmark点，进行分段分析可以检验两组生存曲线是否存在差异并计算效应值。

②KM曲线出现"弯折"：当样本量足够大时，KM曲线类似于一条平滑的曲线，如果曲线出现"弯折"，说明有什么情况发生，导致前面一段跟后面一段的生存率不一样。比如，比较某疾病的手术和保守治疗的生存率，可能半年之内保守治疗生存率要高出手术很多，因为手术有很大概率发生并发症。然而半年之后可能再发生并发症的情况就会减少，手术治疗的生存率上升。从远期结局看，两种治疗手段的生存率可能没有统计学差异。遇到此类数据，我们在拐点处切一刀，采用Landmark分析，更能真实地反映两种治疗方式对总生存影响的差异性。

③研究目的需要：Landmark分析的本质是对生存曲线进行分段分析，根据研究目的的设定，我们可以截取KM曲线中不同的时间段进行分析。

综上所述，笔者建议在比较两组生存率是否存在差异前，先绘制生存曲线图，根据曲线特征和研究目的选取恰当的统计方法进行分析。

## （四）Cox 比例风险模型

在对生存资料进行分析时，若同时分析众多因素对生存结局和生存时间的影响，需要采用多因素分析方法。传统的多因素分析方法（如线性回归、logistic 回归分析）并不适用，因为它们不能同时处理生存结局和生存时间，也不能充分利用删失数据所提供的不完全信息。目前对生存资料进行多因素分析最常用的方法是 Cox 比例风险模型。此模型是一种半参数方法，可以探索协变量与风险率之间的关系，并对协变量的影响进行估计。很多统计软件都可以方便地实现 Cox 比例风险模型的参数估计。

Cox 比例风险回归模型用于生存资料的统计分析。它不受生存时间分布的影响，比其他生存分析方法的应用范围更广。但是，应用 Cox 比例风险回归模型要求自变量的效应不随时间的改变而改变，即各协变量（指除时间 $t$ 之外的自变量或影响因素）均满足或近似满足等比例风险假定。

## （五）竞争风险模型

KM 拟合的前提是假设删失事件与结局事件相互独立，即不存在竞争关系。然而在医学研究中，观察的终点往往会出现竞争因素，即发生了某一事件之后就不可能发生其他事件了。例如，我们想研究某人群发生心血管疾病相关死亡的风险，但是一部分研究对象在观察期间内死于癌症、车祸等其他原因，这时，心血管疾病死亡和其他原因死亡之间就构成了竞争关系。传统的生存分析方法将因其他原因死亡的个体、失访个体和存活个体无差别地标记为删失数据，即认为删失个体未来发生目标事件的概率与未删失个体一致；但实际上发生了非心血管死亡的个体在未来是不可能发生心血管死亡的。因此当非心血管死亡的比例较大时，这样处理会明显高估心血管疾病相关的死亡率。针对这样的含有竞争事件的纵向数据处理方法，应采用竞争风险模型（competing risk model），其中最为人所熟知的是 Fine-Gray Model。进一步解释，竞争风险（competing risk）是指除了目标结局事件，研究对象还可能发生的其他结局事件，而这些结局事件会"阻止"目标结局事件的发生或改变其发生的概率，各结局事件间形成所谓的"竞争"关系，这一系列事件称作竞争事件。竞争风险的单因素分析使用累计风险函数（cumulative incidence function，CIF）估计目标终点发生率，多因素分析使用原因别风险函数（cause-specific hazard function，CS）或部分分布风险函数（subdistribution hazard function，SD）估计预后影响因素及其效应值[8-9]。

## （六）加权回归模型

在临床实践中，我们时常遇到这样的数据：多因素模型中包含的至少一个预后因素的影响随时间发生变化，这违反了比例风险假定。如果使用最受欢迎的Cox比例风险回归模型分析此类数据，预后因素的平均风险比会被低估或高估。比如，胃肠肿瘤研究组公布了一项临床试验的结果，这项研究通过比较化疗+放疗与单独化疗，来确定放疗是否有益于接受化疗的胃癌患者的生存[10-11]。我们知道放疗辐射本身是具有时间相关效应的（随时间发生变化），如果忽略该效应的影响，采用Cox比例风险模型分析数据，我们就无法得到正确的结论。为了更恰当地处理此类数据，Schemper等于20世纪90年代引入了加权Cox回归模型（weighted Cox regression），进行回归参数的加权估计和推断。

在上述胃肠肿瘤研究组的临床研究中，我们需要考虑到辐射的最初有害影响随着时间的推移而减少。如果使用标准Cox比例风险模型计算放疗+化疗相比于单独化疗的HR为1.15（95%CI：0.74~1.81；$P=0.537$），两种方案的效果相似。加权Cox模型计算的平均HR估计值为1.59（95%CI：1.00~2.54；$P=0.053$）[10-11]。结果表明放疗+化疗组的预后更差，但两组之间的生存差异未能达到显著性水平。

### （七）混合效应模型

在多中心的前瞻性临床研究或者回顾性分析中，我们可能会遇到以下问题。首先，由于试验研究分散在不同的医学中心进行，而各中心的地域特征、病源和医疗条件不可能完全一样，也就是中心之间存在异质性（每个中心产生的效应是随机变量）。传统模型忽略了这种异质性，也就是把每个中心产生的效应看作是固定的，得出的统计结论外推性较差。其次，临床相关研究中经常需要应用重复测量方式，这些重复测量的数据不满足各自独立的要求，存在内在相关性。对这类数据，常用的统计方法不能充分揭示出其内在特点。处理以上提到的数据，需要使用混合效应模型。

考虑一个因素和它的不同水平对结果变量的影响，我们称之为这个因素的不同水平对结果变量的效应。这种效应可分为固定效应（fixed effect）和随机效应（random effect）。当参数被认为是固定的常数时，这种因素所产生的效应为固定效应；当参数有随机变量的特征时，我们称之为随机效应。当模型中的多个因素，一部分产生固定效应，另一部分产生随机效应，这种模型就被称为混合效应模型（mixed effects models）[12]。比如，药物临床试验中，各个中心和受试者的因素为随机效应，服用研究药物的因素是固定效应。

综上，生存分析中失访数据（也可以看作删失数据）的处理包含了多种方法和思路，尽管Log-rank检验和Cox比例风险回归模型在实际中应用广泛，但这并不意味着它们可以应用于任意场合。实际分析时，必须结合自身数据采用恰当的方法，否则会导致错误的结果。

## 三、软件实操

```
#####################################################################
#####
#导入数据
time <- c (1, 63, 105, 129, 182, 216, 250, 262, 301, 301, 342, 354, 356, 358,
380, 383, 383, 388, 394, 408, 460, 489, 499, 523, 524, 535, 562, 569, 675, 676,
748, 778, 786, 797, 955, 968, 1000, 1245, 1271, 1420, 1551, 1694, 2363, 2754,
2950, 17, 42, 44, 48, 60, 72, 74, 95, 103, 108, 122, 144, 167, 170, 183, 185,
193, 195, 197, 208, 234, 235, 254, 307, 315, 401, 445, 464, 484, 528, 542, 547,
577, 580, 795, 855, 1366, 1577, 2060, 2412, 2486, 2796, 2802, 2934, 2988)
status <- c (rep (1,43), rep (0,2), rep (1,39), rep (0,6))
group <- c (rep (1,45), rep (0,45))
therapy <- data.frame (time, status, group)

#绘制K-M生存曲线
library(survival)
library(survminer)
result.km<-survfit (Surv(as.numeric (therapy$time),therapy$status
=="1")~therapy$group)
diff=survdiff(Surv(as.numeric (therapy$time),therapy$status=="1")~
therapy$group)
pValue=1-pchisq(diff$chisq,df=1)
pValue=round(pValue,3)
fit <- survfit(Surv(time, status) ~ group, data = therapy)
levels(therapy$group)
tiff(file="D:\\Desktop\\survival.tiff"  #此处需要根据读者自身情况修改
存储路径，如：所需存储的本地路径为：C:\Users\Admin\Desktop，则修改为：
C:\\Users\\Admin\\Desktop\\survival.tiff
    width = 18,
    height = 15,
    units="cm",
    compression = "lzw",
    bg="white",
    res=600)
ggsurvplot(fit,risk.table=TRUE,
        surv.median.line = "hv",  #添加中位生存时间线
        legend.labs=c("化疗+放疗", "化疗"),
        xlab = "生存时间（天）",
```

```
                ylab="累计生存率",
                conf.int=TRUE,
                palette=c("red", "blue"),
                pval=TRUE,
                pval.method=TRUE)
dev.off()
# plot(result.km,lty=c("solid","dashed"),col=c("red","blue"),xl
ab="生存时间（天）",ylab="累计生存率",lwd=2) #绘制不加图例的生存曲线
#
# legend("topright",c("化疗+放疗","化疗"),lty=c("solid","dashed"),
col=c("red","blue"),lwd=2) #绘制增加图例的生存曲线（如图12-3所示）
```

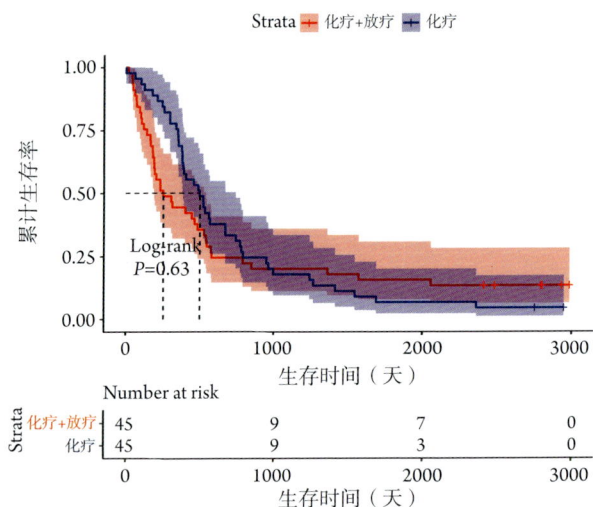

图12-3　K-M生存曲线

##检验是否符合比例风险假定

#图示法
```
plot(result.km,fun="cloglog",col=c("red","blue"),lwd=2,xlab="生存
时间的对数",ylab="二次对数生存率") #不加图例
legend("topleft",c("化疗+放疗","化疗"),col=c("red","blue"),lwd=2)
#加图例（如图12-4所示）
```

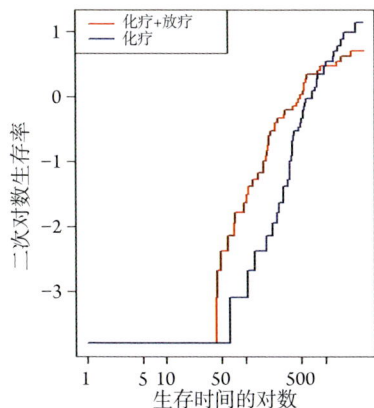

结果说明：如果两条曲线交叉，说明不
满足PH假定。

**图12-4　比例风险假定图示法**

#2Schoenfeld残差法

```
cox.group<-coxph(Surv(as.numeric(therapy$time),therapy$status=="
1")~therapy$group)
cox.zph(cox.group,transform="identity")
```

#*P* < 0.05，则不符合比例风险假定（示例结果如图12-5所示）

```
> cox.zph(cox.group,transform="identity")
             chisq df       p
therapy$group   11  1 0.00092
GLOBAL          11  1 0.00092
```

**图12-5　Schoenfeld残差法分析结果示例**

##组间生存率差异的检验
##data为R自带的lung数据

数据集"lung"是"survival"包中自带数据集，全称"NCCTG Lung Cancer Data"。此数据集是"North Central Cancer Treatment Group"的晚期肺癌患者的生存率数据。此数据集中包括了患者的机构代码（inst）、生存时间（time）、生存状态（status）、年龄（age）、性别（sex）、ECOG评分（ph.ecog）、医生以及患者评定的Karnofsky评分（ph.karno，pat.karno）、进食时消耗的卡路里（meal.cal）以及过去六个月的体重减轻程度在内的10个变量（wt.loss）。

#1 Log-rank检验（示例结果如图12-6所示）

```
surv_diff <- survdiff(Surv(time,status) ~ sex , data = lung)
surv_diff
```

```
> surv_diff
call:
survdiff(formula = Surv(time, status) ~ sex, data = lung)

         N Observed Expected (O-E)^2/E (O-E)^2/V
sex=1 138      112     91.6      4.55       10.3
sex=2  90       53     73.4      5.68       10.3

 Chisq= 10.3  on 1 degrees of freedom, p= 0.001
```

结果展示了两种性别分别的数量、预测值和实际值、卡方值，以及P值，在这里P=0.001说明有统计学差异。

**图12-6  Log-rank检验分析结果示例**

#2 Breslow检验

```
surv_diff <- survdiff(Surv(time,status) ~ sex + age + ph.ecog +
ph.karno, data = lung,rho=1)
surv_diff
```

#3 Two-stage法（示例结果如图12-7所示）

```
pacman::p_load(TSHRC)
        twostage(therapy$time,therapy$status,therapy$group,nboot=1000)
```

```
> twostage(therapy$time,therapy$status,therapy$group,nboot=1000)
    LRPV       MTPV        TSPV
0.63009801 0.00000000 0.02532057
```

"LRPV"这列数据表示Log-rank检验的P值；"MTPV"这列数据表示第二阶段检验的P值；"TSPV"这列数据表示两阶段检验的P值。结果提示：Log-rank检验无统计学差异，而第二阶段检验和两阶段检验都具有组间统计学差异。

**图12-7  Two-stage法分析结果示例**

```
#比较治疗效应值
#landmark法
#选择交叉点
timepoint<-1000
data1<-therapy[therapy$time<timepoint,]
data2<-therapy[therapy$time>=timepoint,]
result.km1<-survfit(Surv(data1$time,data1$status=="1")~data1$group)
diff=survdiff(Surv(data1$time,data1$status=="1")~data1$group)
```

```
pValue=1-pchisq(diff$chisq,df=1)
pValue=round(pValue,3)
pValue
cox <- coxph(Surv(data1$time,data1$status=="1")~data1$group)
coxSummary = summary(cox)
HR=coxSummary$coefficients[,"exp(coef)"]
HR=round(HR,3)
HR


result.km2<-survfit(Surv(data2$time,data2$status=="1")~data2$gro
up)
diff=survdiff(Surv(data2$time,data2$status=="1")~data2$group)
pValue=1-pchisq(diff$chisq,df=1)
pValue=round(pValue,3)
pValue
cox <- coxph(Surv(data2$time,data2$status=="1")~data2$group)
coxSummary = summary(cox)
HR=coxSummary$coefficients[,"exp(coef)"]
HR=round(HR,3)
HR


#landmark作图（如图12-8所示）
plot(result.km1,lty=c("solid","dashed"),col=c("red","blue"),xlim=
c(0,3000),xlab="生存时间（天）", ylab="累计生存率",axes=FALSE,lwd=2)
text(600,1.0,"P=0.011")
text(600,0.95,"HR=0.547")
axis(1)
axis(2)
axis(4)
result.km2a<-survfit(Surv(data2$time,data2$status=="1")~data2$gro
up,subset=(data2$group==1))
result.km2b<-survfit(Surv(data2$time,data2$status=="1")~data2$gro
up,subset=(data2$group==0))
lines(c(1000,result.km2b$time),c(1,result.km2b$surv),type="s",lt
y="dashed",lwd=2,col="red")
lines(c(1000,result.km2a$time),c(1,result.km2a$surv),type="s",lt
y="dashed",lwd=2,col="blue")
text(2500,1.0,"P=0.047")
```

```
text(2500,0.95,"HR=3.644")
abline(v=1000,lty=2,col="darkgreen",lwd=3)
```

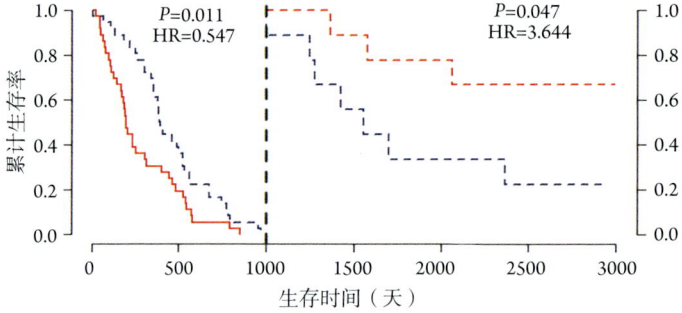

图12-8　Landmark分析结果图

\#多因素Cox比例风险模型（分析结果如图12-9所示）

```
res.cox<-coxph(Surv(time,status)~sex + age + ph.ecog + ph.karno,
data=lung)
res.cox
summary(res.cox)
```

```
> summary(res.cox)
Call:
coxph(formula = Surv(time, status) ~ sex + age + ph.ecog + ph.karno,
    data = lung)

  n= 226, number of events= 163
   (2 observations deleted due to missingness)

             coef exp(coef)  se(coef)      z Pr(>|z|)
sex      -0.572802  0.563943  0.169222 -3.385 0.000712 ***
age       0.012868  1.012951  0.009404  1.368 0.171226
ph.ecog   0.633077  1.883397  0.176034  3.596 0.000323 ***
ph.karno  0.012558  1.012637  0.009514  1.320 0.186842
---
Signif. codes:  0 '***' 0.001 '**' 0.01 '*' 0.05 '.' 0.1 ' ' 1

          exp(coef) exp(-coef) lower .95 upper .95
sex         0.5639     1.7732    0.4048    0.7857
age         1.0130     0.9872    0.9945    1.0318
ph.ecog     1.8834     0.5310    1.3338    2.6594
ph.karno    1.0126     0.9875    0.9939    1.0317

Concordance= 0.632  (se = 0.025 )
Likelihood ratio test= 31.27  on 4 df,   p=3e-06
Wald test            = 30.61  on 4 df,   p=4e-06
Score (logrank) test = 31.06  on 4 df,   p=3e-06
```

结果提示性别（sex）和ECOG评分（ph.ecog）是多因素Cox比例风险模型中有统计学意义的因素。结果中还展示了各个因素所对应的HR和置信区间以供参考。

图12-9　多因素Cox比例风险模型结果示例

#竞争风险模型

```
pacman::p_load(mstate,survival,cmprsk,riskRegression,casebase)
dat <- bmtcrr
```

"bmtcrr"数据集是骨髓移植和血液移植患者疗效的数据，终点事件定义为复发，一些患者在移植后因不良反应而死亡无法到达设定的终点事件，也就可以认为，"移植相关死亡"对于关注的终点事件"复发"来说是竞争性风险事件。此数据集中包括了：性别（Sex）、疾病类型（D）、疾病阶段（Phase）、年龄（Age）、状态（Status）、干预类型（Source）、时间（ftime）。

#对数据进行调整（为方便结果展示，部分变量改为二分类）

```
dat$ID<-1:nrow(dat) #增加患者编码
dat$Gender<-as.factor(ifelse(dat$Sex=="F",1,0))
dat$Diagnosis<-as.factor(ifelse(dat$D=="AML",1,0))
dat$phase_cr<-as.factor(ifelse(dat$Phase=="Relapse",1,0))
dat$source<-as.factor(ifelse(dat$Source=="PB",1,0))
```

#计算和比较不同竞争风险事件的累计发病率（结果如图12-10所示）

```
cum<-cuminc(dat$ftime,dat$Status,dat$D) #不同类型白血病的复发率和竞
```
争事件发生率

这里的关键变量依次为时间变量、患者生存状态变量和分层变量。

cuminc函数的使用方法是："cuminc (ftime, fstatus, group, strata, rho=0, cencode=0, subset, na.action=na.pmit)"，每个变量的含义可以查看"usage"。

cum$Test #复发率/竞争事件发生率的比较

```
> cum$Test
        stat          pv df
1 2.8623325 0.09067592  1
2 0.4481279 0.50322531  1
```

这里的test是指卡方检验，目的是分析比较不同组（即白血病类型）间各结局事件累计发生率的差异。结果中的stat是不同竞争事件的卡方值，pv是*P*值，df是自由度。

**图12-10 计算和比较不同竞争风险事件的累计发病率结果示例**

图12-10示例中,标号1代表的是竞争事件中标号为1的事件(复发),这里事件1的卡方值为2.86,P值为0.09。df是自由度,因为这里是两组之间的比较,自由度就是1(n-1,这里n是2)。P值>0.05说明不同白血病类型在竞争事件1(复发)上的风险概率没有显著差异。

标号2代表的是竞争事件中标号为2的事件(竞争风险事件),这里事件2的卡方值为0.045,P值为0.5。df是自由度,自由度这里是1(n-1,这里n是2)。P值>0.05说明不同白血病类型在竞争事件2(竞争风险事件)上的风险概率没有显著差异。

```
plot(cum,color=c("black","red","blue","darkcyan"),xlab="Months",
xlim=c(0,100),ylim=c(0,0.8)) #绘图


#多因素竞争风险模型
ftime<-dat$ftime;fstatus<-dat$Status
cov<-dat[, c(4,9:12)] #取数据dat中第4列和第9~12列作协变量
crm<-crr(ftime,fstatus,cov,failcode=1)
summary(crm)
```

将时间变量和状态变量输入crr函数中。这里的关键变量依次为时间变量、患者生存状态变量和固定协变量矩阵、结局指标赋值(failcode=1即为结局事件赋值为1)。

crr函数的完整使用方法是:"crr(ftime, fstatus, cov1, cov2, tf, cengroup, failcode=1, cencode=0, subset, na.action=na.omit, gtol=le-06, maxiter=10, init, variance=TRUE)"。每个变量的含义可以查看"usage"。

```
#加权Cox回归模型
pacman::p_load(coxphw)
data(gastric) #加载R自带数据集gastric
head(gastric) #观察数据前六行
```

数据集"gastric"是"coxphw"包中自带数据集,全称"Gastric Cancer Data"。此数据集是局部晚期不可切除胃癌患者的生存时间数据集。患者接受化疗或化疗加放疗。此数据集包括了患者ID(id)、放疗信息(radiation)、生存时间(time)、生存状态(status)在内的四个变量。

```
#平均风险比的加权估计
fit1<-coxphw(Surv(time,status)~radiation, #建立对象
            data=gastric, #指定数据来源
            template="AHR") #指定模板
summary(fit1) #呈现结果(如图12-11所示)
```

```
              coef  se(coef) exp(coef) lower 0.95 upper 0.95         z          p
radiation 0.4625051 0.2387432  1.588047  0.9945916   2.535608 1.937249 0.05271492
```

图中各项结果的含义分别是：coef是回归系数；exp（coef）为概念风险比（HR-hazard ratio）——HR=1，No effect；HR<1，Reduction in hazard；HR>1，Increase in hazard；z表示wald统计量，其值等于coef/se（coef），则假设检验的显著性概率P值为0.052 7，说明回归系数是否与0有显著性差别，若显著性水平为0.05，则说明回归系数与0无显著性差别。

**图12-11　加权Cox回归模型结果示例**

## 混合效应模型

lung

m1<-coxme(Surv(time,status)~ph.ecog+age+(time|inst),lung)
summary(m1)#如图12-12所示

```
> m1
Cox mixed-effects model fit by maximum likelihood
  Data: lung
  events, n = 163, 226 (2 observations deleted due to missingness)
  Iterations= 27 118
                    NULL Integrated     Fitted
Log-likelihood -739.375   -260.248  -147.2444

                    Chisq  df p    AIC     BIC
Integrated loglik  958.25 3.00 0 952.25  942.97
 Penalized loglik 1184.26 19.57 0 1145.11 1084.55

Model:  Surv(time, status) ~ ph.ecog + age + (time | inst)
Fixed coefficients
                  coef exp(coef)  se(coef)    z    p
ph.ecog 0.147878169  1.159372 0.14080655 1.05 0.29
age     0.007827771  1.007858 0.01177356 0.66 0.51

Random effects
 Group Variable Std Dev    Variance
 inst  time     0.094078360 0.008850738
```

在模型1中随机效应为inst，随机斜率为time，从模型中可看出，固定效应ph.ecog的系数为0.147 878 169，危险比为1.159 327，age系数为0.007 827 771，危险比为1.007 858，从各自的P值可看出，均>0.05，模型系数不显著，表明变量ph.ecog和age对status的影响不显著。

**图12-12　混合效应模型model1结果示例**

m2<-coxme(Surv(time,status)~ph.ecog+age+(1|inst),lung)

summary(m2)#如图12-13所示

#在model1中，Surv(time,status)是因变量，也即生存资料。ph.ecog和age
是固定效应。(time|inst)其中time表示随机斜率，inst表示随机效应。lung
为引用的数据集。m2与m1的区别为设置随机斜率为1。lung为引用的数据集。

```
> m2
Cox mixed-effects model fit by maximum likelihood
  Data: lung
  events, n = 163, 226 (2 observations deleted due to missingness)
  Iterations= 18 75
                      NULL Integrated     Fitted
Log-likelihood -739.375  -729.7294 -727.0504

                      Chisq   df          p  AIC  BIC
Integrated loglik 19.29 3.00 2.3800e-04 13.29 4.01
 Penalized loglik 24.65 4.48 9.7942e-05 15.69 1.83

Model:  Surv(time, status) ~ ph.ecog + age + (1 | inst)
Fixed coefficients
                 coef exp(coef)   se(coef)     z       p
ph.ecog 0.47319522  1.605115 0.119179189 3.97 7.2e-05
age     0.01139445  1.011460 0.009430508 1.21 2.3e-01

Random effects
 Group Variable  Std Dev    Variance
 inst  Intercept 0.14695545 0.02159591
```

在模型2中随机效应为inst，随机斜率为1，从模型中可看出，固定效应
ph.ecog的系数为0.473 195 22，危险比为1.605 115，age系数为0.011 394 45，
危险比为1.011 460，从各自的P值可看出，均<0.05，模型系数显著，表明
变量ph.ecog和age对status的影响显著。

图12-13　混合效应模型model2结果示例

anova(m1,m2)　#对模型1和模型2进行方差分析（如图12-14所示）

```
> anova(m1,m2)
Analysis of Deviance Table
 Cox model: response is  Surv(time, status)
 Model 1: ~ph.ecog + age + (time | inst)
 Model 2: ~ph.ecog + age + (1 | inst)
   loglik  Chisq Df P(>|Chi|)
1 -260.25
2 -729.73 938.96  0 < 2.2e-16 ***
---
Signif. codes:  0 '***' 0.001 '**' 0.01 '*' 0.05 '.' 0.1 ' ' 1
```

方差分析结果显示，模型1和模型2方差分析的P值<0.05，拒绝原假设，表
明模型1和模型2之间存在显著差别。

图12-14　混合效应模型model1和model2方差分析结果示例

## 参考文献

[1] Gandhi L，Rodríguez-Abreu D，Gadgeel S，et al. Pembrolizumab plus Chemotherapy in Metastatic Non-Small-Cell Lung Cancer[J]. N Engl J Med，2018，378(22)：2078-2092.

[2] Haratani K，Hayashi H，Chiba Y，et al. Association of Immune-Related Adverse Events With Nivolumab Efficacy in Non-Small-Cell Lung Cancer[J]. JAMA Oncol，2018，4(3)：374-378.

[3] Qin J J，Cheng X，Zhou F，et al. Redefining Cardiac Biomarkers in Predicting Mortality of Inpatients With COVID-19[J]. Hypertension，2020，76(4)：1104-1112.

[4] 孙振球. 医学统计学[M]. 北京：人民卫生出版社，2002.

[5] GEHAN E A. A GENERALIZED WILCOXON TEST FOR COMPARING ARBITRARILY SINGLY-CENSORED SAMPLES[J]. Biometrika，1965，52(1-2)：203-223.

[6] Qiu P H，Sheng J. A two-stage procedure for comparing hazard rate functions[J]. J R Stat SocSer B，2008，70(1)：191-208.

[7] Dafni U. Landmark analysis at the 25-year landmark point[J]. Circ Cardiovasc Qual Outcomes，2011，4(3)：363-371.

[8] Puddu P E，Piras P，Menotti A. Lifetime competing risks between coronary heart disease mortality and other causes of death during 50 years of follow-up[J]. Int J cardiol，2017，228：359-363.

[9] Lau B，Cole S R，Gange S J. Competing risk regression models for epidemiologic data[J]. Am J Epidemiol，2009，170(2)：244-256.

[10] A comparison of combination chemotherapy and combined modality therapy for locally advanced gastric carcinoma. Gastrointestinal Tumor Study Group[J]. Cancer，1982，49(9)：1771-1777.

[11] Dunkler D，Ploner M，Schemper M，et al. Weighted Cox Regression Using the R Package coxphw[J]. J Stat Softw，2018，84(2)：1-26.

[12] 陈峰. 医用多元统计分析方法[M]. 北京：中国统计出版社，2001.

（黄莹，王润辰）

# 第十三章 *STROBE*条目12d详解：病例对照研究的匹配方法与倾向性评分

在研究生涯的起始阶段，做临床研究首先要接地气，要省钱省时省人工。随机对照实验（RCT）研究一般是大佬做的，病例报告（case report）段位又太低，队列研究（cohort）动辄需要1~3年的随访，横断面研究（cross-section）如果不是大样本也几乎发不了好文章。那么，我们脑海中此刻"最靓的仔"就是病例对照研究（case-control studies）了。这一章节，我们专门讲讲"12 (d): case-control studies - If applicable, explain how matching of cases and controls was addressed（病例对照研究的匹配方法）"，主要围绕大家耳熟能详的倾向性评分（propensity score，PS）展开。

病例对照衍生类型争奇斗艳，比如巢式病例对照研究和暴露交叉研究等，但是不管如何演变依然逃脱不了它出生时候"偏倚（bias）过多"的基因标签。众多偏倚中最常见的是混杂偏倚。混杂偏倚相对其他偏倚来说有个"优点"，就是我们有亡羊补牢的手段。本章的匹配（matching）就是补牢大军中的中流砥柱，通过匹配来控制混杂偏倚，使得两组具有近似水平的混杂因素，也就是所谓的均衡可比（balance）或者同质性（homogeneity）。

接下来，我们通过具体实例来看看SCI论文是如何描述匹配问题及如何分析匹配数据的。在本节末我们还展示了PS分析实际操作方法，并附上数据和详细代码，供大家进一步学习。

## 一、示例

### 示例1[1]
原文

Propensity scores were developed to account for potential confounding by observed baseline characteristics. A propensity score was derived to reflect the probability of a participant having engaged in early physical activity given an observed set of baseline characteristics. Propensity score methods replace an entire set of baseline characteristics with a single composite score, and this can be accomplished with numbers of potential confounders in excess of what is possible with conventional regression methods. Clinically relevant variables (defined a priori) and those that may be associated with early physical activity were included in the models. Continuous variables were categorized based on the Youden index or through visualization using locally weighted polynomial regression (LOESS) curves. The following variables were included as predictors of early activity using multivariate logistic regression to calculate the propensity score: age group, sex...

To examine the outcome associated with early activity, participants who did and did not engage in early physical activity were matched 1:1 in random order on the logit of the propensity scores using a greedy algorithm and nearest-neighbor approach (maximum caliper distance, 0.1) using the MatchIt package in R (R Project for Statistical Computing). Equivalence between matched participants (activity *vs* nonactivity groups) was assessed by testing for differences in covariates using $\chi^2$ analyses and Mann-Whitney U tests where appropriate. Standardized mean differences were calculated using the R package Tableone. After obtaining a matched data set, the association between early participation in physical activity and PPCS was estimated using the sample RR and the sample ARD.

Inverse probability of treatment weighting (IPTW) was used to investigate the association of early participation in physical activity among the entire population of youth recovering from acute concussion when this population is hypothetically moved from no early activity to participation in early activity. Participants were weighted by the inverse of the probability of engaging in physical activity at day 7.

翻译

倾向性评分是处理观察研究中的基线特征的潜在混杂因素的一个工具。本文设定，研究对象在给定的某些可测量基线特征的情况下进行伤后7天内身体活动（简称活动）的概率，即是倾向性评分值。倾向性评分方法用一个综合评分指标代替了一整套基线特征，它能处理的潜在混杂因素的数量远超过传统回归方法的数量。模型中包括临床相关变量（预先定义）和可能与活动相关的变量。连续变量的分类原则基于约登指数或LOESS曲线可视化。活动的预测因素包括：年龄组、性别、既往脑震荡的持续时间、焦虑、抑郁、睡眠障碍……倾向性评分基于多因素Logistic模型计算。

为了评估活动如何影响持续性脑震荡后综合征（PPCS），对活动进行了1：1贪婪算法的最邻近卡钳值匹配（随机种子，卡钳值0.1），使用MatchIt包完成。匹配组间差异性检验由$\chi^2$、Mann–Whitney U检验计算。使用Tableone包计算标准化平均差异（SMD）。关联效应量采用风险比值比（RR）和绝对风险差异（ARD）。

逆概率加权（IPTW）用于估计从急性脑震荡中恢复的全部青年人群的活动与PPCS的关联。研究对象权重为1/活动概率。

评述

这是一项2016年发表在*JAMA*上的前瞻性多中心队列研究，研究伤后7天身体活动如何影响PPCS发生。本文的研究方法学部分交代非常详细，可以作为经典范文模型进行学习。该研究的倾向性评分分析由multivariable logistic生成，协变量均为预先设定。研究数据用3种分析策略评估活动和PPCS之间的关系，包括：①无调整的分析，即单因素univariate；②1：1最邻近卡钳值倾向评分匹配（propensity score matching，PSM）；③逆概率加权IPTW。单因素分析显示，活动参与者的PPCS风险低于没有身体活动者[24.6% *vs* 43.5%；绝对风险差异（ARD），18.9%（95%CI：14.7%~23.0%）]。倾向评分匹配、逆概率加权分析结果与单因素表现一致，也就是与没有身体活动者相比，在急性损伤7天内进行身体活动与28天时PPCS的风险降低相关。

**示例2**[2]

原文

Given that patients prescribed ACEIs or ARBs are more likely to have underlying comorbidities, overlap propensity score weighting was performed to address potential confounding. A propensity score for taking ACEIs (ARBs) was estimated from a multivariable logistic regression model containing patient age, sex, and presence of hypertension, diabetes, coronary artery disease, heart failure, and chronic obstructive pulmonary disease. The overlap propensity score weighting method was then applied, in which each patient's weight is the probability of that patient being assigned to the opposite medication group.

翻译

鉴于服用ACEI或ARB的患者可能有更多潜在的合并症，本文采用重叠加权（overlap propensity score weighting，OW）法以解决潜在的混杂问题。Logistic回归产生服用ACEI（ARB）的倾向性评分，模型包含混杂因素为患者的年龄、性别以及是否存在高血压、糖尿病、冠状动脉疾病、心力衰竭和慢性阻塞性肺疾病。OW法中每个患者的权重概率为该患者服用其他药物的概率。

评述

本研究是发表于2020年《美国医学会杂志心脏病学》（*JAMA Cardiology*）的《ACEIs和ARBs的使用与新冠阳性的关联》。研究共纳入18 472例接受COVID-19筛查的患者，其中2 285例（12.4%）服用过ACEI或ARBs药物。结果发现使用上述降压药与COVID-19阳性率无关（OR，1.09；95%CI：0.87~1.37）。这个结果当时非常轰动，支持了高血压和糖尿病心血管病患者人群继续使用ACEI或ARBs治疗。统计上来讲，文章向我们展示了OW法！记住这个名词，这是PSM的一尊王者。它在均衡基线资料的同时不损失样本量，是对传统PSM的重要更新。另外，文中也对混杂因素、泛化能力（generalizability）、选择偏倚、治疗分类错误偏倚等方面进行了深入讨论。

如何进行PS分析写作，这里也推荐一篇*JTCVS*杂志的方法学*Propensity scores: Methods, considerations, and applications in the Journal of Thoracic and Cardiovascular Surgery*[3]。作者建议倾向性评分分析文章报告以下信息：①匹配前的样本量；②匹配后的样本量；③计算倾向性评分的回归模型，如Logistic回归；④纳入模型的变量，以及纳入标准；⑤匹配方法，如最邻近匹配；⑥匹配后的均衡性诊断；⑦未被匹配的样本特征；⑧匹配后分析的统计方法。

## 二、理论

匹配过程可分为设计（planned）阶段与事后分析（post-hoc）阶段。设计阶段匹配，又叫事先匹配，最大的优势是可以控制一些组间难以测量到的混杂因素，如双生子研究中双胞胎为匹配。设计阶段匹配需要在研究方案中事先定义匹配因素，一般只能取2~3个少量且常见匹配因素，如匹配年龄和性别，选择性少导致一定的局限性。分析阶段匹配，又称事后匹配，是可逆的（reversible），类似在photoshop新建图层上编辑不会影响原始素材。事后分析匹配往往使用倾向性评分方法对已经收集的数据、标本、样本进行二次加工。

倾向性评分分析通过均衡基线资料来模拟或者说接近RCT的效果。可以理解为将患者的基线资料打包来预测患者被分到"试验组"的概率，产生一个预测概率（predicted probability，简写为pre，范围0~1，即概率为0~100%），这个概率就是倾向性评分（pre=PS）！如果两个患者具有相同的分组概率，那么他们的基线情况就是近似均衡的，换句话说患者的分组情况（如进入试验组/接受治疗/暴露于某一因素下）可视为"随机"的。需要注意，倾向性评分分析指的是所有和倾向性评分相关的分析方法，倾向性评分分析不只有倾向评分匹配（PSM），还有分层、校正，以及"当红小生"——加权，切莫混为一谈。由于匹配设计不同，统计分析方法也不同，我们需要了解相关理论，做到不犯原则性错误。下面我们简要梳理一下关于匹配、倾向性评分分析、倾向评分匹配的理论。

### （一）匹配的类型

匹配方法大致分为个体匹配、频数匹配和倾向性评分等。个体匹配以病例和对照的个体为单位进行匹配，其中1∶1专指配对（pair），1∶2~1∶N则指匹配。个体匹配分析时采用配对样本的检验，如配对t或条件logistic回归。频数匹配是指匹配的因素所占的比例，在对照组与在病例组一致，也就是说不用一个对一个，只需要case和control组对应的变量没有异质性就可以（如性别构成差异$P \geq 0.05$）。倾向性评分分析是最常用的匹配方法，也是本章的重点介绍对象。

### （二）倾向性评分分析现状

"倾向性评分"这一概念最早出现在1983年Rosenbaum与Rubin合写的一篇名为*The central role of the propensity score in observational studies for causal effects*的论文中[4]。2010年之后，这一方法日益受到人们的关注。国际上越来越多的研究者将倾向性评分法应用到流行病学、健康服务研究、经济学以及社会科学等许多领域。采用PubMed检索式（"Propensity Score"[Mesh] OR Propensity Score*[Title/Abstract]）检索近20年SCI论文，发现倾向性评分方法文章年递增率大概为15%，比较稳健，如图13-1。

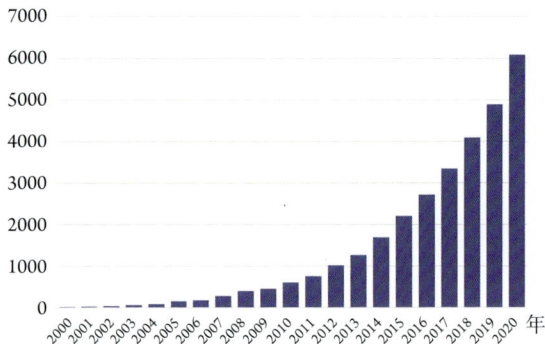

图13-1　倾向性评分文章趋势（单位：篇）

### （三）倾向性评分分析步骤

我们可以简化理解，倾向性评分的产生过程就是计算患者或受试者分配到试验组的概率。倾向性评分分析的通用流程如下：数据预处理→估计倾向性评分分值→分析（匹配、分层、调整、加权）→检验基线资料均衡性→估计治疗效应→敏感性分析→结论。主分析是在倾向性评分的情况下，最好再使用多因素分析作为敏感性分析，具体的方法和理论可以参照敏感性分析的章节。

## （四）倾向性评分分析的不同方法

按照原始数据匹配后样本量是否减少，可将倾向性评分分析分为两大类，一类是匹配后样本量降低，一类是匹配后样本量不变，详见图13-2。

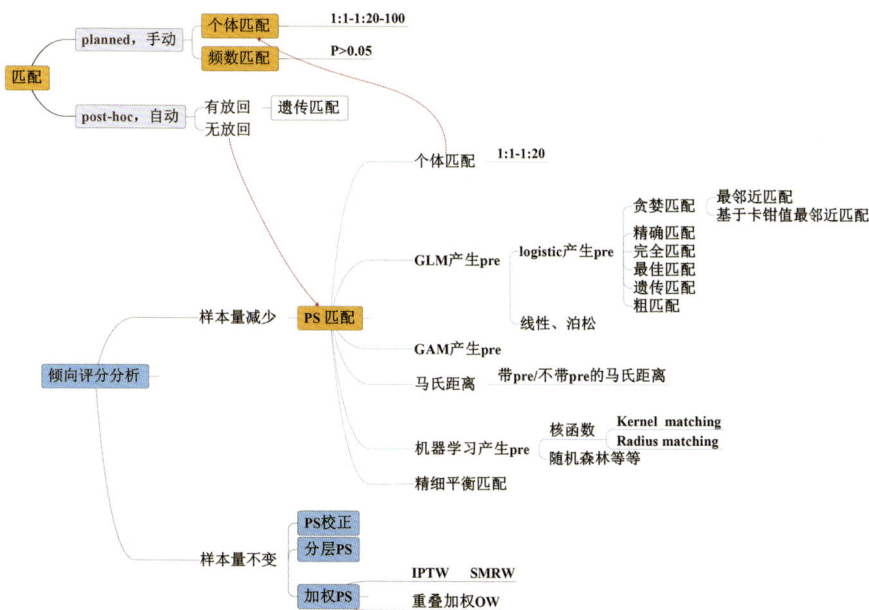

图13-2　倾向性评分分析思维导图

## 1. 经典倾向评分匹配（PS matching，PSM）

PSM包括个体匹配、贪婪匹配（包括最邻近、卡钳值）、最佳匹配、马氏距离、机器学习匹配、精细平衡匹配等，下面重点介绍最常用的邻近卡钳匹配。PSM是使用最广泛的一种倾向性评分方法。而在PSM中，又以1∶1近邻匹配的使用最为广泛。我们在得到试验组（或治疗组）和对照组的PS评分之后，会去对照组里面找和试验组评分相近的并组成"对子"。这个相近的程度评价的标准卡钳值δ（caliper），可以理解为允许误差。δ设置得越小，两组匹配后可比性越好，但是太小的δ也意味着匹配难度会加大，成功匹配的对子数会减少，需要综合考虑。文献推荐绝对卡钳δ=0.02或0.03，相对卡钳=0.2SD [SD指的是pre进行logitpre变换，即logitpre=log((1-pre)/pre)的标准差]。例如试验组某个患者的倾向性评分是0.51，设置波动为±0.05，则对照组倾向性评分为0.46~0.56的都可以作为匹配对象。试验组与对照组的整体倾向性评分重叠范围越大，PSM能够匹配上的对子数选择性越多，匹配效果越好。

## 2. 倾向性评分校正法（PS adjustment）

倾向性评分校正的方法是一种将倾向性评分和传统的回归分析相结合的方法。我们在介绍多因素分析控制混杂的方法中提到，控制的混杂因素越多，所需要的结局事件的例数就越多。因此对于一些罕见病的研究，或是当收集到的结局事件很少时，如果采用多因素调整的方法，就很难全面控制多个混杂因素。

倾向性评分的一个优势就在于，它可以将多个混杂因素的影响用一个综合的倾向性评分来表示，从而减少了自变量的个数。在构建回归模型时，只需要将倾向性评分作为一个协变量带入，然后再将暴露/处理因素作为分析变量纳入回归模型中，以此分析在控制倾向性评分后，暴露/处理因素与结局变量之间的关联性，因此通过控制倾向性评分一个变量，就达到了控制多个混杂因素的作用，简而言之，最终模型就从$Y= f(X + X_1+X_2+X_3+X_4\cdots\cdots)$变成了$Y= f(X + PS)$，其中X代表分组因素。

## 3. 倾向性评分加权法（PS weighting，PSW）

上述提到的PSM有一个极大的缺点，就是会造成样本量的损失。如果损失的病例数太多，则不能排除匹配造成的选择偏倚。那在倾向性评分方法当中，有没有其他方法让我们既能做到均衡组间，又能避免样本量的丢失呢？这种方法正是倾向性评分加权。倾向性评分加权法是一种基于个体化的标准化法，通过倾向性评分赋予每个研究对象一个相应的权重进行加权，使得各组中倾向性评分分布一致，从而达到消除混杂因素影响的目的。

加权法有很多种，其实也没有那么神秘，归根到底就一句话：不同的加权法就在于权重的计算方式不同。经典的倾向性评分加权法，可以分为逆概率处理加权法（inverse probability of treatment weighting，IPTW）和标准化死亡比加权法（standardized mortality ratio weighting，SMRW），IPTW更常见。IPTW法是以所有观察对象作为标准人群进行调整，试验组各观察对象的权重为$W_t=P_t\times1/PS$，对照组各观察对象的权重为$W_c=(1-P_t)\times1/(1-PS)$。其中$P_t$为整个人群中接受暴露/处理因素的比例，PS表示进入试验组的可能性（倾向性评分）。SMRW法是以处理组观察对象作为标准人群进行调整，处理组各观察对象的权重为$W_t=1$，对照组各观察对象的权重为$W_c=[PS(1-P_t)]/[(1-PS)P_t]$。当每一个观察对象的权重计算出来之后，就可以使用加权回归的方法来估计暴露/处理因素的效应值。

IPTW尽管不减少样本量，但是也有一定的局限性，当权重$W_t$的增加尤其是在极端情况下接近0或者1，可能导致匹配失灵，即IPTW对几乎总是接受治疗或从不接受治疗的患者人群失效。后来，发展了一些方法如trimming、stable IPTW，但是这些修剪方法之间孰优孰劣未知、修剪δ参数随意，另外修剪会导致样本量损失。近2年，随着研究理念和统计技术进步迭代更新，最强加权方法OW（overlap weighting）横空出世[5]。我们专门为读者准备了本章的饕餮盛宴——OW操作的R代码，请参考实操部分。OW的权重分配方式是试验组的患者以分到对照组的概率(1-PS)为权重，而对照组的患者以分到试验组的概率（倾向性评分）为权重。由此产生的目标人群模仿了实效性随机实验（pRCT）的特点，即高度包容性，不减少任何研究样本，又考虑在临床均衡情况下对患者进行比较。

### 4. 倾向性分层法（PS stratification）

倾向性分层法用"倾向性评分"这一个变量来进行分层，避免产生分层过多的问题，同时每个层里的研究对象也具有较高的同质性。通常情况下，我们可以按照倾向性评分的大小，将研究对象分为5~10层（五分位数和十分位数法），在每一层混杂因素达到均衡的状态下，分析暴露/处理因素X与因变量Y之间的关系。R代码里面也提供了相应的操作。

### （五）倾向性评分的局限性

倾向性评分不是万能的，我们要警惕其局限性。一是外推性受限，因为筛选后的人群特征有可能不能代表源人群。二是倾向性评分产生都是基于可观察到的变量，潜在或者残余混杂因素不能控制。事实上，没有一种方法可以替代随机化提供的已知和未知预后因素的平衡，RCT作为因果推断金标准的地位无法撼动。三是倾向性评分在两组间重叠范围较大，有时候对照组样本量过小导致组间异质性仍然无法消除。

## 三、软件实操

我们采用R4.1一步步带大家实战并配以讲解，让大家依葫芦画瓢的同时加深对前文理论的理解。下面代码需要一定R语言基础。数据来源是右心导管（right heart catheterization，RHC）公共数据，treat组是"RHC"，control是"No RHC"。源数据发表于1996年的*JAMA*杂志，是倾向性评分法匹配的经典应用案例[6]。该数据用来描述右心导管插入术在危重患者的最初护理时的有效性。其主要结局变量为死亡。实例数据的样本量为5 735例，其中使用RHC（处理组）的有3 551例，未使用RHC（对照组）的有2 184例，共63个变量，我们选取其中的一部分变量来演示。代码主要分为两大板块：匹配法和加权法。

　　R代码中的倾向性匹配，即PSM（propencity score matching）主要采用R MatchIt包实现，结果展示依据tableone包。MatchIt包匹配主要用matchit函数。MatchIt包匹配的方法包括最邻近匹配法（method="nearest"），其他匹配方法还有method="exact", method="full", method="optimal" (optimal matching), method="subclass"(sub-classification), method="genetic" (genetic matching), method="cem" (coarsened exact matching)。默认采用的倾向性评分计算方法是logistic回归（distance="logit"），如想采用其他函数如Probit回归来计算倾向值，可添加distance="probit"。

　　加权PS，即PSW（PS weighting），我们主要采用自编代码实现。目前CRAN中加权的包有很多，但是都有不少缺陷。比如PSweight包，涵盖了所有加权类型，而且可以做多水平试验组的PSW，也可以做PSW方法的修剪（trimming），但是缺点是没有中间步骤，只有协变量的SMD输出；twang包可以做gbm等机器学习的PSW，但是没有OW等新方法。我们把CRAN上已有的PSW相关的包总结如表13-1。

表13-1　CRAN上已有的PSW相关包

| | Multiple treatments | Balance Diagnostics | IPW/ATT Weights | OW/other Weights | Ration Estimands | Augmented Weighting | Nuisance-adj Variance | Optimal trimming |
|---|---|---|---|---|---|---|---|---|
| PSweight | √ | √ | √ | √ | √ | √ | √ | √ |
| Twang | √ | √ | √ | × | × | × | × | × |
| CBPS | √ | √ | √ | × | × | √ | √ | × |
| PSW | × | √ | √ | √ | × | √ | √ | × |
| optweight | √ | × | √ | × | × | × | × | × |
| ATE | √ | √ | √ | × | × | × | × | × |
| WeightIt | √ | × | √ | √ | × | × | × | × |
| Causalweight | √ | × | √ | × | × | √ | × | × |
| sbw | × | √ | √ | × | × | × | × | × |

```
###R codes PS analysis###
#安装并加载包
pacman::p_load(dplyr,MatchIt,cobalt,gmodels,ggplot2,survival,survMisc,su
rvminer,knitr,kableExtra, tidyverse, tableone,survey,reshape2)
select <- dplyr::select
```

#数据

```
rhc <- read.csv("https://biostat.app.vumc.org/wiki/pub/Main/DataSets/rhc.csv")
save(rhc,file="RHC.Rdata")
```

#定义COVx协变量集

```
vars <- c("age","sex","race","edu","income","ninsclas","cat1","das2d3pc","dnr1",
          "ca","surv2md1","aps1","scoma1","wtkilo1","temp1","meanbp1","resp1",
          "hrt1","pafi1","paco21","ph1","wblc1","hema1","sod1","pot1","crea1",
          "bili1","alb1","resp","card","neuro","gastr","renal","meta","hema",
          "seps","trauma","ortho","cardiohx","chfhx","dementhx","psychhx",
          "chrpulhx","renalhx","liverhx","gibledhx","malighx","immunhx",
          "transhx","amihx")
```

#加入分组变量，分组变量是swang1，其中是treat组是"RHC"，control是"No RHC"，

```
Varsx <- c("age","sex","race","edu","income","ninsclas","cat1","das2d3pc","dnr1",
           "ca","surv2md1","aps1","scoma1","wtkilo1","temp1","meanbp1","resp1",
           "hrt1","pafi1","paco21","ph1","wblc1","hema1","sod1","pot1","crea1",
           "bili1","alb1","resp","card","neuro","gastr","renal","meta","hema",
           "seps","trauma","ortho","cardiohx","chfhx","dementhx","psychhx",
           "chrpulhx","renalhx","liverhx","gibledhx","malighx","immunhx",
           "transhx","amihx","swang1")
```

#------------------匹配前分析------------------
#定义连续变量和分类变量
#连续变量

```
conVars <- c("age","edu","das2d3pc","surv2md1","aps1","scoma1","wtkilo1",
"temp1","meanbp1",
"resp1","hrt1","pafi1","paco21","ph1","wblc1","hema1","sod1","pot1","crea
1","bili1",
"alb1","cardiohx","chfhx","dementhx","psychhx","chrpulhx","renalhx","liv
erhx","gibledhx",
"malighx","immunhx","transhx","amihx")
```

#分类变量→因子

```
catVars <- c("sex","race","income","ninsclas","cat1","dnr1","ca","resp",
"card",
"neuro","gastr","renal","meta","hema","seps","trauma","ortho","swang1","
death")
rhc[catVars] <- lapply(rhc[catVars], factor)
rhc[conVars] <- lapply(rhc[conVars], as.numeric)
```

```
#匹配前总体数据分布
tabprePS <- CreateTableOne(vars = Varsx, data = rhc, test = FALSE)
summary(tabprePS)
print(tabprePS, showAllLevels = TRUE, formatOptions = list(big.mark = ","))
#正态性检验
library(pastecs)
by(rhc[conVars],rhc$swang1,function(x)stat.desc(x,norm=TRUE))


#conVars清一色偏态分布，基线描述用中位数±IQR
tabnonnor <- conVars
print(tabprePS, nonnormal= tabnonnor, formatOptions = list(big.mark = ","))


#table1基线汇总，分group查看分布，中位数±IQR，精确卡方p
tabUnmatched <- CreateTableOne(vars = Varsx, strata = "swang1" , data = rhc,factorVars = catVars)
print(tabUnmatched, nonnormal = tabnonnor, exact = catVars,smd = TRUE,formatOptions = list(big.mark = ","))
#自动化Table1见图13-3
```

| | level | No RHC | RHC | p | test | SMD |
|---|---|---|---|---|---|---|
| n | | 3,551 | 2,184 | | | |
| age (median [IQR]) | | 64.59 [50.08, 74.97] | 63.50 [50.21, 72.65] | 0.003 | nonnorm | 0.061 |
| sex (%) | Female | 1637 (46.1) | 906 (41.5) | 0.001 | exact | 0.093 |
| | Male | 1914 (53.9) | 1278 (58.5) | | | |
| race (%) | black | 585 (16.5) | 335 (15.3) | 0.425 | exact | 0.036 |
| | other | 213 (6.0) | 142 (6.5) | | | |
| | white | 2753 (77.5) | 1707 (78.2) | | | |
| edu (median [IQR]) | | 12.00 [10.00, 13.00] | 12.00 [10.00, 14.00] | <0.001 | nonnorm | 0.091 |
| income (%) | $11-$25k | 713 (20.1) | 452 (20.7) | <0.001 | exact | 0.142 |
| | $25-$50k | 500 (14.1) | 393 (18.0) | | | |
| | > $50k | 257 (7.2) | 194 (8.9) | | | |
| | Under $11k | 2081 (58.6) | 1145 (52.4) | | | |
| ninsclas (%) | Medicaid | 454 (12.8) | 193 (8.8) | NA | exact | 0.194 |
| | Medicare | 947 (26.7) | 511 (23.4) | | | |
| | Medicare & Med | 251 (7.1) | 123 (5.6) | | | |
| | No insurance | 186 (5.2) | 136 (6.2) | | | |
| | Private | 967 (27.2) | 731 (33.5) | | | |
| | Private & Medic | 746 (21.0) | 490 (22.4) | | | |
| cat1 (%) | ARF | 1581 (44.5) | 909 (41.6) | NA | exact | 0.583 |
| | CHF | 247 (7.0) | 209 (9.6) | | | |
| | Cirrhosis | 175 (4.9) | 49 (2.2) | | | |
| | Colon Cancer | 6 (0.2) | 1 (0.0) | | | |

可见age等基线变量极度不均衡。

图13-3　table1命令获取基线表（部分结果截图）

```
#----------------- logistic回归-----------------
#logistic回归方程的定义，返回OR值和95%CI
GetConfInt <- function(obj) {
  logitsticModel <- FALSE
  if (identical(class(obj), c("glm", "lm")) == TRUE) {
    mat <- coef(summary(obj))
    logitsticModel <- TRUE   }
  else if (identical(class(obj), c("geeglm", "gee", "glm")) == TRUE) {
    mat <- coef(summary(obj))   }
  else if (identical(class(obj), c("coeftest")) == TRUE) {
    mat <- obj   }
  else if (identical(class(obj), c("matrix")) == TRUE) {
    mat <- obj   }
  else {
    stop("Not a supported object")
  }
  #OR点估计，1.96 * SE，LL UL 95CI%, p-value
  matRes <- mat[, 1, drop = F]
  matSe <-  mat[, 2, drop = F] * qnorm(0.975)
  matRes <- cbind(matRes, (matRes - matSe), (matRes + matSe))
  colnames(matRes) <- c("OR","lower","upper")
  matRes <- exp(matRes)
  matRes <- cbind(matRes, mat[, 3:4, drop = F])
  if (logitsticModel == TRUE) {
    matRes[, c("lower","upper")] <- exp(suppressMessages(confint(obj)))
  }
  matRes
}


#单因素logistic, death ~ rhc，探究手术对于死亡的影响
glmCrude <- glm(formula=death~swang1,family= binomial(link =
"logit"),data=rhc)
GetConfInt(glmCrude)

#多因素full logistic， death ~ COVx +rhc
glmFull <- glm(formula=death ~ swang1+ age + sex + race + edu + income
+ ninsclas + cat1 + das2d3pc + dnr1 + ca +  surv2md1 + aps1 + scoma1 +
wtkilo1 + temp1 + meanbp1 + resp1 + hrt1 + pafi1 + paco21 + ph1 + wblc1 +
hema1 + sod1 + pot1 + crea1 + bili1 + alb1 + resp + card + neuro + gastr
```

```
+ renal + meta + hema +  seps + trauma + ortho + cardiohx + chfhx +
dementhx + psychhx + chrpulhx + renalhx + liverhx + gibledhx +  malighx
+ immunhx + transhx + amihx,family= binomial(link = "logit"),data=rhc)
```

```
#多因素logistic，向后逐步回归法
library(MASS)
stepAIC(glmFull, direction="backward")
```

```
#最终模型，见图13-4
glmstepwise <-glm(formula=death ~ swang1 + age + sex + income + ninsclas
+ cat1 + das2d3pc + dnr1 + ca + surv2md1 + aps1 + wtkilo1 + temp1 + hrt1
+ pafi1 + wblc1 + hema1 + bili1 + resp + card + neuro + gastr + hema +
seps + cardiohx + chfhx + dementhx + chrpulhx + renalhx + liverhx +
immunhx, family = binomial(link = "logit"), data = rhc)
GetConfInt(glmstepwise)
```

|                  | OR | lower | upper | z value | Pr(>\|z\|) |
|------------------|------------|------------|-------------|------------|--------------|
| (Intercept)      | 45.53626887 | 8.16999498 | 256.78056920 | 4.3424109 | 1.409277e-05 |
| swang1RHC        | 1.34800437 | 1.16918786 | 1.55485643 | 4.1068848 | 4.010312e-05 |
| age              | 1.01325153 | 1.00768656 | 1.01885792 | 4.6816203 | 2.846162e-06 |
| sexMale          | 1.33628196 | 1.17337228 | 1.52226102 | 4.3658921 | 1.266050e-05 |
| income$25-$50k   | 0.85786080 | 0.69376325 | 1.06087960 | -1.4152888 | 1.569838e-01 |
| income> $50k     | 0.85402690 | 0.65865095 | 1.10839223 | -1.1888494 | 2.344989e-01 |
| incomeUnder $11k | 1.17837833 | 1.00133590 | 1.38602003 | 1.9795070 | 4.775895e-02 |
| ninsclasMedicare | 1.41823097 | 1.10716808 | 1.81648459 | 2.7671223 | 5.655354e-03 |

校正多因素后，手术影响死亡（$P<0.001$）。

图13-4　常规多因素分析（部分结果截图）

```
##-----------------PSM分析-----------------
#logistic rhc~ covx生成pre值，也就是PS评分
select <- dplyr::select
match_vars1 <- colnames(select(rhc, vars, -swang1))
psform1 <- f.build("swang1", match_vars1) #巧妙的构建公式
psmodel1 <- glm(psform1, data = rhc, family = binomial())
summary(psmodel1)
rhc$p1 <- predict(psmodel1, newdata =rhc, type = "response") #p1就是PS评分
rhc$ps1 <- log((1 - rhc$p1) / (rhc$p1)) #ps1为马氏距离法做准备
#PS效果评价方法1：ROC曲线下面积评价PS评分对于个体特点的综合代表性
pacman::p_load(pROC)
rocPsModel <- roc(swang1 ~ p1, data = rhc)
plot(rocPsModel,print.auc=TRUE,plot=TRUE,print.thres=TRUE)
```

#AUC=0.798，PS评分效果好，见图13-5

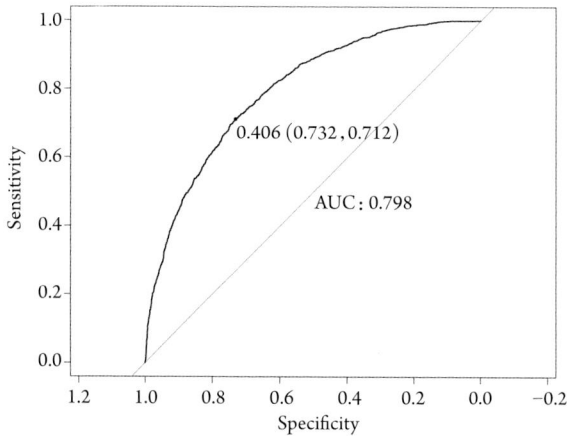

AUC>0.65，PSM效果才好。

图13-5　rhc~50个covx的ROC

#PS评价方法二：试验组和对照组的PS重叠面积

```
p.PSdistribution <- ggplot(rhc,mapping = aes(x=p1,fill=swang1))+
  geom_histogram(color="black",alpha=0.5)
p.PSdistribution
#见图13-6
```

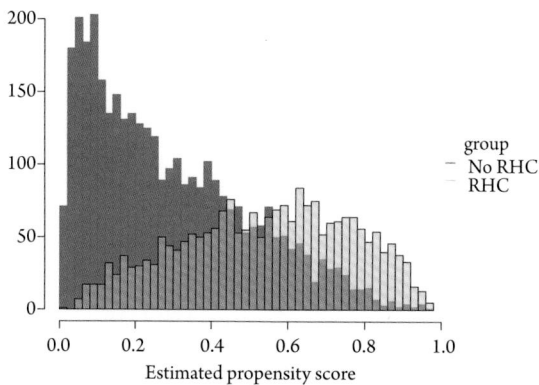

图13-6　试验组和对照组的倾向性评分大部分重叠，
PSM效果好

```
#-----------------倾向性评分校正法（PS adjustment）---------------
#linear PS adjustment , rhc P<0.001
glmPsAdjLinear <- glm(formula = death ~ swang1 + p1, family  =
binomial(link = "logit"),  data= rhc)
GetConfInt(glmPsAdjLinear)
#见图13-7
```

```
> GetConfInt(glmPsAdjLinear)
              OR      lower     upper   z value       Pr(>|z|)
(Intercept) 1.7687753 1.6014212 1.954699 11.215456 3.424160e-29
swang1RHC   1.2974637 1.1389187 1.478805  3.909309 9.256052e-05
p1          0.8703581 0.6741931 1.123846 -1.065302 2.867393e-01
```

图13-7　倾向性评分直接校正logistic回归结果

#五分位间距倾向性评分校正法
```
quintilePoints <- quantile(x = rhc$p1, probs = seq(from = 0.2, to = 0.8,
by = 0.2)) #五分位间距定位
#10分位probs = seq(from = 0.1, to = 0.9, by = 0.1))
quintilePoints <- c(0,quintilePoints,1)
rhc$psQunintile <- cut(x = rhc$p1, breaks = quintilePoints, labels =
paste0("Q",1:5))
glmPsAdjQuintile <-glm(formula=death~swang1+psQunintile,family=binomial(
link="logit"),data= rhc)
GetConfInt(glmPsAdjQuintile)
```

```
#-----------------倾向性分层法（PS stratification）-----------------
#5分位层间rhc的OR值
library(plyr)
logistic.stratified <- dlply(.data = rhc, .variables = "psQunintile",
                            .fun = function(DF) {
                                glm(death ~ swang1, data = DF, family =
binomial)
                            })
res.strata.logit <- lapply(logistic.stratified[1:5], function(X){
  GetConfInt(X)
})
print(res.strata.logit)
#print(do.call(rbind, res.strata.logit)) #见图13-8
```

```
> print( res.strata.logit)
$q1
                    OR      lower    upper    z value     Pr(>|z|)
(Intercept) 1.730280 1.529190 1.960513 8.652783 5.025848e-18
swang1RHC   1.366043 0.828228 2.325885 1.190039 2.340312e-01

$q2
                    OR      lower    upper    z value     Pr(>|z|)
(Intercept) 1.678466 1.468322 1.921623 7.548184 4.413687e-14
swang1RHC   1.498217 1.101695 2.055846 2.543613 1.097125e-02

$q3
                    OR      lower    upper    z value     Pr(>|z|)
(Intercept) 1.660650 1.4318955 1.929502 6.669173 2.572483e-11
swang1RHC   1.282493 0.9945212 1.658496 1.908148 5.637208e-02

$q4
                    OR      lower    upper    z value     Pr(>|z|)
(Intercept) 1.741294 1.465826 2.074160 6.266979 3.681192e-10
swang1RHC   1.392808 1.087766 1.784946 2.623509 8.702918e-03

$q5
                    OR      lower    upper    z value     Pr(>|z|)
(Intercept) 1.685714 1.3270338 2.152023 4.2392085 2.243092e-05
swang1RHC   1.100296 0.8309458 1.452239 0.6716121 5.018307e-01
```

图13-8　按照倾向性评分5分位分层logistic

```
#显示各层四格表
xtabs.stratified <- dlply(.data =rhc, .variables="psQunintile",
                     .fun=function(DF) {
                         xtabs(~ swang1 + death, data = DF)[2:1, 2:1]
                     })
xtabs.stratified[1:5]
#死亡分层分布
library(PSAgraphics)
cat.psa(categorical=rhc$death, treatment=rhc$swang1,strata=rhc$psQuninti
le)


#------------------倾向性匹配法（PSM）------------------
#定义平衡性测试function，方便各倾向性评分方法比较love plot
get_bal <- function(out){
  cobalt::love.plot(out,binary = "std",stats = c("mean.diffs"),threshold
= c(.1), var.order = "unadjusted", line = TRUE)
  }


#------------------1:1邻近法，caliper 0.03
set.seed(1234)
PSM11_logit.out <-matchit(psform1, data =rhc, method =
```

```
"nearest",distance=rhc$ps1, m.order= "random",ratio=1,caliper=0.03,repla
ce=FALSE)
summary(PSM11_logit.out)
```

```
#love plot，见图13-9
PSM11_logit.data <- MatchIt::match.data(PSM11_logit.out)
get_bal(PSM11_logit.out)
```

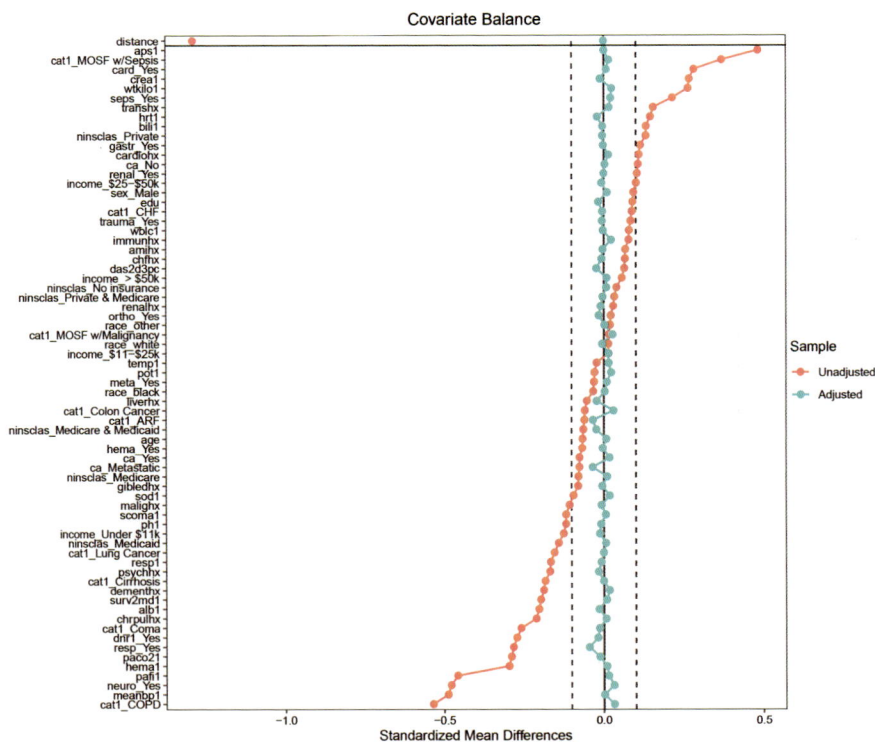

图13-9　logistic 1∶1 PSM协变量平衡图

```
#logistic 1:1匹配后数据，PSM11_tabMatched的基线资料比较，见图13-10
PSM11_tabMatched <- CreateTableOne(vars = Varsx, strata =
"swang1" , data = PSM11_logit.data, factorVars = catVars)
print(PSM11_tabMatched, nonnormal = tabnonnor, exact = Varsx,
smd = TRUE,formatOptions = list(big.mark = ","))
```

```
                    Stratified by swang1
                    NO RHC              RHC                    p      test      SMD
n                   1,530               1,530
age (median [IQR])  63.88 [49.69, 73.73] 63.75 [50.21, 73.04]  0.944  nonnorm   0.008
sex = Male (%)      864 (56.5)          872 ( 57.0)            0.798  exact     0.011
race (%)                                                       0.991  exact     0.005
   black            236 (15.4)          238 ( 15.6)
   other            103 ( 6.7)          104 (  6.8)
   white            1191 (77.8)         1188 ( 77.6)
edu (median [IQR])  12.00 [10.00, 13.61] 12.00 [10.00, 13.65]  0.951  nonnorm   0.017
income (%)                                                     0.967  exact     0.019
   $11-$25k         315 (20.6)          324 ( 21.2)
   $25-$50k         252 (16.5)          248 ( 16.2)
   > $50k           127 ( 8.3)          131 (  8.6)
   Under $11k       836 (54.6)          827 ( 54.1)
```

SMD均<0.1，表示均衡。

图13-10　logistic 1∶1 PSM匹配后SMD结果

```
##------------------马氏距离法
#Mahalanobis ditance：考虑ps1（不是原始pre，而是logitpre）的马氏距
离法，去掉ps1就是不考虑pre的马氏距离
match_vars1m <- colnames(select(rhc, vars, ps1, -swang1))
psform1m <- f.build("swang1", match_vars1)
psform1m
set.seed(1234)
PSM11_maha.out <- matchit(psform1m, data = rhc,distance =
"mahalanobis")
summary(PSM11_maha.out)
PSM11_maha.data <- match.data(PSM11_maha.out)


#马氏距离法的匹配数据基线资料比较
PSM11_mahatabMatched <- CreateTableOne(vars = Varsx, strata =
"swang1" , data = PSM11_maha.data, factorVars = catVars)
print(PSM11_mahatabMatched, nonnormal = tabnonnor, exact = Varsx,
      smd = TRUE,formatOptions = list(big.mark = ","))


#------------------最佳匹配法
PSM11_opti.out <- matchit(psform1, data = rhc,method =
"optimal",ratio=1)
summary(PSM11_opti.out)


#------------------倾向性评分加权法（PSW）------------------
#------------------IPTW加权
#设置权重，采用的都是PS=p1。IPTW接受治疗A的患者以1/PS加权，而接受对照
B的患者以1/(1 -PS)加权
rhc$ptreat <- rhc$p1
```

```
rhc$pNotreat <- 1 - rhc$ptreat
```

```
#swang1是两水平的因子变量，表示为 "RHC" 和 "NO RHC"；treat因素有3水
平及以上同理
rhc$iptw <- NA
rhc$iptw[rhc$swang1 == "RHC"] <- 1/rhc$p1[rhc$swang1 == "RHC"]
rhc$iptw[rhc$swang1 != "RHC"] <- (1/(1 - rhc$p1))[rhc$swang1 !=
"RHC"]
```

```
#IPSW加权的均衡性检验
library(survey)
Svy_IPTW <- svydesign(ids = ~ 1, data = rhc, weights = ~ iptw)
tabWeightedipsw <- svyCreateTableOne(vars = Varsx, strata =
"swang1", data = Svy_IPTW, factorVars = catVars)
print(tabWeightedipsw, smd = TRUE)
```

```
#IPTW加权分析→logistic分析匹配后rhc
glmiptw <- glm(formula=death~swang1,family=binomial(link="logit"
),data=rhc,weights=iptw)
GetConfInt(glmiptw)
```

```
#IPTW加权分析→Cox回归分析匹配后rhc
pacman::p_load(survival,reportReg)
rhc$time <-runif(5735,min=0.1,max=20)  #随机生成时间变量，方便演示
Cox回归
rhc$death <- as.numeric(rhc$death) #Cox的结局变量不能因子化
coxiptw<- coxph(Surv(time,death)~swang1,data=rhc,weights=iptw)
reportReg(coxiptw) #Cox回归的呈现
```

```
#------------------SMRW加权
#试验组权重为1，对照组各观察对象的权重为PS (1-Pt)]/[(1- PS)Pt
rhc$smrw <- NA
rhc$smrw[rhc$swang1 == "RHC"] <- 1
rhc$smrw[rhc$swang1 != "RHC"] <- (rhc$p1/(1 - rhc$p1))[rhc$swang1
!= "RHC"]
```

```
#smrw均衡性检验
library(survey)
Svy_smrw <- svydesign(ids = ~ 1, data = rhc, weights = ~ smrw)
```

```
tabWeightedsmrw <- svyCreateTableOne(vars = Varsx, strata =
"swang1", data = Svy_smrw, factorVars = catVars)
print(tabWeightedsmrw, smd = TRUE)
```

```
##SMRW加权分析→logistic分析匹配后rhc
glmsmrw <- glm(formula=death~swang1,family=binomial(link="logit"),
data=rhc,weights=smrw)
GetConfInt(glmsmrw)
```

```
#-----------------matching weights(MW) IPTW加权
rhc$matchWeightNumerator <- pmin(rhc$p1, 1 - rhc$p1)
rhc$matchWeight <- rhc$matchWeightNumerator*rhc$iptw
#加权
library(survey)
Svy_matchWeight <- svydesign(ids = ~ 1, data = rhc, weights = ~
matchWeight)
tabWeightedmatchWeight <- svyCreateTableOne(vars = Varsx, strata
= "swang1", data = Svy_matchWeight, factorVars = catVars)
print(tabWeightedmatchWeight, smd = TRUE)
#MW加权分析→logistic分析匹配后rhc
glmmatchWeight <- glm(formula=death~swang1,family=binomial(link=
"logit"),data=rhc,weights=matchWeight)
GetConfInt(glmmatchWeight)
```

```
#-----------------Overlap weighting (OW)加权
#OW权重，试验组的患者以对照组的概率（1-PS）为权重，而对照组的患者以试
验组的概率（PS）为权重
rhc$ptreat <- rhc$p1
rhc$pNotreat <- 1 - rhc$ptreat
rhc$ow[rhc$swang1 == "RHC"]<- rhc$pNotreat[rhc$swang1 == "RHC"]
rhc$ow[rhc$swang1 == "No RHC"]<- rhc$ptreat[rhc$swang1 == "No
RHC"]
```

```
#地表最强PS加权法！
Svy_Ow <- svydesign(ids = ~ 1, data = rhc, weights = ~ ow)
tabWeightedOw <- svyCreateTableOne(vars = Varsx, strata =
"swang1", data = Svy_Ow, factorVars = catVars)
print(tabWeightedOw, smd = TRUE)
addmargins(table(ExtractSmd(tabWeightedOw) > 0.1)) #没有任何一个变
```

量的SMD大于0.1

```
#OW加权分析→logistic分析匹配后rhc
glmowWeight <- glm(formula=death~swang1,family=binomial(link="lo
git"),data=rhc,weights=ow)
GetConfInt(glmowWeight)
```

```
#------------------PSweight包------------------
```
#PSweight包直接得SMD，但是没有具体过程和中间变量，没有哑变量化，优势
是可以快速分析分组因素是多水平，level>=3，笔者重现结果与本文程序一致
```
pacman::p_load(PSweight)
msstat<-SumStat(psform1, data=rhc, weight=c("IPW","overlap","tre
ated","entropy", "matching"))
```

```
#love plot图
plot(msstat, type="balance", weighted.var=TRUE, threshold=0.1,
metric="ASD") #ASD:absolute standard difference
summary(msstat)
```

```
#------------------汇总分析, double-check------------------
tabUnmatched <- CreateTableOne(vars = Varsx, strata = "swang1" ,
data = rhc)
```
#match要有命令test = FALSE，不然匹配不上的组不会显示
```
PSM11_tabMatched <- CreateTableOne(vars = Varsx, strata =
"swang1" , data = PSM11_logit.data)
PSM11_mahatabMatched <- CreateTableOne(vars = Varsx, strata =
"swang1" , data = PSM11_maha.data)
tabWeightediptw <- svyCreateTableOne(vars = Varsx, strata =
"swang1", data = Svy_IPTW)
tabWeightedsmrw<- svyCreateTableOne(vars = Varsx, strata =
"swang1", data = Svy_smrw)
tabWeightedmatchWeight<- svyCreateTableOne(vars = Varsx, strata
= "swang1", data = Svy_matchWeight)
tabWeightedOw <- svyCreateTableOne(vars = Varsx, strata =
"swang1", data = Svy_Ow)
```

```
#匹配后table汇总，方便统计分析
resCombo<-NA
```

```
resCombo <- cbind(print(tabUnmatched,printToggle= FALSE),
                  print(PSM11_tabMatched,printToggle= FALSE),
                  print(PSM11_mahatabMatched,printToggle= FALSE),
                  print(tabWeightediptw,printToggle= FALSE),
                  print(tabWeightedsmrw,printToggle= FALSE),
                      print(tabWeightedmatchWeight,printToggle=
FALSE),
                  print(tabWeightedOw,printToggle= FALSE))
#重复N次，N方法
resCombo <- rbind(Group = rep(c("No treat","treat"),1), resCombo)
#中间加空格""
colnames(resCombo) <- c("Unmatch","","P","","logit","","P","","M
aha","","P","","IPTW","","P","","SMRW","","P","","MW","","P","",
"OW","","P","")
print(resCombo, quote = FALSE) #见图13-11
write.csv(resCombo, "resCombo.csv")
```

| | Unmatch | | *P* | logit | | *P* | Maha | | *P* |
|---|---|---|---|---|---|---|---|---|---|
| Group | No treat | treat | | No treat | treat | | No treat | treat | |
| n | 3551 | 2184 | | 1530 | 1530 | | 2184 | 2184 | |
| age (mean (SD)) | 61.76 (17.29) | 60.75 (15.63) | 0.026 | 60.89 (17.19) | 61.01 (15.84) | 0.831 | 61.82 (17.08) | 60.75 (15.63) | 0.031 |
| sex = Male (%) | 1914 (53.9) | 1278 ( 58.5) | 0.001 | 864 (56.5) | 872 ( 57.0) | 0.798 | 1212 (55.5) | 1278 ( 58.5) | 0.047 |
| race (%) | | | 0.425 | | | 0.992 | | | 0.034 |
| black | 585 (16.5) | 335 ( 15.3) | | 236 (15.4) | 238 ( 15.6) | | 306 (14.0) | 335 ( 15.3) | |
| other | 213 ( 6.0) | 142 (6.5) | | 103 ( 6.7) | 104 (6.8) | | 109 ( 5.0) | 142 (6.5) | |
| white | 2753 (77.5) | 1707 ( 78.2) | | 1191 (77.8) | 1188 ( 77.6) | | 1769 (81.0) | 1707 ( 78.2) | |
| edu (mean (SD)) | 11.57 (3.13) | 11.86 (3.16) | 0.001 | 11.85 (3.14) | 11.80 (3.09) | 0.635 | 11.65 (2.98) | 11.86 (3.16) | 0.03 |
| income (%) | | | <0.001 | | | 0.966 | | | 0.01 |
| $11-$25k | 713 (20.1) | 452 ( 20.7) | | 315 (20.6) | 324 ( 21.2) | | 433 (19.8) | 452 ( 20.7) | |
| $25-$50k | 500 (14.1) | 393 ( 18.0) | | 252 (16.5) | 248 ( 16.2) | | 333 (15.2) | 393 ( 18.0) | |
| > $50k | 257 ( 7.2) | 194 (8.9) | | 127 ( 8.3) | 131 (8.6) | | 170 ( 7.8) | 194 (8.9) | |
| Under $11k | 2081 (58.6) | 1145 ( 52.4) | | 836 (54.6) | 827 ( 54.1) | | 1248 (57.1) | 1145 ( 52.4) | |
| insclas (%) | | | <0.001 | | | 0.992 | | | 0.004 |
| Medicaid | 454 (12.8) | 193 (8.8) | | 145 ( 9.5) | 148 (9.7) | | 231 (10.6) | 193 (8.8) | |
| Medicare | 947 (26.7) | 511 ( 23.4) | | 370 (24.2) | 377 ( 24.6) | | 595 (27.2) | 511 ( 23.4) | |
| Medicare & Med | 251 ( 7.1) | 123 (5.6) | | 96 ( 6.3) | 88 (5.8) | | 109 ( 5.0) | 123 (5.6) | |
| No insurance | 186 ( 5.2) | 136 (6.2) | | 85 ( 5.6) | 88 (5.8) | | 111 ( 5.1) | 136 (6.2) | |
| Private | 967 (27.2) | 731 ( 33.5) | | 483 (31.6) | 480 ( 31.4) | | 655 (30.0) | 731 ( 33.5) | |
| Private & Medicr | 746 (21.0) | 490 ( 22.4) | | 351 (22.9) | 349 ( 22.8) | | 483 (22.1) | 490 ( 22.4) | |

| | IPTW | | *P* | SMRW | | *P* |
|---|---|---|---|---|---|---|
| Group | No treat | treat | | No treat | treat | |
| n | 5788.06 | 5550.66 | | 2237.06 | 2184 | |
| age (mean (SD)) | 61.17 (17.13) | 61.11 (15.56) | 0.917 | 60.22 (16.84) | 60.75 (15.63) | 0.416 |
| sex = Male (%) | 3232.7 (55.9) | 3182.3 ( 57.3) | 0.401 | 1318.7 (58.9) | 1278.0 ( 58.5) | 0.829 |
| race (%) | | | 0.832 | | | 0.687 |
| black | 916.4 (15.8) | 914.6 ( 16.5) | | 331.4 (14.8) | 335.0 ( 15.3) | |
| other | 343.6 ( 5.9) | 312.0 (5.6) | | 130.6 ( 5.8) | 142.0 (6.5) | |
| white | 4528.1 (78.2) | 4324.1 ( 77.9) | | 1775.1 (79.3) | 1707.0 ( 78.2) | |
| edu (mean (SD)) | 11.69 (3.12) | 11.72 (3.00) | 0.731 | 11.88 (3.08) | 11.86 (3.16) | 0.86 |
| income (%) | | | 0.894 | | | 0.731 |
| $11-$25k | 1188.7 (20.5) | 1095.3 ( 19.7) | | 475.7 (21.3) | 452.0 ( 20.7) | |
| $25-$50k | 869.8 (15.0) | 872.0 ( 15.7) | | 369.8 (16.5) | 393.0 ( 18.0) | |
| > $50k | 446.8 ( 7.7) | 439.3 (7.9) | | 189.8 ( 8.5) | 194.0 (8.9) | |
| Under $11k | 3282.7 (56.7) | 3144.1 ( 56.6) | | 1201.7 (53.7) | 1145.0 ( 52.4) | |
| insclas (%) | | | 0.929 | | | 0.963 |
| Medicaid | 671.6 (11.6) | 664.7 ( 12.0) | | 217.6 ( 9.7) | 193.0 (8.8) | |
| Medicare | 1471.1 (25.4) | 1312.0 ( 23.6) | | 524.1 (23.4) | 511.0 ( 23.4) | |
| Medicare & Med | 364.9 ( 6.3) | 364.5 (6.6) | | 113.9 ( 5.1) | 123.0 (5.6) | |
| No insurance | 319.5 ( 5.5) | 306.8 (5.5) | | 133.5 ( 6.0) | 136.0 (6.2) | |
| Private | 1707.6 (29.5) | 1675.0 ( 30.2) | | 740.6 (33.1) | 731.0 ( 33.5) | |
| Private & Medicr | 1253.3 (21.7) | 1227.7 ( 22.1) | | 507.3 (22.7) | 490.0 ( 22.4) | |

| | MW | | *P* | OW | | *P* |
|---|---|---|---|---|---|---|
| Group | No treat | treat | | No treat | treat | |
| n | 1522.89 | 1520.27 | | 1005.82 | 1005.82 | |
| age (mean (SD)) | 60.82 (17.16) | 60.77 (15.79) | 0.913 | 60.88 (17.19) | 60.88 (15.73) | 0.999 |
| sex = Male (%) | 875.8 (57.5) | 872.3 ( 57.4) | 0.932 | 574.3 (57.1) | 574.3 ( 57.1) | 0.999 |
| race (%) | | | 0.964 | | | 0.999 |
| black | 238.1 (15.6) | 235.8 ( 15.5) | | 157.5 (15.7) | 157.5 ( 15.7) | |
| other | 94.9 ( 6.2) | 97.8 (6.4) | | 62.0 ( 6.2) | 62.0 (6.2) | |
| white | 1189.9 (78.1) | 1186.6 ( 78.1) | | 786.3 (78.2) | 786.3 ( 78.2) | |
| edu (mean (SD)) | 11.80 (3.17) | 11.80 (3.09) | 0.957 | 11.78 (3.16) | 11.78 (3.08) | 0.999 |
| income (%) | | | 0.999 | | | 0.999 |
| $11-$25k | 316.5 (20.8) | 317.0 ( 20.9) | | 208.4 (20.7) | 208.4 ( 20.7) | |
| $25-$50k | 251.7 (16.5) | 250.8 ( 16.5) | | 163.3 (16.2) | 163.3 ( 16.2) | |
| > $50k | 127.1 ( 8.3) | 128.4 (8.4) | | 83.8 ( 8.3) | 83.8 (8.3) | |
| Under $11k | 827.6 (54.3) | 824.1 ( 54.2) | | 550.3 (54.7) | 550.3 ( 54.7) | |
| insclas (%) | | | 0.999 | | | 0.999 |
| Medicaid | 153.7 (10.1) | 151.9 ( 10.0) | | 104.1 (10.4) | 104.1 ( 10.4) | |
| Medicare | 361.1 (23.7) | 369.0 ( 24.3) | | 242.5 (24.1) | 242.5 ( 24.1) | |
| Medicare & Med | 91.5 ( 6.0) | 91.2 (6.0) | | 60.7 ( 6.0) | 60.7 (6.0) | |
| No insurance | 85.8 ( 5.6) | 86.6 (5.7) | | 57.1 ( 5.7) | 57.1 (5.7) | |
| Private | 487.0 (32.0) | 482.2 ( 31.7) | | 315.9 (31.4) | 315.9 ( 31.4) | |
| Private & Medicr | 343.7 (22.6) | 339.3 ( 22.3) | | 225.5 (22.4) | 225.5 ( 22.4) | |

图13-11　七种方法基线资料均衡性检验合集

```
#------------------Love plot合集，见图13-12
dataPlot <- data.frame(variable  = rownames(ExtractSmd(tabUnmatched)),
Unmatched  = as.numeric(ExtractSmd(tabUnmatched)),
logitMatched    = as.numeric(ExtractSmd(PSM11_tabMatched)),
mahaMatched    = as.numeric(ExtractSmd(PSM11_mahatabMatched)),
Weightediptw    = as.numeric(ExtractSmd(tabWeightediptw)),
Weightedsmrw  = as.numeric(ExtractSmd(tabWeightedsmrw)),
Weightedmw = as.numeric(ExtractSmd(tabWeightedmatchWeight)),
WeightedOw = as.numeric(ExtractSmd(tabWeightedOw)))
dataPlotMelt <- melt(data = dataPlot,
```

```
id.vars=c("variable"),variable.name ="Method",value.name="SMD")
varNames <- as.character(dataPlot$variable)
[order(dataPlot$Unmatched)]
dataPlotMelt$variable <- factor(dataPlotMelt$variable,levels =
varNames)
ggplot(data = dataPlotMelt, mapping = aes(x = variable, y = SMD,
group = Method, color = Method)) + geom_line() +geom_point() +
geom_hline(yintercept = 0.1, color = "black", size = 0.1) +coord_
flip() + theme_bw() + theme(legend.key = element_blank())
```

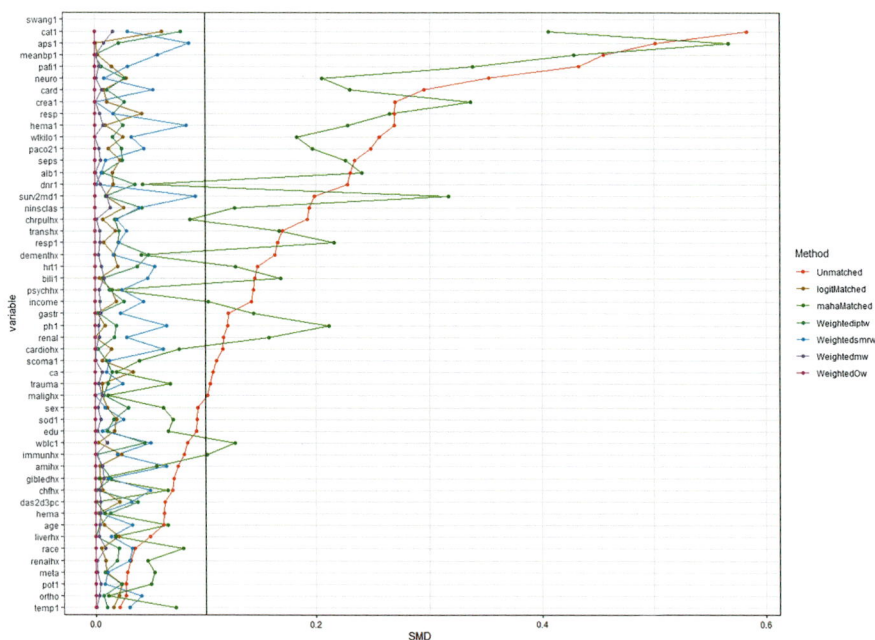

图13-12  PS love plot合集

```
#------------------不同方法的效应值OR合集，见图13-13
GetConfInt(glmUnmatched)
GetConfInt(glmMatched)
GetConfInt(glmmaha)
GetConfInt(glmiptw)
GetConfInt(glmsmrw)
GetConfInt(glmmatchWeight)
GetConfInt(glmowWeight)
```

```
> #汇总7种方法OR值
> GetConfInt(glmUnmatched)
                OR    lower    upper    z value       Pr(>|z|)
(Intercept) 1.700380 1.588728 1.820610 15.275549 1.112871e-52
swang1RHC   1.252038 1.118713 1.401914  3.904925 9.425480e-05
> GetConfInt(glmMatched)
                OR    lower    upper    z value       Pr(>|z|)
(Intercept) 1.741935 1.570453 1.934036 10.449489 1.47317e-25
swang1RHC   1.318886 1.134520 1.533748  3.599141 3.19270e-04
> GetConfInt(glmmaha)
                OR    lower    upper    z value       Pr(>|z|)
(Intercept) 1.340836 1.232042 1.459747  6.780244 1.199732e-11
swang1RHC   1.587770 1.403397 1.796998  7.331400 2.277613e-13
> GetConfInt(glmiptw)
                OR    lower    upper    z value       Pr(>|z|)
(Intercept) 1.684957 1.597703 1.777394 19.190024 4.484348e-82
swang1RHC   1.272124 1.177128 1.374912  6.075036 1.239602e-09
There were 22 warnings (use warnings() to see them)
> GetConfInt(glmsmrw)
                OR    lower    upper    z value       Pr(>|z|)
(Intercept) 1.660820 1.525074 1.809747 11.621425 3.207398e-31
swang1RHC   1.281861 1.132331 1.451460  3.920678 8.830000e-05
There were 22 warnings (use warnings() to see them)
> GetConfInt(glmmatchWeight)
                OR    lower    upper    z value       Pr(>|z|)
(Intercept) 1.697650 1.530664 1.884613  9.975381 1.953508e-23
swang1RHC   1.307263 1.124909 1.519684  3.492199 4.790607e-04
There were 22 warnings (use warnings() to see them)
> GetConfInt(glmowWeight)
                OR    lower    upper    z value       Pr(>|z|)
(Intercept) 1.695182 1.492603 1.927972  8.086155 6.157769e-16
swang1RHC   1.299656 1.080579 1.563909  2.779752 5.440038e-03
```

图13-13　七种方法OR稍微不同，效应方向一致

## 参考文献

[1]　Grool A M，Aglipay M，Momoli F，et al. Association Between Early Participation in Physical Activity Following Acute Concussion and Persistent Postconcussive Symptoms in Children and Adolescents[J]. JAMA，2016，316(23)：2504-2514.

[2]　Mehta N，Kalra A，Nowacki A S，et al. Association of Use of Angiotensin-Converting Enzyme Inhibitors and Angiotensin II Receptor Blockers With Testing Positive for Coronavirus Disease 2019 (COVID-19)[J]. JAMA Cardiol，2020，5(9)：1020-1026.

[3]　McMurry T L，Hu Y，Blackstone E H，et al. Propensity scores：Methods，considerations，and applications in the Journal of Thoracic and Cardiovascular Surgery[J]. J Thorac Cardiovasc Surg，2015，150(1)：14-19.

[4]　Rosenbaum P R，Rubin D B. The central role of the propensity score in observational studies for causal effects[J]. Biometrika，1983，70(1)：41-55.

[5]　Thomas L E，Li F，Pencina M J. Overlap Weighting: A Propensity Score Method That Mimics Attributes of a Randomized Clinical Trial[J]. JAMA，2020，323(23)：2417-2418.

[6]　Connors A F Jr，Speroff T，Dawson N V，et al. The effectiveness of right heart catheterization in the initial care of critically ill patients. SUPPORT Investigators[J]. JAMA，1996，276(11)：889-897.

（聂志强）

# 第十四章 *STROBE*条目12d详解：根据横断面研究抽样策略的研究方法

  *STROBE*声明的条目12d写道"Cross-sectional study—If applicable, describe analytical methods taking account of sampling strategy"，即如有可能，横断面研究应描述根据抽样策略确定的分析方法。为什么*STROBE*声明会展示这一条目？想象一下，当你拿到一个横断面抽样调查数据，想根据这个数据对某个地区某种疾病的患病情况进行描述分析，你会怎么做？我相信有一部分研究者会直接上手，进行统计描述和分析就完事。但是这样就会忽视不同抽样策略对分析结果的影响，容易得出错误的结论。横断面研究的研究方法主要包括普查和抽样调查两种。普查虽然具有人群代表性，但工作量大，需要足够的人力物力来实施研究。因此，大多数的横断面研究采用抽样调查的方法，用抽取的样本人群（sampling population）来估计总体目标人群（target population）的疾病或健康特征。根据不同的研究目的、研究设计、调查经费及可操作性，不同的研究会采取不同的抽样策略。如采用简单随机抽样、整群抽样、分层抽样等。现如今大型流行病学调查研究中，通常会将多种抽样技术结合使用，我们将多种抽样方法结合的抽样设计称为复杂抽样。而使用抽样调查，研究结果就会存在抽样误差（sampling error）。特别是复杂抽样中存在的不等概率抽样（即个体被抽到的概率不相同）等问题，导致个体所代表的总体对象的个数不相同。因此，若采用传统的统计分析，则不能很好地对指标进行估计，错估置信区间，从而导致偏倚或得到错误的统计推断。接下来我们通过几个研究实例，来学习处理不同抽样策略的统计学方法以及相关的语言表达。

## 一、示例

### 示例1[1]

原文

The sampling frame comprised all Chinese, Malay, and Indian Singaporeans aged 50 years living in the study area. Simple random sampling was performed, disproportionately stratified by race in a Chinese:Malay:Indian ratio of 3:1:1 to allow the 3 main races to be adequately represented.

Age, gender, and race-specific prevalence rates for stroke were derived; 95% CIs were calculated using the binomial distribution. The crude rates were back-weighted proportionately according to the racial distribution of Singapore and standardized to the WHO world population. Logistic regression analysis was performed using stroke as the outcome and demographic factors as explanatory variables. Data were analyzed using the Statistical Analysis System (SAS) version 8.0.

翻译

本研究抽样人群为所有居住在研究地区，年龄在50岁以上的华裔、马来裔和印度裔。根据种族采用分层随机抽样的方法，按照华裔：马来裔：印度裔=3：1：1的比例进行了抽样，使抽样的人群能够充分代表这3个主要种族。

本研究按年龄、性别和种族分别计算了脑卒中的患病率，并运用二项分布计算95%CI。根据新加坡的种族分布比例对粗率进行了加权处理，并根据WHO世界人口进行了标准化。以脑卒中为因变量，以人口统计学因素为自变量，进行Logistic回归分析。使用SAS 8.0统计软件对数据进行分析。

评论

该研究为调查新加坡50岁以上华裔、马来裔和印度裔人群脑卒中患病率的横断面研究，发表于《脑循环杂志》（*Stroke*，IF=10.170）。虽然发表时间较早，但也有一定的借鉴意义。研究根据种族进行了分层随机抽样，在计算脑卒中患病率时进行了权重加权调整，这里的权重指的是抽样权重。在大型抽样调查中，抽样权重是用来校正分层抽样、整群抽样等对点估计的影响。通过加权，使每个样本单元不仅代表本身，也代表了总体中没有被抽选到的样本单元。一般来说，抽样权重最常见的为基础抽样权重、事后分层权重和无应答权重。基础抽样权重就是在单阶段抽样设计中抽样单元（本研究中抽样单元为个体）被抽选中概率的倒数，也就是研究中提到的加权方法。若抽样的方法为多阶段抽样，则基础抽样权重为各阶段抽样权重之积。

### 示例2[2]

原文

We used a stratified multistage sampling design in the study. To obtain a representative sample of the population, we used a three-level stratification based on the geography, population size, and socioeconomic status (SES) of each state. The primary sampling units were villages in rural areas and census enumeration blocks in urban areas. Using a systematic sampling method, and 56 households were selected from urban and rural areas respectively. Door-to-door assessment was done and from each household, we randomly selected one individual, in accordance with the WHO Kish method, thereby avoiding selection bias with respect to sex and age.

For all estimates, we weighted the study population to the 2011 Census of India, which includes state-specific data. We derived weights on the basis of the design weight (reciprocal of the probability of selection) and individual response rate. We further normalised the sampling weights at the state level to obtain standard state weights. We used the final weights to produce estimates of all population variables (appendix pp 10–12).

翻译

本研究采用分层多阶段抽样设计。为了获得具有代表性的人口样本，我们根据每个州的地理、人口规模和社会经济地位（SES）进行分层。初级抽样单位为农村村庄和城市人口普查街区。采用系统抽样的方法，分别从城市和农村选取56户。我们进行了挨家挨户的评估，并按照WHO Kish方法从每个家庭随机选择1名个体，从而避免了性别和年龄方面的选择偏差。

对于所有的估计，我们根据印度人口普查情况对研究人群进行加权，其中包括各州的具体数据。我们根据设计权重（抽样概率的倒数）和个体应答率来推导权重。我们进一步对州水平的抽样权重进行标准化处理，以获得标准的州权重。我们使用最终的权重来对所有总体变量进行估计。

评论

该研究是为了评估印度全国糖尿病和糖尿病前期患病率而开展的横断面研究，发表于《柳叶刀–糖尿病与内分泌学》（*The Lancet Diabetes & Endocrinology*，2022 IF=44.867）杂志。研究采用分层多阶段的抽样设计，在计算患病率时不仅考虑了基本抽样权重，也考虑了无应答和获得样本结构与总体不符合的问题，即纳入了无应答权重和事后分层权重。在现场调查中，不可避免会遇到无应答的情况，因此需要针对无应答的情况计算权重。这里的无应答权重是由调查中的应答概率的倒数来确定的。当我们进行基本抽样权重和无应答权重加权调整后，样本的人口学特征变量分布与总体人群可能仍会存在一定偏差，这个时候便需要进行事后分层权重加权。通常会使用标准的人口作为参照进行加权，例如此研究使用了印度人口普查数据作为参照。另外，值得一提的是，该研究不仅在正文中对抽样策略和所对应的校正方法进行了叙述，还在附录中对其过程进行了详细的说明。

示例3[3]

原文

To address the multilevel stratified sampling design, rates were calculated using the PROC SURVEYFREQ procedure; the means were calculated using the PROC SURVEYMEANS; and differences or trends across groups, including age, ethnicity, sex, body mass index, education status, smoking, alcohol consumption, family history of HTN, and region (urban versus rural) were tested using PROC SURVEYLOGISTIC in SAS. Logistic regression, also applied with PROC SURVEYLOGISTIC, was used for risk factors analysis.

Survey weights were calculated based on the 2010 China population census data and the sampling scheme and included oversampling for specific age subgroups, nonresponse, and other demographic between the sample and the total population. Adjustment for differential probabilities of selection and the complex sampling design was used to enhance the representativeness of the survey sample population.

翻译

针对多水平分层设计，使用SAS软件中PROC SURVEYFREQ过程步计算率；使用PROC SURVEYMEANS计算平均值；运用PROC SURVEYLOGISTIC检验各组（年龄、种族、性别、BMI指数、教育水平、吸烟、饮酒、高血压家族史和地区）之间的差异和趋势。另外，还使用PROC SURVEYLOGISTIC进行Logistic回归，用于风险因素的分析。

根据2010年中国全国人口普查数据和抽样设计计算抽样权重，包括考虑对特定年龄分组的过抽样、无应答以及样本人口结构与总体不符合等问题。针对不同的抽样概率和复杂抽样设计进行了调整，以提高调查样本人群的代表性。

评论

该文章发表在*Circulation*杂志，同样也是一个多阶段分层抽样设计的横断面调查。可以看到，研究对数据分析中的抽样信息做了充分的考虑，矫正了基本抽样权重、无应答权重和事后分层权重。另外，在实际研究中，我们不单只关注总体的点估计值，还需要计算对应的置信区间并进行统计推断。虽然分层、整群、系统抽样和多阶段抽样设计都有对应的方差计算公式，但是如果遇到复杂抽样设计时，公式法的使用就比较有局限性。在实际应用中，应用较多的是泰勒级数线展开法和重抽样法。这些方法看起来就头大，不过不用慌，我们可以通过统计软件帮助我们进行计算。该研究也提供了SAS分析软件相应的过程和步骤，供我们参考学习。

## 二、抽样数据分析中考虑的方法[4-5]

抽样调查是根据一定的设计框架，从总体中抽取部分样本进行调查，根据所抽取的样本数据，对总体目标统计量进行估计和统计推断。当前研究中，为了以较低的调查成本获取具有代表性的样本，大型入户调查通常是多种基本抽样技术的结合使用，被称为复杂抽样，而复杂抽样通常使样本结果复杂化。若采用忽略抽样策略的传统统计学方法分析此类数据，会导致错误的估计和统计推断。因而，为了能对总体进行准确推断，在数据分析阶段，就必须考虑与抽样策略对应的统计方法。针对抽样数据，目前有两种统计分析方法体系，一种基于设计，另一种基于模型，如超总体模型理论。前者不依赖数据分布特征，通过样本的抽样设计特点来分析数据；后者则不考虑设计因素，利用模型进行分析。一般来说，基于设计的统计方法比较常见，这里主要介绍下此方法。

### （一）描述性统计

基于设计的统计描述方法常结合权重进行构造，权重主要包括3个方面：基本抽样权重、无应答权重和事后分层权重。

### 1. 基础抽样权重

观测个体$i$的抽样权重$w_i$为该个体抽样概率$f_i$的倒数，即$w_i=1/f_i$。对于多阶段抽样，则基础抽样权重为各阶段抽样权重之积。以二阶段抽样为例，若$w_1$为一阶段抽样单位的抽样权重，$w_{2|1}$为二阶段抽样单位的抽样权重，则个体单位的基础抽样权重为：$W=w_1\times w_{2|1}$。基础抽样权重包括了抽样设计信息，可处理分层、整群及不等概率抽样对点估计的影响。

### 2. 无应答权重

在抽样调查中，由于各种原因，无法获得某个总体或样本分析单元的回答时，我们称为无应答。当某些问题的回答率不是100%，且在不同层内的回答率不相等时，便需要加权调整。一般来说，无应答权重为调查中应答概率的倒数。

### 3. 事后分层权重

在实际抽样调查中，如果所获得的加权后样本的年龄、性别及城乡等重要人口学特征变量的分布与总体人群相比，仍然存在一定的偏差，就需要进行事后分层权重加权，从而减小样本与总体在重要人口学变量上的结构性偏差，使调整后的样本结构分布与总体接近一致，提高总体参数估计的准确性，获得研究结果的无偏估计。一般来说，事后分层权重通常使用相同标准的人口作为参照，由此提高各研究结果间的可比性。根据需要调整的人口特征，如年龄、性别、城乡等，对标准人口和样本数据进行分层。各层的事后分层权重为该层标准人口数与该层所有个体样本权重之和的比值。

最后总抽样权重 $w_{final}$ 就是基础抽样权重 $w_s$、无应答权重 $w_r$ 和事后分层权重 $w_{ps}$ 的乘积。由此可以计算：

均数：$\bar{x} = \sum w_{final} x / \sum w_{final}$

率：$p = \sum w_{final} \delta_i / \sum w_{final}$，$\delta_i$ 表示第 $i$ 个对象是否具有某个特征，若有，则 $\delta_i = 1$，否则 $\delta_i = 0$。

对于方差估计，主要包括泰勒级数展开法和重抽样法，其中重抽样法包括平衡半样本法、刀切法和自助法。这些方法的具体计算就不在这里一一展示。目前，SAS、R、STATA 等统计软件均可以使用泰勒级数线展开法和重抽样法进行计算。

### （二）分析性统计

基于设计的统计分析方法是将权重引入模型。如果结局变量为连续型变量，常用基于设计的线性回归模型。该模型参数估计方法通过伪极大似然法进行推导：

$\hat{\beta} = \left(X^T w X\right)^{-1} X^T w Y$，w 表示权重，$Y = \left(Y_1 \cdots Y_n\right)^T$，$X^T = \left(x_1 \cdots x_n\right)$

如果结局变量为分类变量，则用基于设计的 logistic 回归模型。其采用极大似然法估计参数：

$$l(\theta) = \sum_{h=1}^{H} \sum_{i=1}^{n_h} \sum_{j=1}^{m_{hi}} w_{hij} \left(\log\left(\pi_{hij}\right)\right)' y_{hij} + \left(\log\left(\pi'_{hij}\right) y'_{hij}\right)$$

$H$ 为分层抽样层数，$h = 1, 2, \cdots, H$；$i$ 为第 $h$ 层中第 $i$ 单位，$i = 1, 2, \cdots, n_h$；$j$ 为第 $i$ 单位中第 $j$ 个观测值，$j = 1, 2, \cdots, m_{hi}$，$h$ 层中总计 $m_{hi}$ 个观测值；$w_{hij}$ 为权重；$y$ 为结局变量。以二分类为例，$y_{hij}$ 表示 y 第一类的指示变量，$y'_{hij}$ 表示 y 第二类的指示变量；$\pi_{hij}$ 是 y 的期望变量。

## 三、软件介绍

SAS 软件中的 SAS/STAT 模块为抽样调查和分析提供相应的分析程序。主要有 SURVEYSELECT、SURVEYMEANS、SURVERYFREQ、SURVEYREG、SURVEYLOGISTIC，以及 SURVEYPHREG。SURVEYSELECT 程序主要用来进行样本选择，为等概率抽样和成比例概率抽样（PPS）提供了方法。等概率抽样提供的方法有简单随机抽样、无放回的非限制随机抽样、系统随机抽样和有序随机抽样。PPS 提供的方法有无放回抽样、有放回抽样、PPS 系统抽样，每层选取两个单位的 PPS 运算准则，以及最小放回的有序 PPS 抽样。SURVEYMEANS 和 SURVERYFREQ 可以根据抽样调查数据算出总体的平均值和率，程序还可以根据所用的抽样方法，算出相应的方差估计值和置信区间。SURVEYREG、SURVEYLOGISTIC和SURVEYPHREG则可用于对抽样调查数据进行线性回归、Logistic回归和Cox回归分析。下面以SUREYMEANS过程步进行介绍。

SURVEYMEANS过程步的程序结构如下：
PROC SURVEYMEANS DATA指定分析数据集；
BY指定分组分析变量；
CLASS指定作为分类变量来分析的变量；
CLUSTER指定整群抽样设计中的群组变量；
DOMAIN对亚总体或者域进行分析的变量；
RATIO计算分析变量均值或构成的比值；
STRATA指定分层抽样设计中的分层变量；
VAR指定分析变量；
WEIGHT指定抽样权重的变量；
RUN运行。

下面引用SAS HELP上的示例，假设研究对象是4 000名初中学生，有七、八、九共三个年级，每个年级有若干个学习小组，各年级以及学习小组组成情况详见SAS HELP。

研究人员想知道这些学生平均每周的冰淇淋花费，以及每周的冰淇淋花费超过10美元学生比例。研究采用分层整群抽样获取40例样本。以年级作为分层单位，以学校小组作为抽样单位（群组），选中的学习小组中的所有学生作为样本。假设从七、八、九年级中抽取了8、3、5个学习小组。

其程序如下：

```
data IceCreamStudy;
   input Grade StudyGroup Spending @@;
   if (Spending < 10) then Group='less';
      else Group='more';
   datalines;
7 34 7     7 34 7     7 412 4   9 27 14
7 34 2     9 230 15   9 27 15   7 501 2
9 230 8    9 230 7    7 501 3   8 59 20
7 403 4    7 403 11   8 59 13   8 59 17
8 143 12   8 143 16   8 59 18   9 235 9
8 143 10   9 312 8    9 235 6   9 235 11
9 312 10   7 321 6    8 156 19  8 156 14
7 321 3    7 321 12   7 489 2   7 489 9
7 78 1     7 78 10    7 489 2   7 156 1
```

```
7 78 6    7 412 6   7 156 2   9 301 8
;
run;
```

以上数据中，grade表示年级，studygroup表示学习小组，spending表示冰淇淋花费，group是冰淇淋花费的分组。

```
data StudyGroups;
    input Grade _total_;
    datalines;
7 608
8 252
9 403
;
run;
```

该程序中，grade是分层变量，_total_表示各个年级学习小组数，该名称为固定格式，用于表示抽样单位。

```
data IceCreamStudy;
    set IceCreamStudy;
    if Grade=7 then Prob=8/608;
    if Grade=8 then Prob=3/252;
    if Grade=9 then Prob=5/403;
    Weight=1/Prob;
run;
```

以上数据目的为定义抽样权重。权重为整群抽样概率的倒数。

```
title1 'Analysis of Ice Cream Spending';
proc surveymeans data=IceCreamStudy total=StudyGroups;
    strata Grade / list;
    cluster StudyGroup;
    var Spending Group;
    weight Weight;
run;
```

以上程序中，strata定义分层变量grade（年级），cluster定义群抽样单位变量studygroup（学习小组），weight定义抽样权重变量。除了SURVEYMEANS过程步，文章只介绍其他过程步对应分析的内容，详细说明可以直接到SAS的HELP程序中去查找。

## 参考文献

[1] Venketasubramanian N, Tan L C S, Sahadevan S, et al. Prevalence of stroke among Chinese, Malay, and Indian Singaporeans: a community-based tri-racial cross-sectional survey[J].

Stroke，2005，36(3)：551-556.

[2]　Anjana R M，Deepa M，Pradeepa R，et al. Prevalence of diabetes and prediabetes in 15 states of India：results from the ICMR-INDIAB population-based cross-sectional study[J]. Lancet Diabetes Endocrinol，2017，5(8)：585-596.

[3]　Wang Z W，Chen Z，Zhang L F，et al. Status of Hypertension in China：Results From the China Hypertension Survey，2012-2015[J]. Circulation，2018，137(22)：2344-2356.

[4]　吕萍.抽样信息在复杂调查数据中的应用研究[J].统计研究，2017，34(01)：108-118.

[5]　姜博，王丽敏，刘艳，等.复杂抽样数据统计分析方法回顾[J].中国卫生统计，2015，32(4)：721-723，726.

（陈舸）

# 第十五章 *STROBE*条目12e详解：敏感性分析

这一章节我们来谈谈 "12 (e): Describe any sensitivity analyses"，即是否进行了敏感性分析，言外之意是敏感性分析并不是必需的，但如果能够适当运用，将会成为研究的加分项。

我们首先来了解一下敏感性分析的概念。针对一个研究结论，大家会问"如果只保留老年病例，研究结论是否会变""如果换一个统计分析方法校正基线差异，研究结论是否会变"，或者"如果把包含缺失值的病例剔除，研究结论是否会变"等，解决这些问题的方法就是敏感性分析。敏感性分析本质上回答的就是"如果主要输入或者假定改变，结论如何变化（what-if-the-key-inputs-or-assumptions-changed）"这类问题。如果主要输入或者假定一变，结论也跟着变，那说明结论对变化"很敏感"；反之则说明结论"不敏感"。所谓"主要输入或者假定"的范畴非常广，从研究设计阶段的纳入标准、暴露因素或终点事件的定义，到研究实施阶段的基线数据采集、随访，再到研究分析阶段的多因素模型协变量选择、缺失值的处理等，都属于其范畴。

虽然敏感性分析更常见于随机对照临床试验、Meta分析、成本效益分析，但它在观察性研究也是一把利器。观察性研究的混杂因素问题常常为人诟病，敏感性分析虽然无法真正控制混杂，但可以借助相关的统计学方法调整潜在混杂因素，通过评估研究变量与结局关联性的变化情况，进而评估该因素的潜在影响。

大多数敏感性分析都是事后分析，即是事先并没有计划进行，而是等研究完成后才进行的额外分析。虽然如此，也应在撰写论文的统计分析方法部分详细描述。

下面我们通过一些实例来看一下敏感性分析常见的应用情景。

## 一、不同分析人群

观察性研究中，不同组的基线特征可能差别很大，基于某个重要基线特征，将总研究人群划分不同的亚人群，评估效应在不同人群中是否有变化，即为敏感性分析。一些多中心研究纳入的病例来自各个中心，对来自某一中心的病例进行单独的统计分析，也属于敏感性分析的范畴。此外，亚组分析也属于敏感性分析的一种，在"本书第十七章"中会重点论述。

### 示例[1]

原文

SENSITIVITY ANALYSIS

In an analysis of CABG versus PCI with first-generation drug-eluting stents (6,128 matched pairs), CABG was associated with nonsignificantly lower rates of death (2.7% and 3.0% per year, respectively; $P$=0.21) and with significantly lower risks of myocardial infarction ($P$<0.001) and revascularization ($P$<0.001) but with a trend toward a higher risk of stroke ($P$=0.05).

翻译

在敏感性分析中，我们单独比较了接受第一代药物洗脱支架与CABG治疗患者的远期预后（共计6 128组配对），发现CABG与更低的年死亡率（非显著）、更低的心肌梗死风险（显著）及更低的再次血运重建风险（显著）相关，但趋于与更高的脑卒中风险相关。

述评

该研究发表在 The New England Journal of Medicine，这本杂志的影响力不必多说了，常年排在医学综合类期刊的首位。研究基于一项注册登记队列，旨在探究不同血运重建方式与远期预后的关联性，分析采用倾向评分匹配，共纳入9 223组配对。相比第一代药物洗脱支架，第二代药物洗脱支架的支架内血栓发生率更低，远期效果可能更优。基于这一特征，研究者将PCI组分为接受第一代药物洗脱支架和第二代药物洗脱支架治疗的患者，并将前者单独拿出来做敏感性分析。笔者认为，当研究中存在一个非常重要的混杂因素，以至于即使将其放在多因素模型中进行校正，还是可能会有人质疑研究结果时，可以考虑根据该混杂因素，将研究人群分为不同亚人群并进行敏感性分析。

## 二、不同统计分析方法

观察性研究面临的一个重要问题就是如何控制混杂因素。针对这一问题有着不同的分析方法，如分层分析、多因素分析、倾向评分匹配等。对这些运用不同统计分析方法得出的结果进行比较，即为敏感性分析（见下文）。此外，在多因素模型中纳入不同的协变量组合，用以评估研究结果的稳定性，也可以称为敏感性分析，在其他章节中会重点论述。

### 示例[2]

**原文**

Several sensitivity analyses were performed. Survival curves were re-estimated separately for CABG and PCI with the use of Cox proportional-hazard models without propensity scores. Covariates for each model were identical to those in the propensity model described above...We also combined inverse probability weighting and model-based approaches for a "doubly robust" analysis. In addition, we conducted a sensitivity analysis using data from patients matched with respect to the propensity score.

**翻译**

我们进行了多项敏感性分析。我们利用Cox比例风险模型估计CABG组和PCI组的生存曲线，模型中纳入的变量与倾向性评分模型中的变量一致。我们结合逆概率加权和回归模型两种方法进行了"双重稳健"分析。此外，我们还利用倾向评分匹配进行了敏感性分析。

**评述**

该研究也发表在*The New England Journal of Medicine*。该研究基于美国心脏病学会基金会的PCI数据库和美国胸外科医师学会的成人心脏外科数据库，旨在探究不同血运重建方式与远期预后的关联性，其中103 549例患者接受了PCI，86 244例患者接受了CABG，作者利用4种统计分析方法进行了敏感性分析，包括Cox比例风险模型、逆概率加权、逆概率加权联合回归模型以及倾向评分匹配，得出的结果均相似（具体可见研究原文补充材料），说明研究结论比较稳健。在研究问题已有随机临床对照试验的背景下，这项观察性研究之所以能发表在顶级杂志，笔者认为除了样本量巨大，控制混杂的方法比较得当这一优点也很重要，这也是我们可以学习借鉴的地方。当然我们自己的研究不一定要用这么多种分析方法，但是如果能恰当应用2种，比如多因素分析和倾向评分匹配，且得出的结果一致，那无疑将提高研究结论的可靠性。

## 三、数据缺失

在观察性研究中，数据缺失常常难以避免。在统计分析过程中，如果对缺失值视而不见，尤其是一些非随机缺失的数据，将有可能导致研究结果存在严重偏倚。因此，缺失值的处理是统计分析阶段的重要部分。前面的章节已经详细介绍了缺失值的统计学处理方法，主要包括剔除含有缺失值的病例和缺失数据的填补，而比较处理前后的统计结果的差异，并讨论分析这一变化，即为敏感性分析。如果敏感性分析结果与主要分析结果一致，说明缺失的数据以及缺失数据的处理方法对整体研究结果不产生重要影响。

**示例[3]**

原文

We also performed a sensitivity analysis retaining only patients with complete data (complete case analysis) to explore compatibility with the model obtained after multiple imputation…These results were consistent with the complete case analyses.

翻译

我们还针对数据完整的患者进行了敏感性分析（剔除有数据缺失的病例），目的是探究应用多重填补后的数据和完整数据得出的研究结果是否相似。结果发现，两者是一致的。

评述

该研究发表在 *Journal of the American College of Cardiology*，该杂志是心血管领域的三大刊之一。研究基于一项注册登记队列，共纳入11 469例接受经导管主动脉瓣置入术的患者，旨在探究影响远期生存率和早期瓣膜功能的因素，缺失值比例最高达24%，而通常仅当缺失值比例较低（<5%）的时候，才会考虑直接剔除含有缺失值的病例，因此采用多重插补的方法对数据进行了填补，并专门挑出无缺失值的数据进行分析，作为敏感性分析。这一套操作是观察性研究中比较主流的数据缺失处理办法，供大家学习借鉴。

## 四、竞争风险

在观察性研究中，常常存在多个结局事件，当结局事件A的发生会影响甚至阻止结局事件B的发生，就会存在竞争风险。比如我们将心肌梗死作为感兴趣的结局事件，那么死亡与心肌梗死之间就会存在竞争风险，因为一旦发生死亡就不会再发生心肌梗死了，这时如果采用传统的生存分析，如KM法或Cox比例风险模型，则会高估心肌梗死的发生率或风险。

此时可考虑将死亡与心肌梗死作为复合终点，这样既可避免竞争风险，又可增加结局事件数量，比如心血管领域研究常用的主要心血管不良事件（major adverse cardiovascular events，MACE）复合终点，在这种情况下采用传统的生存分析方法即可。但使用复合终点会造成各单项结局事件的信息缺失，且有时复合终点不一定有临床意义。

因此，当研究既定的结局事件间存在竞争风险时，尤其是当竞争事件的比例超过10%时，采用传统生存分析可能产生严重偏倚，此时需要用到竞争风险模型。目前常用的有2种模型[4]：原因别风险模型（cause-specific hazard model，CS）和部分分布风险模型（subdistribution hazard model，SD），后者由Fine和Gray提出，因此又称为Fine-Gray风险模型。两种模型的应用场景有所不同，通常来说CS更适用于病因学研究，而SD更适用于风险预测和预后评估，但也有人认为应该同时应用2种模型进行竞争风险分析，有助于更全面地理解变量对结局事件的影响。比较传统生存分析和竞争风险模型间统计结果的差异，并讨论分析这一变化，即为敏感性分析。

任何能够运行传统Cox比例风险模型的统计软件，都可以用来拟合CS，在R平台可以通过survival软件包的coxph函数实现。SD可以用R平台cmprisk软件包的crr函数进行拟合。详细的程序代码可参考Austin等的文章[4]。

对于大多数临床医生来说，竞争风险模型的理论方法学习有一定困难。有研究者对50篇发表在高影响因子杂志的临床研究文章进行总结，发现其中70%存在竞争风险，而只有20%进行了竞争风险分析[5]。因此，如果对这一部分内容不甚了解，笔者建议可以把这个问题留给审稿人提问，毕竟高水平杂志一般都会有一个统计方面的审稿人，让审稿人找到研究的潜在漏洞，而作者依照其建议提升研究水平，这才是一个完整的审稿过程。

### 示例[6]

原文

The effect of competing events was also modeled by calculating subhazard ratios, as a measure of relative risk taking death into consideration, with the use of the method of Fine and Gray...The results for cancer-related mortality remained similar when we accounted for the competing risk of death from other causes with the use of Fine and Gray subhazard regression.

翻译

我们将其他原因导致的死亡作为竞争事件，利用Fine-Gray方法将竞争事件纳入模型计算部分分布风险比，进而估计相对风险。结果发现，癌症相关死亡风险保持不变。

评述

该研究也发表在 The New England Journal of Medicine。研究基于丹麦的民事登记系统，旨在探究他汀类药物的应用是否与更低的癌症相关死亡风险相关。其他原因导致的死亡会阻止癌症相关死亡的发生，因此存在竞争风险。由于是风险评估方面的研究，作者采用SD进行竞争风险分析，并将竞争风险分析结果与Cox比例风险模型的结果进行比较（敏感性分析），这一套操作是目前研究中比较主流的竞争风险分析方法，供大家学习借鉴。

## 五、未测量的混杂因素

对于已测量的混杂因素，可采用上述的敏感性分析方法评估研究结果的稳健性。然而，观察性研究的主要局限性就是可能存在未测量的混杂因素，这导致观察性研究无法得出真正的因果关系。那么有没有办法能够处理这些未测量的混杂因素呢？答案还是敏感性分析。

既往已有学者提出了多种敏感性分析方法用来处理未知混杂因素，黄丽红等[7]对这些方法进行了综述，包括混杂函数、倾向性评分校正等，但这些方法存在一些争议，比如部分方法过于主观、参数需要人为设定，而研究者往往倾向于选择更为灵敏的参数，使研究结果看起来更为稳健。此外，这些方法目前大多尚无成熟软件包供直接使用，因此笔者不建议使用。

E值（E-value）分析是近年提出的一种新方法，其回答的问题是：一个未测量的混杂因素需要具有多强的关联性，才能否定当前的研究结果？E值反映的是该混杂因素能够抵消当前研究变量与结局变量之间关联性的最小关联强度。E值越大，就需要越强的未测量混杂效应，才能抵消当前观察到的关联性，说明结果越稳健。大可不必将E值计算公式的推导过程搞得一清二楚，知道怎么用才是正事——可以通过线上计算器轻松实现（https://evalue.hmdc. harvard.edu/app/，需要VPN才能访问），或者在R平台通过专门的EValue软件包实现。

### 示例[8]

原文

The sensitivity analysis using E-value methodology indicated that the observed 5-year HR of 0.60 for incident macrovascular disease could only be explained by an unmeasured confounder that was associated with both receipt of bariatric surgery and risk of macrovascular disease by a risk ratio of more than 2.72 above and beyond that of the confounders that were measured in this study. Given that this risk ratio is much greater than any observed for known macrovascular disease risk factors examined in the current study, such as hypertension, diabetes, or hyperlipidemia, it is implausible that an unmeasured confounder exists that can overcome the effect of bariatric surgery observed in the current analysis study.

翻译

我们观察到减重手术与随访5年中大血管疾病发生风险降低相关（HR=0.6），利用E值法进行敏感性分析发现，仅当一个未测量混杂因素同时与接受减重手术和大血管疾病发生风险相关，且风险比>2.72时，才能够解释我们所观察到的关联性。我们也对一些已知的大血管疾病危险因素进行了分析，包括高血压、糖尿病和高脂血症，这些危险因素的风险比均远小于2.72，因此，我们认为不太可能存在一个未测量的混杂因素能够抵消观察到的减重手术的效应。

评述

该研究发表在 *JAMA*，这本杂志的影响力也不必多说，常年排在医学综合类期刊的前三位。研究基于一个回顾性队列，研究对象是接受减重手术的重度肥胖的糖尿病患者，目的是探究减重手术与大血管疾病发生风险之间的关联性。上面截取的是文章讨论中的一段话，作者提到由于未测量混杂因素的存在，观察性研究无法提供因果推断，但是通过E值分析发现，能够足以否定研究结果的未测量混杂因素是基本不可能存在的，说明研究结果是足够稳健的。我们自己在做研究的时候，如果能合理应用E值这种"时髦"的分析方法来弥补观察性研究的内在局限性，并模仿这篇文章在讨论中写上这么一段，无疑会让编辑和审稿人眼前一亮。

敏感性分析结果解读

*STROBE* 中指出应该报告敏感性分析结果，这在其他章节中会重点论述。敏感性分析探究的是研究结论对潜在混杂的敏感性：当敏感性分析结果与主要分析结果一致时，说明研究结论较为稳健，不容易受潜在混杂的影响；当敏感性分析结果与主要分析结果不一致时，说明研究结论较为敏感，容易受潜在混杂的影响，此时应当在结果部分直接呈现敏感性分析结果，并在讨论部分分析可能的原因。如果是不同人群的敏感性分析存在不一致，提示可能存在特殊人群，对此进一步挖掘有可能成为研究的亮点。比如，研究发现在总体人群中，治疗方案与事件风险降低无显著关联，但敏感性分析发现在人群A中该治疗方案与更低的事件风险相关，提示人群A可能是该治疗方案的潜在获益对象。

这里还必须强调一点，敏感性分析虽是利器，被誉为处理混杂因素的最后一道防线，但它不能替代良好的研究设计，控制混杂最好的方法就是在研究设计阶段进行科学、严谨的研究设计，从而在源头控制混杂。

## 参考文献

[1]　Bangalore S，Guo Y，Samadashvili Z，et al. Everolimus-eluting stents or bypass surgery for multivessel coronary disease[J]. N Engl J Med，2015，372(13)：1213-1222.

[2]　Weintraub W S，Grau-Sepulveda M V，Weiss J M，et al. Comparative effectiveness of revascularization strategies[J]. N Engl J Med，2012，366(16)：1467-1476.

[3]　Overtchouk P，Guedeney P，Rouanet S，et al. Long-Term Mortality and Early Valve Dysfunction According to Anticoagulation Use：The FRANCE TAVI Registry[J]. J Am Coll Cardiol，2019，73(1)：13-21.

[4]　Austin P C，Lee D S，Fine J P. Introduction to the Analysis of Survival Data in the Presence of Competing Risks[J]. Circulation，2016，133(6)：601-609.

[5]　Koller M T，Raatz H，Steyerberg E W，et al. Competing risks and the clinical community：irrelevance or ignorance?[J]. Stat Med. 2012；31(11-12)：1089-1097.

[6]　Nielsen S F，Nordestgaard B G，Bojesen S E. Statin use and reduced cancer-related

mortality[J]. N Engl J Med, 2012, 367(19): 1792-1802.

[7] 黄丽红, 赵杨, 魏永越, 等. 如何控制观察性疗效比较研究中的混杂因素: (三)混杂因素控制的敏感性分析方法[J]. 中华流行病学杂志, 2019, 40(12): 1645-1649.

[8] Fisher D P, Johnson E, Haneuse S, et al. Association Between Bariatric Surgery and Macrovascular Disease Outcomes in Patients With Type 2 Diabetes and Severe Obesity[J]. JAMA, 2018, 320(15): 1570-1582.

（张策）

# 第十六章　*STROBE*条目13~15分解：研究对象、基本信息、结局资料的报告

经过辛苦的课题设计、资料收集、患者随访等过程，我们会拿到宝贵的研究数据。众多初次接触临床科研的小伙伴们往往会感到results的写作比较棘手，茫然不知应当设计哪几张表、画哪些图。而对于临床科研的老手，可能会觉得discussion才是那块最硬的骨头，对于results的写作反而有一定的"轻视"心理。然而，倘若results部分的写作稍有不慎，没有遵循常规操作，不但会给期刊编辑和审稿人留下不良印象，而且可能会影响读者对于文章信息的理解。越是优秀的学术期刊，审稿标准越高，对于低级错误的容忍度会越低。因此，无论是哪个段位的科研"玩家"，都不应该在results写作上翻车！

那么，关于results的写作有哪些基本规则必须遵守？如果有志于发表高水平文章，图表如何制作才能简洁、美观，怎样可以迅速打动编辑和审稿人？在本章节，我们将为大家详细解释*STROBE*第13~15条中关于results写作的相关要点[研究对象、描述性资料（基本信息）和结局资料]。诸位只需按部就班去做，必能有条理、有逻辑地展现自己的研究结果，而且不会犯低级错误；同时，我们准备了一些小技巧，希望能帮助大家高效完成SCI文章图表的制作，增加文章亮点。

## 一、研究对象

简单来说，results部分可以分为三步走：①研究对象是如何纳入的？②研究对象的基本特征是什么？③所关注的研究终点结果如何？首先，我们需要描述纳入研究对象的过程，这实际上是对研究进程的概述和总结，让读者了解研究人群的基本背景信息。

条目13（a）：报告研究各个阶段的研究对象的数目，包括可能满足纳入

条件的人群、用于筛选是否符合条件的人群、筛选后符合条件的人群、最终纳入研究的人群、完成随访的人群以及纳入统计分析的人群。条目13（b）描述了各个阶段受试者未能参与研究的原因。条目13（c）建议研究者考虑使用流程图。

"理想很丰满，现实很骨感"——小伙伴们在接触临床研究后应该对这句话深有体会。临床研究是和"人"相关的研究，受制于他人的情况无处不在。在课题的执行阶段，我们一定会遇到各种不可控的因素，导致有效样本量不断丢失。因此，最后用于分析的研究对象（真实状况）往往会和我们所设想的研究人群（理想状况）有出入。这种不一致可能会导致我们对目标研究人群的发病率/患病率以及事件发生率等研究指标的估算出现偏差[1]。举个例子，在探索女性生育年龄和后代白血病风险的病例对照研究中，研究者发现，白血病患儿的母亲往往比健康孩童的母亲更愿意接受调研，这种情况下样本的代表性存在问题[2-4]。毋庸置疑，这些差异会影响结果的解读，需要主动在文章中进行披露。此外，解释研究对象退出或未纳入分析的原因有助于读者判断研究样本是否能代表目标人群，以及结果是否存在偏倚[1]。

在描述上述信息时，如果内容较为烦琐，可考虑使用一个结构清晰的流程图进行总结。流程图可传达出需要大段文字描述才能表述清楚的信息，有助于读者快速把握核心信息（见下示例）。

### 示例：先天性胃肠道畸形的国际多中心观察性研究[5]
### 评述

该研究于2021年发表在*Lancet*杂志，是一项关于先天性胃肠道畸形的诊疗现状以及患者预后的国际多中心观察性队列研究。研究者绘制流程图展示不同国家和地区患者的纳入和排除情况，且详细列出排除的数目和原因（比如重复录入的病例、缺少知情同意、缺少主要结局或疾病诊断的信息等），条理十分清晰[Figure 2; Lancet. 2021 Jul 24;398(10297):325-339]。此外，该文章还有一个值得借鉴的地方是通过一张清晰漂亮的地图展示参与研究的中心在不同国家和地区的分布情况[Figure 1; Lancet. 2021 Jul 24;398(10297):325-339]。这里本质上是在描述研究队列的患者来源，但是作者并没有使用常规的表格（原始数据无非就是国家名字和对应医院的数目）进行展示，而是通过绘制世界地图的形式让研究的"国际范"一目了然，这样的一张配图让文章的档次和气势立马就上来了，审稿人和编辑的第一印象直接"拉满"。虽然，我们不是每个人都能有幸主持这种大型研究，但是笔者想强调的是，写SCI文章其实是一门戴着"镣铐"跳舞的艺术，在既定的框架内挖掘并突出自己研究的优点，以及通过一张配图在读者心中建立良好印象，是发表高分文章的不二法门。

## 二、描述性资料

接下来，就是描述研究对象的基本特征（descriptive data）。

条目14（a）：描述研究对象的特征（如人口学、临床和社会特征）以及关于暴露和潜在混杂因素的信息；14（b）：指出每个感兴趣变量的缺失状况；14（c）：队列研究需汇报随访时间（如平均时间及总和时间）。

描述研究对象的基本特征有助于读者判断研究结论的可推广性（generalizability），而混杂因素相关信息的描述会影响研究效度（validity）的解读。按照常规操作，对于符合正态分布的连续性变量，采用均值和标准差（mean ± SD）；对于非正态分布的连续性变量，采用中位数（median）和分位数[如四分位间距（interquartile range，IQR）]。对于分类变量，应当列出每一类别的频数及构成比。值得注意的是，研究对象的基线资料应当客观展示，不建议使用标准误及可信区间等推断指标来描述变量特征。

在队列研究中，我们可以设计表格，按照暴露因素将队列中的患者进行分类，以便判断不同暴露等级下混杂因素的差异。对于病例对照研究，病例组和对照组所代表的人群可能会存在较大差异，混杂因素的作用不能通过比较病例组和对照组进行判断。比如，在一项探索口服避孕药与心肌梗死风险的研究中，部分罹患心肌梗死的年轻女性比对照组更容易合并高胆固醇血症、吸烟和阳性家族史等危险因素[6]。如果忽略了口服避孕药的处方指征和其他心血管危险因素的关系，直接比较病例组和对照组的心血管事件可能会得出口服避孕药具有心脏保护作用的错误结论。为了排除该影响，研究者根据暴露因素（是否使用口服避孕药）将对照组进行分组，发现两组间的心血管因素分布并无显著差异，因此认为这些因素并不会干扰对口服避孕药影响的评估[6]。

数据缺失导致的偏倚可能会影响研究结果的可推广性，暴露因素、潜在混杂因素及患者其他重要特征数据缺失的情况也应当在表格中主动披露。在队列研究中，关于失访对象的数目和原因也需要报道，以判断偏倚的程度。关于随访时长的描述，可采用均数或中位数的形式，辅以四分位间距或全距（最大值和最小值）。

在撰写这部分内容时，一般是先制作相应的基线资料图表，然后根据表格内容的呈现顺序，逐个描述基本特征的分布情况。如果存在分组，注意对比不同分组的基线差异（见下示例）。

### 示例：先天性胃肠道畸形的国际多中心观察性研究[5]

原文

Of the 3849 patients, 2231 (58.0%) were male (table 1). Median gestational age at birth was 38 weeks (36–39) and median bodyweight at presentation was 2.8 kg (2.3–3.3); both characteristics were similar across income groups. Similar proportions of patients presented with oesophageal atresia, intestinal atresia, exomphalos, and Hirschsprung's disease across all income settings, but significantly fewer patients presented with congenital diaphragmatic hernia and gastroschisis in LMICs compared with high-income countries, and significantly more presented with anorectal malformation. Fewer patients in low-income countries (n=24; 25.8%) had an additional anomaly diagnosed compared with middle-income countries (n=1,306; 45.7%) and high-income countries (n=448; 50.0%)...

翻译

在3 849例患者中，2 231例（58.0%）为男性（表1）。出生时的胎龄中位数为38周（36~39），出生时的体重中位数为2.8 kg（2.3~3.3）；这两个特征在不同收入群体中都是相似的。在所有国家中，食管闭锁、肠道闭锁、脐部和巨结肠的患者比例相似；但与高收入国家相比，中低收入国家先天性膈疝和胃裂明显较少，肛门直肠畸形更多。与中等收入国家（n=1 306，45.7%）和高收入国家（n=448，50.0%）相比，低收入国家（n=24，25.8%）有额外异常诊断的患者较少。

评述

这里延续上篇Lancet文章作为示例。在基线表中，研究者以高中低收入国家进行分组，分别展示所纳入3 849例患者的基本特征（包括性别、年龄、体重、疾病诊断类型、家庭住址、入院基本临床特征等变量）。表格的设计堪称典范，不同类型变量的分布以及数据缺失情况一目了然[Table 1; Lancet. 2021 Jul 24;398(10297):325-339]。正文的描述也相当到位，把握主要信息，层层递进。由于篇幅限制，这里不全部展示。我们写文章的时候，时刻以顶级杂志作为标杆，"照葫芦画瓢"，也能渐趋完美了。

对于数据量较大的临床队列和数据库，有些小伙伴可能好奇如何能高效地对基线资料进行汇总分析。以笔者的经验，使用R包tableone是一个很不错的选择。该包提供便捷的汇总函数，能快速统计不同分组、不同变量的分布情况，以表格的形式进行输出，省时省力。此外，summarytools包也是一款颇受欢迎的数据清洗工具（月下载量近10 000次），其功能更为强大，可以生成报表输出，可视化能力极强。在统计分析的初始阶段，使用这些工具也有利于进行探索性分析。感兴趣的小伙伴们可以进一步参考相关教程。

## 三、结局资料

针对结局资料的描述，STROBE针对不同研究类型作出以下建议。

条目15（a）队列研究：报告发生结局事件的数目或一定时间内结局事件的汇总指标。15（b）病例对照研究：报告暴露因素各水平的数目或暴露因素的汇总指标。15（c）横断面研究：报告结局事件的数目或汇总指标。

在队列研究中，我们观察一段时间（即随访时间）内终点事件的发生情况。按照常规操作，我们必须报告终点事件的总数。如果报告终点事件的发生率，可考虑以"人年"为单位进行展示。如果一个事件的发生风险随着随访时间的推移而改变，则需在适当的随访时间间隔内展示事件的数目和发生率（比如1年、3年、5年），可用Kaplan-Meier（KM）法估计事件发生率或生存率（示例1）。此外，如果我们关注不同时间点采集的定量指标（比如血压、血糖等），可以用图表的形式展示该指标随时间变化的情况。

关于"人年"（person-years）的概念值得一提[7]。在队列研究中，不同研究对象的随访时间不尽相同，有长有短。简而言之，"人年"是一个量化全队列人群风险暴露时间的单位。比如，某研究纳入10人，人均随访10年；或者纳入25人，人均随访4年；也可以是50人，人均随访2年。以上3种情况的累计风险暴露时间均为100人年。在计算长期随访队列研究的事件发生率时，以事件总数为分子，以人群累积风险暴露时间作为分母，可获得以"人年"为单位的事件发生率（示例2）。

与队列研究不同，横断面研究没有纵向时间维度，因此可以直接报告终点事件的数目以及相应的患病率。而对于病例对照研究，则应重点描述病例组和对照组在暴露因素各类别下的数量或频率（示例3）。

### 示例1：家庭社会经济地位和复杂先心病手术预后的队列研究[8]

**原文**

Among the 2485 patients discharged alive, the median follow-up was 32.1 months (IQR 19.6–44.7). 180 patients died after discharge…In Kaplan-Meier analysis, overall survival was 95.2% (95% CI 94.4–96.0) at 1 year and 92.4% (91.2–93.6) at 3 years. 3-year overall survival increased with increasing socioeconomic status (low 88.5%, 86.3–90.7; middle 93.1%, 91.1–95.1; high 96.3%, 94.7–97.9; log-rank *P*<0.0001) (Figure 2).

**翻译**

共2 485例患者存活出院，中位随访时间为32.1个月（IQR 19.6~44.7）。180例患者出院后死亡……Kaplan-Meier分析显示，1年总生存率为95.2%（95%CI：94.4~96.0），3年总生存率为92.4%（95%CI：91.2~93.6）。3年总生存率随着社会经济地位（SES）的提高而增加（低SES：88.5%，86.3~90.7；中SES：93.1%，91.1~95.1；高SES：96.3%，94.7~97.9；log-rank *P*<0.0001）（图2）。

**评述**

该前瞻性队列研究发表在*Lancet*子刊上，是我国先心病领域随访规模较大的单中心研究，旨在探究家庭社会经济地位和复杂先心病患儿手术预后的关系。研究者根据社会经济地位将患者分成三个等级，采用KM曲线展示患者随访期间的存活情况（图2），获得KM法估计的1年和3年总生存率。目前有多种软件可用于制作KM曲线图，我们首推R包survival和survminer进行个性化绘制。

部分新手常犯的一个错误就是在results部分中加入自己的主观解读和分析。大家谨记，results部分就是对于研究结果的客观描述，任何关于研究结果的解读和讨论的内容应当出现在discussion中。

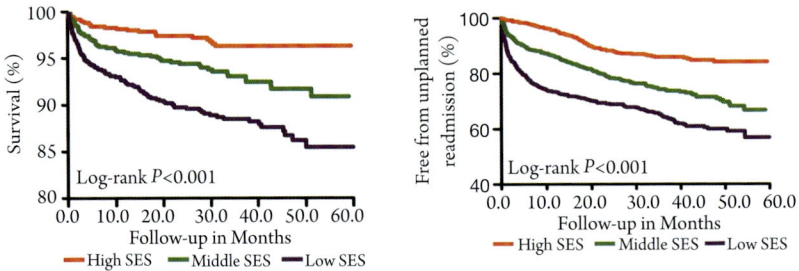

图2　家庭社会经济地位和复杂先心病术后死亡以及非计划再入院事件的关系[8]

**示例2：女性人群心血管病危险因素的国际多中心观察性队列研究[9]**
原文

Women had lower incidence of agestandardised major cardiovascular disease (4.1 [95% CI 4.0–4.2] per 1,000 personyears) than did men (6.4 [6.2–6.6]). Lower incidence rates of major cardiovascular disease in women compared to men were observed across all economic and geographical regions, except Africa where there were relatively few events (figure 1) …

翻译

女性的心血管病年龄标化发病率[4.1/1 000人年（95%CI：4.0~4.2）]低于男性[6.4/1 000人年（95%CI：6.2~6.6）]。除非洲以外，在所有经济和地理分区，女性的心血管病发病率均显著低于男性。

评述

PURE研究（The Prospective Urban Rural Epidemiological study，前瞻性城乡流行病学研究）是一项知名的大型国际前瞻性队列研究，纳入27个高、中和低收入国家共1 030个社区人群，总样本量约为20万。该文章旨在通过社区人群队列系统比较女性和男性在心血管病危险因素、发病率、诊治现状以及长期预后等方面的差异。作者展示研究人群在随访期间的心血管病发病情况，数据丰富，层次分明，对比明显，整体设计思路非常值得我们借鉴[Figure 1; Lancet. 2020 Jul 11;396(10244):97-109]。

值得一提的是，作者在展示incidence数据时，并没有使用数字或表格，而是选择采用森林图进行数据可视化。森林图较多见于Meta分析中。对于存在多个分组因素（国家地区和性别）、具有95%CI的数据，采用森林图进行展示，效果更佳。目前有多种手段可制作美观的森林图，既可以用R包forestplot中的函数绘制，也可以用ggplot2的geom_point和geom_errorbarh图层进行绘制。感兴趣的小伙伴们不妨一试。

### 示例3：夜班工作和前列腺癌风险的病例对照研究[10]

评述

该研究发表在*American Journal of Epidemiology*杂志上，是一项探索夜班与前列腺癌患病风险的病例对照研究。该研究的暴露因素是夜班，作者在表中详细列出病例组与对照组各个暴露因素变量的频数（比如夜班强度、累积夜班时长、是否轮班、轮班的时间方向等），有助于直观对比夜班暴露因素在两组人群的分布状况[Table 3; Am J Epidemiol. 2019;188(10):1801-1811]。

## 参考文献

[1]　Vandenbroucke J P，von Elm E，Altman D G，et al. Strengthening the Reporting of Observational Studies in Epidemiology (STROBE)：explanation and elaboration[J]. PLoS Med，2007，4(10)，e297.

[2]　Schüz J，Kaatsch P，Kaletsch U，et al. Association of childhood cancer with factors related to pregnancy and birth[J]. Int J Epidemiol，1999，28(4)：631-639.

[3]　Cnattingius S，Zack M，Ekbom A，et al. Prenatal and neonatal risk factors for childhood myeloid leukemia[J]. Cancer Epidemiol Biomarkers Prev，1995，4(5)：441-445.

[4]　Schüz J. Non-response bias as a likely cause of the association between young maternal age at the time of delivery and the risk of cancer in the offspring[J]. Paediatr Perinat Epidemiol，2003，17(1)：106-112.

[5]　Global PaedSurg Research Collaboration. Mortality from gastrointestinal congenital anomalies at 264 hospitals in 74 low-income，middle-income，and high-income countries：a multicentre，international，prospective cohort study[J]. Lancet，2021，398(10297)：325-339.

[6]　Tanis B C，van den Bosch M A，Kemmeren J M，et al. Oral contraceptives and the risk of myocardial infarction[J]. N Engl J Med，2001 Dec 20，345(25)：1787-1793.

[7]　Tenny S，Boktor S W. Incidence[EB/OL]．（2021-04-19）. https://www.ncbi.nlm.nih.gov/books/NBK430746/.

[8]　Xiang L，Su Z H，Liu Y W，et al. Effect of family socioeconomic status on the prognosis of complex congenital heart disease in children：an observational cohort study from China[J]. Lancet Child Adolesc Health，2018，2(6)：430-439.

[9]　Walli-Attaei M，Joseph P，Rosengren A，et al. Variations between women and men in risk factors，treatments，cardiovascular disease incidence，and death in 27 high-income，middle-income，and low-income countries (PURE)：a prospective cohort study[J]. Lancet，2020 Jul 11，396(10244)：97-109.

[10] Barul C, Richard H, Parent M E. Night-Shift Work and Risk of Prostate Cancer: Results From a Canadian Case-Control Study, the Prostate Cancer and Environment Study[J]. Am J Epidemiol, 2019, 188(10): 1801-1811.

（苏展豪，管秀雯）

# 第十七章  *STROBE*条目16~17分解：主要结果和附加分析的报告

在学生时代，初学流行病统计学时常常为记住一大堆概念绞尽脑汁，虽然念叨过"患病率不是率""发病率才是率"，区分着"累积发病率""发病密度""罹患率"等众多概念，却着实不知这些向来高冷的"名词解释"究竟对研究有怎样重要的作用。随着文章阅读量的提高，您可能渐渐发觉这些课本概念不是大范围流行病学调研中的主要描述结果，便是其他观察性临床研究前言或基线描述中的一句简要描述，此二者，于普通临床医生而言或为遥不可及，或为过眼云烟。

相比这些干巴巴的"率"，在开展研究、分析结果的过程中，大家更希望直击要害，即着重分析讨论某种暴露因素与感兴趣的疾病或终点结局（事件）的关联。过去的临床研究中，大家以"$P<0.05$"为尊（即显著性），尽管近年来关于$P$值激烈的讨论并未撼动其原有地位，却愈发凸显了关联强度（即效应值）的重要性。例如，GRADE证据质量分级中也指出，若研究存在很大的效应值，可增加证据的可信度。因此在观察性研究中，除了显著性外，诸如风险比（hazard ratio，HR）、危险比（或率比）（relative risk，RR）及比值比（odds ratio，OR）这些效应指标也成了结果描述的重头戏。我们或许都知道，以上效应指标的大小主要体现了暴露因素与结局（事件）的关联强度，越远离"1"，代表暴露与结局事件关联强度越高，若得到一个$<0.5$或$>2$的OR/RR/HR则心满意足，加上一个代表显著性的$P$值，是不是就皆大欢喜？但单一统计学指标往往仅从单一维度阐述风险，这些我们耳熟能详的指标再显著，效应值再强，也并非能解释风险关联的全貌。实际上，无论是队列研究的Cox回归，抑或横断面或病例对照研究中的Logistic回归分析模型，都是基于相对数（比）的统计学方法，因此无论是HR、RR，还是OR，其本质都是"相对数"，其中蕴含着比较，即体现暴露组发生事件的风险是非暴露组的多少倍。

而特定时间的单位人群中，暴露组和非暴露组分别发生多少结局事件，暴露因素究竟增加了多少事件呢？我们并不能从这些相对效应值中找到答案。这时候需要计算绝对效应值，当年那些让我们反复背诵的"率"就可以派上用场了，这部分也将在本节重点介绍。此外，在效应值分析与报告中，我们也需要考虑到其是否可能受到其他因素影响，因此在效应值报告时，也要关注效应值是否会在特定人群中改变，暴露与结局的关联是否也受到另一种因素的修饰，探讨不同定义、不同分析手段及未测量的因素对效应的影响。

针对以上结果报告，STROBE指南中的第16、17条给出了详细建议。16（a）、16（b）提到的报告未调整、调整后估计效应值及连续性变量的分组界值范围。本章着重介绍效应值报告中研究者们经常忽略的绝对效应值报告"16（c）：If relevant, consider translating estimates of relative risk into absolute risk for a meaningful time period"和"17：Report other analyses done—e.g., analyses of subgroups and interactions, and sensitivity analyses"，即将特定单位时间段内的相对风险转化为"绝对风险"进行报告，以及其他分析（亚组分析、交互作用分析及敏感性分析）的报告。接下来，我们通过三个实例来了解观察性研究中绝对效应值的报告及交互作用分析和敏感性分析的展示。

# 一、示例

## 示例1

### 原文

"10 years' use of HRT [hormone replacement therapy] is estimated to result in five (95% CI 3–7) additional breast cancers per 1,000 users of oestrogen-only preparations and 19 (15–23) additional cancers per 1,000 users of oestrogen progestagen combinations."

### 翻译

据估计，使用激素替代疗法（HRT）10年可导致每1 000例仅接受雌激素治疗者中额外增加5例乳腺癌患者（95%CI：3~7），每1 000例接受雌孕激素组合治疗者中额外增加19例癌症患者（95%CI：15~23）。

### 评述

本段来自医学四大期刊之一的Lancet于2003年发表的HRT治疗与乳腺癌发生的队列研究结果[1]。该研究基于英国百万女性研究，前瞻性地随访了1 084 110例女性乳腺癌患者的发病及死亡情况，运用Cox回归分析了不同HRT方案对乳腺癌发生和死亡的影响，报告了相对风险，同时也报告了绝对风险。一些情况下，与暴露因素相关的"绝对风险"比"相对风险"更重要。尤其是当关注药物不良事件时，读者更想了解单位时间用药会增加多少额外的不良事件的人数。正如本例中表述，在为期10年的激素替代治疗中，分别报告接受雌激素单独治疗及雌孕激素组合治疗的每1 000例女性中额外患乳腺癌的人数，其中的

"5例"和"19例"就是绝对效应值，更直观地告诉读者，在特定治疗时间段内，不同的HRT疗法究竟增加了多少乳腺癌的发生，如果消除暴露因素可以预防多少病例发生。而该研究也在统计方法学部分描述了绝对效应值的计算——根据HRT使用时间下（如5年/10年）估计的相对风险及发达国家特定年龄段女性的乳腺癌发病率，计算每1 000名65岁以下女性乳腺癌的累积发病人数；根据过去10年间英国总人群HRT使用比例、相对风险及50~64岁年龄段英国一般女性人群乳腺癌的发病率计算乳腺癌发生归因于HRT的数量。因此，在描述可控的暴露因素与患者风险关联时，我们不妨仿照本文的方式，在计算相对风险后，将其转化为更加直观有效的绝对风险，并展示置信区间。

**示例2**
翻译

**表1　口服避孕药、凝血因子V莱登突变及静脉血栓栓塞的风险分析**

| 是否携带凝血因子V莱登突变 | 是否口服抗凝药 | 病例组人数 | 对照组人数 | 比值比 |
| --- | --- | --- | --- | --- |
| 是 | 是 | 25 | 2 | 34.7 |
| 是 | 否 | 10 | 4 | 6.9 |
| 否 | 是 | 84 | 63 | 3.7 |
| 否 | 否 | 36 | 100 | 1（参照组） |

评述

此表格数据源于1994年发表于顶级医学期刊Lancet上的一篇文章，是关于凝血因子V莱登突变对口服避孕药女性静脉血栓风险影响的病例对照研究[2]。该研究连续纳入155例年龄为15~49岁，无其他相关疾病但发生深静脉血栓的绝经前女性，同时纳入169名普通人作为对照组。研究计算了服用避孕药组女性发生深静脉血栓的相对风险（比值比，OR），发现其为参照组（未口服避孕药且无V因子突变）的3.7倍。而携带V因子突变组女性患者与参照组相比，静脉血栓风险增加到6.9倍，即携带突变且口服避孕药组女性静脉血栓风险升高超过30倍。这说明口服避孕药和凝血因子V莱登突变均可增加静脉血栓风险，且当两个暴露因素同时存在时，女性发生静脉血栓的风险倍数增加，大于两个暴露因素与静脉血栓关联的简单叠加。因此考虑二者间存在协同交互作用。针对本例中基因型（凝血因子V莱登突变）及环境暴露因素（口服抗凝药）相互作用的分析报告，流行病学权威杂志American Journal of Epidemiology提出了用"2×4表格"呈现交互作用分析结果（如本例中展示的表格），显示不同暴露因素的单独（independent）效应及联合（joint）效应[3]。上表（表1）展示了口服避孕药与凝血因子V莱登突变、静脉血栓风险的各自关联和协同效应。以基线时未使用口服避孕药且无凝血因子V莱登突变的女性为参照（OR=1），仅凝血因子V莱登突变者的OR值为6.9，而仅口服避孕药者的OR值为3.7，两种暴露共同存在时OR为34.7。在分析交互作用时，常用的两种交互形式为相乘交互（multiplicative interaction）和相加交互（additive interaction）。在病例对照研究这类设计中，若使用Logistic模型评估相对风险，常用相乘项分析交互作用。

为了进一步理解这一问题，我们先假设不存在相乘交互作用，此时两种暴露并存的OR应等于暴露因素单独存在的OR乘积，即$OR_{11}=OR_{01}\times OR_{10}$，本例中，同时有两种暴露因素的人群患深静脉血栓的预期OR值为25.7（6.9×3.7[①]），而实际观测到的协同效应为34.7，二者不等，实际OR偏离期望OR值的程度为1.4（34.7/25.7），这反映了暴露因素间的相乘交互作用。同样，假设不存在相加交互作用，此时两种暴露并存的OR应等于暴露因素单独存在的OR之和减去1（非暴露组/参照组），即$OR_{11}=OR_{01}+OR_{10}-1$，在此基础上计算$[OR_{11}-(OR_{01}+OR_{10}-1)]$，从而引入交互作用相对超额危险度（relative excess odds due to interaction，RERI）的概念，即$RERI=OR_{11}-OR_{01}-OR_{10}+1$，若RERI≠0则说明存在交互作用，RERI>0表示存在协同交互作用，RERI<0则表示存在拮抗交互作用。本例中，两暴露因素均存在时的预期OR值为9.6（3.7+6.9-1），实际观测值34.7与其存在较大差异，差值为25.1，代表在相加尺度上两暴露因素对结局的影响存在交互作用。

示例3
翻译

| 表2　暴露对心血管结局率比的敏感性分析（根据未测量协变量） | | | |
|---|---|---|---|
| 未测量二分类协变量在暴露组的比例 /% | 未测量二分类协变量在对照组的比例 /% | 未测量二分类协变量的率比 | 高剂量暴露的率比（95%CI） |
| 90 | 10 | 1.5 | 1.20（1.01~1.42） |
| 90 | 50 | 1.5 | 1.43（1.22~1.67） |
| 50 | 10 | 1.5 | 1.39（1.18~1.63） |
| 90 | 10 | 2 | 0.96（0.81~1.13） |
| 90 | 50 | 2 | 1.27（1.11~1.45） |
| 50 | 10 | 2 | 1.21（1.03~1.42） |
| 90 | 50 | 3 | 1.18（1.01~1.38） |
| 50 | 10 | 3 | 0.99（0.85~1.16） |
| 90 | 50 | 5 | 1.08（0.85~1.26） |

---

[①]　实际计算6.9×3.7=25.53，与文献中报告数据25.7略有出入，此处保留文献中数值。该计算差异不影响相互作用结果解读。

评述

本例取自2004年发表于《内科学年鉴》（*Annals of Internal Medicine*）上的关于使用糖皮质激素处方与心血管疾病风险关联的一项队列研究[4]。在观察性研究中，我们通常无法收集所有协变量，校正混杂后得到的暴露因素与结局间有统计学意义的关联也可能是因为忽略了其他未测量的重要混杂因素产生的"假阳性"结果。因而，为了避免这些未收集因素造成的结果偏倚，敏感性分析中的一项重要任务就是分析未测量协变量是否会对当前结果造成重大影响。而本例的方法学部分也说明了其进行敏感性分析的方法，通过假定未测量的协变量在暴露、非暴露组中的分布，以及对结局的相对效应值，评估未测量协变量对暴露–结局关联的影响[5]。我们可以通过假定不同的未测量混杂因素与结局事件关联强度，以及不同暴露组中该混杂因素的分布，从而计算校正该混杂因素（实际未测量）后暴露因素与结局的关联。如果所有情况下，暴露因素与结局的关联效应值都受到巨大影响，则要怀疑"暴露–结局"的所谓显著关联是未校正该混杂因素导致的；反之，则可认为未测量的混杂因素对"暴露–结局"的关联没有太大影响。如上表所示，仅当未测量协变量在暴露及非暴露组间分布极不平衡时，暴露因素与结局间的关联才可能受到影响。当未测量变量在高剂量糖皮质激素暴露组的分布高达90%，而在非暴露组仅占10%，且该未测量因素与结局相对危险度为2.0时，高剂量糖皮质激素暴露与心血管疾病间的校正后相对危险度才不再具有统计学意义。

## 二、理论

### （一）横看成岭侧成峰：浅谈绝对风险与相对风险

在日常临床和科研工作中，我们阅读相关文献或报道时常常看到以下几种结论陈述方式。

**合并房颤/房扑的急性冠脉综合征患者的10年死亡风险增加66%。**

**55岁以下2型糖尿病女性罹患冠心病的风险增加10倍。**

**BNP每升高100 pg/mL与患者死亡相对风险升高35%相关。**

以上皆蕴含着相比于参照人群，某类人群的风险升高，这属于相对风险的表达，又称率比，想必对于这些我们都耳熟能详。在临床统计中，大家大都知道需要重点关注最终效应值（OR、RR或HR）是否与"1"有显著差异。但以上均表述了相比于另一组人群，某类人群更容易发生什么疾病或出现什么结局，却无一传达该类人群患病或发生结局事件的可能性到底为多少，也就是所谓的"绝对风险"。要分辨"相对"和"绝对"风险间的差异，我们要先从"风险"一词说起，简而言之，风险即为一件事情发生的可能性，例如在某段时间内或到某个年龄，某人可能发生疾病或死亡的可能性。而"相对风险"和"绝对风险"则是描述风险的不同方式。举个简单的例子，桃心牌在一副扑克中占1/4，而女王牌只有一张，那么在一次扑克摸牌中，我们摸到桃心牌的概率为25%，这相当于"绝对风险"，但是我们摸到女王的"绝对风险"却低于2%。当然我们也可以这样表述，一次摸牌中，我们摸到桃心牌的"风险"是摸到女王牌"风险"的10倍多，这样是将两个风险作比。不同描述方式其实不改变实际风险本身，但描述角度不同，我们对问题的理解自然也会受到影响。相比于绝对风险，不同研究和人群中的相对风险倾向于一致，但是绝对风险却可能不同。例如，对于生活在法国、美国、德国和英国北爱尔兰地区的男性，传统心血管疾病危险因素的相对风险相似，但是这些国家和地区实际的冠心病风险却存在巨大差异[6-7]。再比如，一项针对英国男性医生群体进行的调查中[8]，作者同时报道了50年随访期间肺癌导致的死亡率，其中在吸烟者中为249/100 000人/年，非吸烟患者中为17/100 000人/年，率比为14.6（249/17），即吸烟的男性医生群体因肺癌死亡风险为不吸烟者的14.6倍；而吸烟者和不吸烟者冠心病死亡率分别为1 001/100 000人/年，和619/100 000人/年，率比为1.6。通过比较相对风险，我们可能发现吸烟与肺癌死亡的关联效应强于其对冠心病死亡的影响。但当我们考虑吸烟的绝对风险效应时，就会得到截然不同的结论。此处我们关注归因风险（即绝对风险之差：暴露组发病率与对照组发病率之差的绝对值），吸烟与不吸烟组人群相比，肺癌死亡率差值为232/100 000人/年，而冠心病死亡率差值为382/100 000人/年。从绝对风险的角度看，我们发现在男性医生中，相比肺癌，吸烟可导致更多的冠心病死亡。但事实上两种结论均基于同一研究中的真实结果，绝对和相对风险得到的结论并不存在"矛盾"，而是关注/侧重点不同，但这些或许会影响临床决策。为了方便理解，笔者给出一个假设场景，假设某研究报告了单位时间段内，某种药物会使某人群中脑卒中风险相对减少40%（即RR=0.6），但该人群中，每1 000个人在未接受药物治疗的情况下10人发生脑卒中，假设相似的1 000人接受药物治疗，根据相对风险计算脑卒中人数减少至6个，此时绝对风险仅从1%降至0.6%。本例中以相对风险来看，药物在该人群中的效应很大，但以绝对风险来看却很小。换个人群，如果总研究人群中未接受治疗/暴露人群的事件发生率为100/1 000，或200/1 000呢，即使RR不变，但绝对风险的差值分别为4%及8%。因此，以笔者拙见，绝对风险本身包含了对总研究人群中非暴露人群（对照）的发病率特征信息的考虑，在临床决策时，不仅需要关注暴露与非暴露的风险比值，也需要针对研究人群具体获益/风险进行分析。针对效应值如何报告，STROBE指南告诉我们，当研究目的在于分析暴露因素与疾病之间的关联强度时，通常需要报告相对数（如HR、RR和OR）；而如果我们想了解单位时间内用药/暴露会增加多少额外的不良反应事件人数，衡量某公共卫生措施的效应，或者探索减少暴露可以将特定人群的疾病负担具体降低多少，则需要将估计的相对风险转换为该人群适当的绝对风险，根据不同目的转化为合适指标。接下来，笔者简要介绍几个基于绝对风险计算的统计学指标，用于报告。

①绝对风险（absolute risk，AR）：代表特定时间段内，暴露（或非暴露组）发生的事件数/暴露（或非暴露组）总人数。

②累积发病率（cumulative Incidence，CI）：为一定时间段内新发病例数/研究开始时的总人数×100%。

这个概念需要注意三点（此处可再次回顾其与患病率的区别）。首先，一定要说明观察时间，其次，被观察人群都是有可能发病的人群；最后，被观察人群数在观察期内保持稳定，所有人都被观察了相同的时间。

③发病密度（incidence density）：指定研究时间内，某人群中每单位人时（person-time）发生的新病例数量，单位为人时。

ID=观察时间段内的新发病例数/观察时间内总的观察人时（人时：一个人观察一年计为1人年）。

计算发病密度时不要求观察人群稳定，可以存在失访，分子依然是新发病例数，但分母不再是观察人数，而是观察人时。

④归因风险度[attributable risk，也称absolute risk reduction（ARR），或risk difference（RD）]：表示某因素所致的发病率或死亡率增加/减少的部分。

ARR=|暴露者发病率–非暴露者发病率|。

ARR与相对效应值的转换；ARR=$|\pi_0(RR-1)|$（$\pi_0$为非暴露组人群发病率）。

⑤需治疗人数（number needed to treat，NNT）：当我们研究保护性因素时，当暴露组绝对风险<对照组绝对风险，常常报道NNT，指的是为了避免一例结局事件的发生，平均多少个人需要接受有利治疗。反之，我们研究危险性因素时，即暴露组绝对风险>对照组绝对风险，常常报道需伤害人数（number needed to harm，NNH），指的是为了诱发一例结局事件的发生，平均多少人暴露于危险因素之下。NNT(H)=1/ARR。

⑥人群归因危险度（population attributable risk，PAR，又称人群归因分值PAF）：指总人群发病率中归因于暴露的部分。

PAR=总人群发病率–非暴露人群发病率。

⑦人群归因危险度百分比（PAR%）：代表测量总人群中特定暴露导致的发病（或死亡）占总人群发病（或死亡）的百分比。

PAR%=（总人群发病率–非暴露人群发病率）/总人群发病率。

PAR与相对效应值的转换：PAR%=$P(RR-1)/[P(RR-1)+1]\times100\%$（P为总人群中暴露率）。

## （二）拨云见日还是镜花水月：亚组分析可靠性的评估

初读STROBE指南时，看到标准化的条条框框，我们会豁然开朗，毕竟终于知道用怎样的手段来分析描述一堆临床数据了。从基线描述，到单因素及多因素分析、亚组分析，再放上一张森林图，图表丰富，信息量满满，又心满意足地吹捧了一番特殊人群中的效应，自以为大功告成，遂投稿，然被怼……

阅读文献时，我们经常看到各种大规模随机对照试验将亚组分析结果展示在四大医学期刊上，其中的亚组分析表总是带着P for interaction（即分层因素与暴露因素对结局的交互作用P值）闪亮登场，如果该P值显著，提示可能找到了特殊人群，因为在这组人群中，暴露因素与结局风险的关联与在其他亚组人群中不同，可能更强。想必我们也都曾在观察性研究中对亚组分析产生过极大兴趣，思考着通过亚组分析来拯救阴性结果或发现"特殊人群"。但是，当我们仔细研读统计学相关文献及STROBE指南便会发现，亚组分析远不止按不同类别分组的一张森林图或P for interaction这么简单，所谓亚组分析的阳性结果很可能是"巧合"造成的偶然性结果。举个极端的示例，即便一项样本量足够的大型多中心临床试验得到了阴性结果，如果我们按照国家、年龄、血压、合并症种类、疾病严重程度及治疗等尽可能地做更多亚组分析，也可能得到亚组间的阳性结果（即所谓$P<0.05$）。

由此看来，亚组分析有风险，它并不像想象中一样锦上添花，过度解读反而可能带来更多质疑。但亚组分析也并非禁忌之地，合理的亚组分析的确可以提供有价值的信息，那么怎样才算靠谱的亚组分析呢？有学者提出，需要在确定研究方案时就确定亚组分析的因素，并在纳入患者时按该因素进行分层随机化，从而确保亚组分析时基线特征的均衡性。1992年，*Annals of Internal Medicine*首次提出了亚组分析可信度的7条评价标准[9]；2010年，*British Medical Journal*中进一步对该标准进行补充[10]，以问题的形式，从研究设计、数据分析及背景方面列出11条标准帮助大家判别亚组分析结果的可信度，笔者在这里一一列出并根据原文进行简要解读。

### 1. 研究设计

（1）亚组变量是在基线测量的特征还是在随机化分组后测量的特征？

如果亚组变量是随机化后收集的特征，那么其可能受到干预因素影响。也就是说，亚组间的干预效应差异可能源于干预本身，或者随机化后不同亚组间预后特征的差异，其可能并非与亚组变量本身关联。因此，如果亚组变量基于随机化后的特征，亚组分析得到的结论就不那么可靠。

（2）亚组效应源于一个研究内部比较还是多个研究间比较？

本条易于理解，由于不同研究间的人群特点，预后特征本身存在不同，甚至所运用的概念或结局的定义标准也有差异，因此多个研究间比较得到的亚组效应常常不可信。

（3）研究是否事先规定了亚组推测？

这里涉及事先假设还是事后分析的问题。通常认为事后分析更可能会引入偏倚，导致不可信的结果。但其实事先和事后确定亚组分析并不是非黑即白的问题。一方面，意料之外的结果也有可能帮助我们得到新结论；但另一方面，如果事先规定亚组分析，那我们在实施研究、纳入人群时则会更有计划性地减少偏倚（如采取分层随机化抽样）。目前更推荐的做法可能是首先在长期研究中通过检测部分数据，发现可能存在的交互作用关联来生成亚组假设，并通过在未来进一步纳入人群来检验这一假设。

（4）是否事先确定了亚组效应方向？

即便事先确定了研究将进行亚组信息，如果研究者对可能的亚组效应没有相关推测，那么得出的亚组分析结果也可能不可信。如果亚组分析结果与事先预想的方向一致，则会强化亚组结果可信度；若事先预测的亚组效应与实际得出的效应不同，则会弱化亚组结果的可信度。因此，在评价亚组结果时，最好参考研究方案或研究原始报告中关于亚组效应的事先推测。

（5）是否通过少量假设检验得到了亚组效应？

事后亚组分析常检验多种假设，检验的假设数量越多，亚组分析的阳性结果越有可能源于偶然性。当检验次数过多时，更容易发生I类错误，从而拒绝正确的原假设。但是如果研究者不报告所有假设信息，仅报告显著结果，则很可能迷惑读者。我们应当同时考虑到亚组数量、不同亚组分组变量间的关系，并展示亚组内及总体中效应值的大小。

## 2. 数据分析

（1）是否交互作用检验表明亚组效应源于"偶然"的可能性较低？

许多亚组分析的结果均可能伴随着看似显著实则虚假的交互作用。检测到的交互作用很可能是随机出现的。要解决这个问题，常用的统计学方法包括Breslow-Day方法及回归。前者可通过同质性检验估计研究中发现的交互作用是否源于偶然性，后者可分析交互作用乘积项系数是否有意义。

（2）是否亚组分析的显著结果是独立的？

本条为上一条的补充说明，当检测亚组分析结果时，常用的统计学中检验方式就是进行交互作用检验（即不同组间的确存在显著的效应差异）。但是在一项研究中的多种交互作用之间依然可能相互关联。比如在某项研究中，某疗法的效应既在A变量区分的不同亚组间，也在B变量区分的亚组之间有显著差异，但A与B变量在总研究人群中存在显著的统计学关联，那么以A变量区分的亚组间"效应差异"很可能与其组间B变量分布差异相关。如果要检验亚组分析结果的独立性，则需要将所有具有统计学显著性及无统计学显著性的交互项都纳入回归模型，如果交互项系数仍具有统计学意义，则可以加强亚组分析结果的可信度。但也应当注意：当样本量较小或观测值较少时，通过该方法校正交互项独立性的结果就会大打折扣。

3. 研究背景

（1）是否亚组效应值足够大？

当亚组分析结果的效应值差异很大，并足以影响不同亚组间的临床决策时，需要加以关注。亚组效应与总体效应值间的差异越大，这种差异越有可能为真，其临床价值也就越大。但是目前的文献中，作者们倾向于选择报道效应值差异大的亚组分析结果，因此不能仅凭借效应值来评估亚组分析结果的可信度，仍需要考虑其他标准。同时，在报告亚组分析结果时，作者应当说明一共进行了多少次比较，并说明如何选择亚组结果进行报告。

（2）是否不同研究间检测到的交互作用一致？

一项研究中的亚组分析结果如果也可被其他研究印证，那么所报告的交互作用结果就可能更可信，因为这说明交互作用结果经得起重复和检验，可以在其他独立、无偏倚的研究中重复出来。

（3）是否交互作用在同一研究中密切相关的结局间仍然一致？

如果亚组分析结果为真，那么当我们在同一研究中与原定结局事件相关的其他评价指标来重新定义结局时，也可能得到一致性的亚组间差异结果。

（4）是否有生物学理论或其他非直接证据证明交互作用的存在？

如果亚组分析结果与我们既往关于疾病的生物学机制相关背景知识相符，那么我们更倾向于认为其为真。

虽然观察性研究对偏倚的控制不及随机对照研究般严格，但研究设计阶段仍需进行充分的事先考量。无论是STROBE指南推荐还是各种指南的标准，其本身目的都是促进研究规范化，提高可信度。笔者认为在力所能及之处，如果能把观察性研究向RCT研究的设计靠拢，其质量也将随即提升。其中亚组分析就是一个可以事先设计的要点，笔者建议，在进行观察性研究设计之初不妨参考以上标准，预先制定亚组分析方案，以增加观察性研究亚组分析的可信度。

**（三）锦上添花的交互作用：误区及报告**

上一部分的亚组分析中，我们也提及了一些交互作用分析，即与亚组分析图表相伴而行的*P for interaction*。在随机对照试验中，当发现治疗的效应受到其他基线因素的影响，研究者们就会分析交互作用。而发现可能存在交互作用的第一步，除了既往生物学证据或者研究提示外，*STROBE*指南中也提示当暴露因素与疾病风险的关联在另一项暴露因素存在与否的情况下具有差异时，需要分析两种暴露因素是否存在交互作用。但是许多研究中对交互作用的报告存在错误理解，常见错误在于基于每个亚组的暴露–结局效应来确定关联异质性。举个例子，假如有研究发现在男性中暴露因素与结局间存在显著关联$P<0.001$，但在女性中暴露与结局关联$P=0.52$，于是报告了性别与暴露的交互作用，这一做法无疑是错误的，女性人群中不显著的$P$值很可能是样本量不足导致的。

那么交互作用应当如何报告？笔者主要了解到两种方式。其一是与亚组分析相随的$P$ for interaction，基于相乘模型，检验量两种暴露因素产生的相乘项的系数beta是否有统计学意义，从而确定是否存在交互作用；其二则是用2×4表格直接评估，如示例2中报告每种暴露因素的效应及其协同效应，并报告交互作用相对超额危险度、归因比（attributable proportion，AP）及协同指数（synergy index，S）。关于这三个指标的计算，笔者会在本章第三部分简要介绍。

**（四）研究之质，贵在稳健：敏感性分析的意义**

我们通常在一篇临床研究文献结果部分的末尾看到这样一部分内容，即研究者可能通过使用不同分析模型，保留或排除有缺失值的数据改变数据集，或选用不同的定义及评估未测量混杂因素的影响来验证其主要结论是否发生改变以及发生了多大程度的改变。这就是敏感性分析，主要用于验证结果的稳健性。关于敏感性分析的适用场景，谷鸿秋老师在其《临床研究中敏感性分析的统计思路与统计图表》一文中给出了详细周到的总结[11]。

*STROBE*指南也指出，当报告敏感性分析时需要仔细判断需要报告到何种程度。如果研究做了敏感性分析，列出所有详细结果可能不切实际。一些文章中仅在结果的最后一部分以少量篇幅说明本研究做了敏感性分析并表明结果与主要结果一致，但是针对临床上特别重要的研究议题，当估计效应存在较大变异时，则需要详细描述敏感性分析结果。

## 三、软件实操

**（一）RD的计算**

本教程基于2018年*Annals of Translational Medicine*中的研究论文*Estimate risk difference and number needed to treat in survival analysis*内容编译[12]，以下主要提供计算试验组和对照组感兴趣时间点的风险及风险差RD。大家可以直接把这些代码粘贴进R里面，根据自己的数据运行，如果想了解更多，可参考原文说明。

```
#载入需要用到的包
#用于生成模拟生存数据
library(survsim)
#用于主要计算
library(rms)
#随机生成生存数据
set.seed(8)
dat<- simple.surv.sim(n=1000,
                      foltime=3600, dist.ev=c('llogistic'),
                      anc.ev=c(0.64),beta0.ev=c(5.84),anc.cens=1.17,
                      beta0.cens=7.33, z=list(c("unif", 0.8, 1.2)),
                      beta=list(c(2),c(-1)),
                      x=list(c("bern", 0.5), c("unif", 0.7, 1.3)))
#查看生成数据
head(dat)
```

| nid | status | start | stop | z | x | x.1 |
|---|---|---|---|---|---|---|
| 1 | 1 | 0 | 104.6406 | 1.119863 | 0 | 0.824694 |
| 2 | 0 | 0 | 486.2617 | 1.172908 | 1 | 0.874524 |
| 3 | 1 | 0 | 48.79992 | 0.972957 | 0 | 0.753581 |
| 4 | 1 | 0 | 1205.115 | 0.905784 | 1 | 0.700781 |
| 5 | 1 | 0 | 215.7287 | 1.04595 | 0 | 0.944755 |
| 6 | 0 | 0 | 1040.786 | 1.044773 | 1 | 0.758649 |

#其中nid为编号，status为结局，start为随访开始时间（本例中均为0），stop为随访结束时间（本例中代表随访时间），x代表分组变量，x.1代表与结局相关协变量，z与本计算过程关联不大，其代表生成模拟数据的随机效应信息，用于模拟个体间异质性
#将治疗组及非治疗组的分组变量和协变量分别归入两个数据集
```
Tnew <- data.frame(x=1,x.1=dat$x.1)
Cnew <- data.frame(x=0,x.1=dat$x.1)
```
#从200天到最大随访天数中随机选择20个时间点作为感兴趣时间点用于后续计算生存率
```
time <- seq(200, max(dat$stop),length.out=20)
```
#拟合一个生存模型
```
cfit <- cph(Surv(start,stop,status)~x+x.1,data=dat,surv=TRUE,x=TRUE,y=TRUE)
```
#计算对照组感兴趣时间点每个研究对象的生存率，Csur列表包含了对照组相应生存时间点的生存率，标准误及置信区间信息，通过Csur$surv可提取生存率

```
Csur <- survest(cfit,newdata = Cnew, times=time,conf.int=.95)
```
#计算对照组在所有感兴趣时间点的平均生存率
```
Cmean <- colMeans(Csur$surv)
```
#以下为对照组人群在20个感兴趣时间点的平均生存率
```
[1]   3.59E-01   1.63E-01   8.34E-02   4.92E-02   2.68E-02   1.41E-02
[7]   9.48E-03   6.01E-03   2.52E-03   2.08E-03   1.42E-03   9.10E-04
[13]  9.10E-04   7.54E-04   4.99E-04   2.59E-04   4.81E-05   4.81E-05
[19]  4.81E-05   4.81E-05
```

#同样，按照以上方式计算治疗组的生存率
```
Tsur <- survest(cfit,newdata = Tnew, times=time,conf.int=.95)
```
#计算治疗组在所有感兴趣时间点的平均生存率
```
Tmean <- colMeans(Tsur$surv)
```
#以下为治疗组人群在20个感兴趣时间点的平均生存率
```
[1]   0.8339427   0.721669    0.6365801   0.5755201   0.5117256
      0.4509533   0.4166906   0.3802896
[9]   0.3187955   0.3064849   0.2834816   0.2586734   0.2586734
      0.2488569   0.2285014   0.1993899
[17]  0.1403984   0.1403984   0.1403984   0.1403984
```

#计算治疗组与对照组的率差RD
```
RD <- Tmean - Cmean
```
#RD结果如下，这就得到了两组人群生存率的差值
```
[1]   0.4749323   0.5588056   0.5532046   0.5263692   0.4849166
      0.4368507   0.4072092   0.3742778
[9]   0.3162765   0.3044076   0.2820621   0.2577638   0.2577638
      0.2481028   0.2280023   0.199131
[17]  0.1403502   0.1403502   0.1403502   0.1403502
```

## （二）RERI的计算

本教程基于R包"epiR"的官方教程。以下为基于两因素交互作用R语言代码，计算RERI、AP及S，后两者以RERI为基础，其中AP=RERI/$RR_{11}$，S=$(RR_{11}-1)/[(RR_{10}-1)+(RR_{01}-1)]$。如果两因素未发生交互作用，那么RERI和AP等于0，S等于1。更准确地说，是RERI和AP的置信区间包含0，S的置信区间包含1。反之则可认为发生了交互作用RERI及AP=0。本例以Hosmer和Lemeshow在*Confidence interval estimation of interaction*一文中引用1972年Rothman和Keller分析吸烟与饮酒与口咽癌风险关联的数据为例生成数据[13]。读者可以结合自己的需求调整。大家可以直接把这些代码粘贴进R里面，根据自己的数据运行。

```
#载入需要用到的包
library(epiR)
```

#生成Hosmer和Lemeshow文章中所用数据，can代表口咽癌，smk代表吸烟，alc代表饮酒，将向量组合为数据框

```
can <- c(rep(1, times = 231), rep(0, times = 178), rep(1, times = 11),
    rep(0, times = 38))
smk <- c(rep(1, times = 225), rep(0, times = 6), rep(1, times = 166),
    rep(0, times = 12), rep(1, times = 8), rep(0, times = 3), rep(1, times = 18),
    rep(0, times = 20))
alc <- c(rep(1, times = 409), rep(0, times = 49))
dat <- data.frame(alc, smk, can)
```

#设置空变量d，先设为NA（空值）

```
dat$d <- rep(NA, times = nrow(dat))
```

#根据吸烟，饮酒情况两两组合分为四组，赋值给变量d。"[ ]"表示条件，"&"表示"且"，当Alc=0且smk=0时，d赋值为0，后面依此类推。这样我们就有了一个d变量，共有0、1、2、3这四个值。

```
dat$d[dat$alc == 0 & dat$smk == 0] <- 0
dat$d[dat$alc == 1 & dat$smk == 0] <- 1
dat$d[dat$alc == 0 & dat$smk == 1] <- 2
dat$d[dat$alc == 1 & dat$smk == 1] <- 3
```

#将d转化为因子变量

```
dat$d <- factor(dat$d)
str(dat)
```

#查看到dat数据库各格式，d为四个水平的多分类变量，以0为参照（默认以第一个水平为参照）。

```
data.frame': 458 obs.of 4 variables:
$ alc: num 1  1  1  1  1  1  1  1  1  1  ...
$ smk: num 1  1  1  1  1  1  1  1  1  1  ...
$ can: num 1  1  1  1  1  1  1  1  1  1  ...
$ d : Factor w/ 4 levels 0,"1","2","3": 4  4  4  4  4  4  4  4
```

##构建广义线性模型

```
dat.glm02 <- glm(can ~ d, family = binomial, data = dat)
```

#用summary()函数查看模型的一些特征，在输出的一堆结果中，注意这个表：

```
summary(dat.glm02)
```

结果：

```
Coefficients:
            Estimate  Std.Error  z value  Pr(>|z|)
(Intercept) -1.8971   0.6191     -3.064   0.002183    **
d1           1.204    0.7958      1.513   0.130313
```

| | | | | | |
|---|---|---|---|---|---|
| d2 | 1.0862 | 0.7509 | 1.446 | 0.148045 | |
| d3 | 2.2012 | 0.6275 | 3.508 | 0.000452 | *** |

刚才的d变量有0、1、2、3这四个取值，现在以0为参照，列出了其他三个取值相对于参照的参数估计值。只需要记住d1、d2、d3在这个表中的位置即可，即第2、3、4行。

##计算相加模型指标
# model选择刚才建好的广义线性模型，param有两个选项"product"和"dummy"，前者用于将两种暴露因素及暴露因素的相乘交互项纳入模型时，后者用于将两种暴露因素分情况组合成四个水平的新变量时，本例选择dummy，coef就是d1，d2，d3在Coefficients表中的位置，type指定需要计算的统计量，可为相对超额危险度（RERI），归因比（AP[AB]）及协同指数（S），conf.level指定置信区间。
##结果中，Est是估计值，lower和upper是置信区间的下限和上限。
epi.interaction(model = dat.glm02, param = "dummy", coef = c(2,3,4), type = "RERI", conf.level = 0.95)

```
 est        lower        upper
 3.739848  -1.836675    9.316372
```

epi.interaction (model = dat.glm02, param = "dummy", coef = c(2,3,4), type = "APAB", conf.level = 0.95)

```
est         lower        upper
0.4138765   -0.07306308  0.9008162
```

epi.interaction (model = dat.glm02, param = "dummy", coef= c(2,3,4), type = "S", conf.level = 0.95)

```
est         lower        upper
1.870482    0.6460433    5.415585
```

```
# RERI: 3.74 (95% CI -1.84 -- 9.32).
## AP[AB]: 0.41 (95% CI -0.07 -- 0.90).
## S: 1.87 (95% CI 0.65 -- 5.42).
```

## 致谢

感谢王闯世老师（中国医学科学院阜外医院，国家心血管病中心医学统计部）对本文撰写提供的宝贵意见。

## 参考文献

[1]  Beral V, Million Women Study Collaborators. Breast cancer and hormone-replacement therapy in the Million Women Study[J]. Lancet, 2003, 362(9382): 419-427.

[2]  Vandenbroucke J P, Koster T, Briët E, et al. Increased risk of venous thrombosis in oral-contraceptive users who are carriers of factor V Leiden mutation[J]. Lancet, 1994, 344(8935): 1453-1457.

[3]  Botto L D, Khoury M J. Commentary: facing the challenge of gene-environment interaction: the two-by-four table and beyond[J]. Am J Epidemiol, 2001, 153(10): 1016-1020.

[4]  Wei L, MacDonald T M, Walker B R. Taking glucocorticoids by prescription is associated with subsequent cardiovascular disease[J]. Ann Intern Med, 2004, 141(10): 764-770.

[5]  Greenland S. Basic methods for sensitivity analysis of biases[J]. Int J Epidemiol, 1996, 25(6): 1107-1116.

[6]  Empana J P, Ducimetière P, Arveiler D, et al. PRIME Study Group: Are the Framingham and PROCAM coronary heart disease risk functions applicable to different European populations? The PRIME Study[J]. Eur Heart J, 2003, 24(21): 1903-1911.

[7]  Tunstall-Pedoe H, Kuulasmaa K, Mähönen M, et al. Contribution of trends in survival and coronary-event rates to changes in coronary heart disease mortality: 10-year results from 37 WHO MONICA project populations. Monitoring trends and determinants in cardiovascular disease[J]. Lancet, 1999, 353(9164): 1547-1557.

[8]  Ezzati M, Lopez A D. Estimates of global mortality attributable to smoking in 2000[J]. Lancet, 2003, 362(9387): 847-852.

[9]  Oxman A D, Guyatt G H. A consumer's guide to subgroup analyses[J]. Ann Intern Med, 1992, 116(1): 78-84.

[10]  Sun X, Briel M, Walter S D, et al. Is a subgroup effect believable? Updating criteria to evaluate the credibility of subgroup analyses[J]. BMJ, 2010, 340: c117.

[11]  谷鸿秋. 临床研究中敏感性分析的统计思路与统计图表[J]. 中国循证心血管医学杂志, 2018, 10(10): 1166-1169, 1178.

[12]  Zhang Z H, Ambrogi F, Bokov A F, et al. Estimate risk difference and number needed to treat in survival analysis[J]. Ann Transl Med, 2018, 6(7): 120.

[13]  Hosmer D W, Lemeshow S. Confidence interval estimation of interaction[J]. Epidemiology, 1992, 3(5): 452-456.

（陈亮，陈中丽）

# 第十八章 *STROBE*条目18~21分解：如何撰写Discussion

Discussion（讨论）部分主要用于描述所做研究的整体情况。说白了，就是在给别人看之前先对自己的研究进行书面的自我评价，把它的魅力清晰地展现出来。谁会想要一个残破不堪或毫无意义的研究呢？所以这一部分对于整篇文章质量的提升起着画龙点睛的作用，让读者对文章既看得懂，也看得清晰，更看得有滋味。有些初学者或许觉得Discussion非常困难，因为这一部分似乎无迹可寻，没有既定的套路可以用，于是紧张无措，可能是不知道说什么内容，也可能是把握不好度而害怕乱说，因此会觉得Discussion是最难开口的部分。

其实，已经有杂志建议将Discussion结构化，方便研究者写作[1]。总体可以总结为以下5点——①发现了什么：简要概述主要结果；②这些发现合不合理：阐述可能存在的机制和解释；③优势：本研究设计实施的质量，与其他已发表相关研究相比的优越之处；④不足：本研究的局限性；⑤这些发现能带来什么意义：总结研究结论对临床实践和未来研究的影响。这个结构基本适用于包括观察性研究在内的所有科研论文。*STROBE*声明对于观察性研究讨论部分结构性的规定有4条（详见"本书第一章"表1-1，条目18~21）：Key results（关键结果）、Limitations（局限性）、Interpretation（解释）、Generalisability（可推广性）[2]。

## 一、Key results（关键结果）

如字面之意，就是将最主要的结果进行概要总结，这部分应该算是Discussion中最简单的一环，因为内容就在前面的Results部分，不需要自己去撰写，而重要的是需将"关键"二字琢磨好。*STROBE*声明对于Key results的解释是概括与"研究目的相关的"结果。对于编辑和审稿人来讲，好不容易看完了面面俱到的Results部分，包括其中的图和表，信息多又乱，累得够呛，正需要有一个梳理的时候，在Discussion部分一开始的位置放Key results恰如其分。在实际操作中，若按照"抓研究目的"的原则总结归纳后只有一条Key result，那么平铺直叙即可；若有多条（通常2~3条），可用and、besides、also、moreover、but、however、yet、although/though、nevertheless等连接词来展现这些主要结果间的并列、递进或转折关系。

### 示例[3]

原文

Title: Physician Work Hours and the Gender Pay Gap — Evidence from Primary Care

Objectives: Therefore, we used a large sample of national all-payer claims and data from electronic health records (EHRs) to estimate gender differences in the time spent on primary care visits and the subsequent revenue received.

Discussion: Using national all-payer claims and EHR data, we found that female PCPs generated nearly 11% less annual visit revenue than otherwise similar male PCPs in the same practices, yet they spent more time with patients per visit, per day, and per year.

翻译

标题：不同性别医务工作者工作时长和收入之间的差距——来自初级保健的证据

目的：我们利用了APCD和EHRs两个数据库来评估不同性别的医务工作者在初级保健诊疗中的工作时长和随后获得的收入方面的差异（摘自文章Introduction部分最后一段）。

讨论：通过分析APCD和EHRs数据库资料，我们发现，在相同的医疗实践活动中，女性医务工作者年收入比男性少近11%，但她们每次、每天和每年出诊花在患者身上的时间都更多（摘自文章Discussion部分第一段）。

评述

从这篇NEJM 2020的例文中可以很直观地感受到Key results与文章目的之间的紧密关联。工作时长和收入在男女医务工作者间的差异是什么？研究者通过数据库资料分析，发现女性年创收较男性低，工作时长却比男性多（总共2条Key results，用了yet连接），这直截了当地说明了研究目的相关的结果。文章其实还有很多的其他结果，比如在Results部分（本文未展示）还描述了男女医务工作者所诊疗患者的年龄、性别、种族、医疗保险状态等特征也有所不同，但没有作为Key results写入Discussion部分，因为与文章的目的不直接相关。

## 二、Limitation（局限性）

　　我想任何一种探索性研究都是存在缺陷的，观察性研究更不例外。当编辑和审稿人在读观察性研究的时候，可能会格外地关注文章缺陷，比如在偏倚、缺失数据、统计手段等方面的缺陷。我们要主动地满足他们的好奇心，不要觉得写Limitation是让自己的文章减分的事，或者只简要写些鸡毛蒜皮的小事。Limitation写得好是加分的，而且老实交代和被别人揪出来是两码事。我个人的看法是，Limitation应该写3~5条，太少显得诚意不足，太多审稿人就没有发挥的空间了。*STROBE*声明强调对于研究缺陷的阐述是科学研究的一个重要部分。不仅要确定可能导致偏倚（*STROBE*声明条目9）的来源，而且要讨论这些偏倚的影响程度，包括偏倚的方向和幅度。另外，还应该列举并讨论任何致使结果不准确的潜在因素，包括样本情况（*STROBE*声明条目10）、暴露情况、混杂因素和评估终点（*STROBE*声明条目8）[4]。简单的说就是去找可能的偏倚和一切可能会影响到结果稳健性的因素，说明其对当前结果的可能影响，并解释为什么。

　　**示例1**[5]
　　**原文**

　　Several limitations of our analysis should be considered (Limitation的标识). As we used the Medicare Part D database, our findings may not be generalizable to non-Medicare beneficiaries (样本情况、暴露情况). Given the observational study design, it is possible that our models had residual confounding even though we adjusted for several important physician-level variables (混杂因素，这句基本是必写句). In addition, as the databases did not contain patient-level information, it was possible that patients' characteristics such as severity of diabetes and complications might be different between groups of physicians (偏倚). We did not have access to individual-level data on other forms of marketing that potentially impact physicians' prescribing behavior including funded research, ownership interests, investments in start-up entities, and other physician–industry interactions without direct payment transfers (样本情况、偏倚). In the Open Payments database, each payment listed up to 5 products related to the payment, and, thus, we had a possibility of misclassification due to payments related to more than 5 products including long-acting insulin. However, such misclassification, if any, would not change our findings because 99.9% of payments listed less than 5 products in our final analytical sample (样本情况、偏倚).

　　**翻译**

　　我们的分析存在几个局限性。由于我们使用了Medicare第四部分的数据库，研究结果可能无法推广到非医疗保险受益的人群。因为是观察性研究设计，即使我们已经调整了医生水平的几个重要变量，我们的模型仍可能存在残余混杂。此外，由于数据库不包含患者水平的信息，患者的一些特征如糖尿病的严重程度和并发症情况，在不同医生分组中可能不同。我们无法获得可能会影响医生开具处方行为的其他营销形式的个体水平数据，包括受资助的研究、利益所有、企业初始投资以及其他医生与企业之间未直接支付的互动行为。在Open Payments数据库中，每次支付最多列出5种与支付相关的产品，因此，关于5种以上产品相关的支付（包括长效胰岛素在内），我们可能存在错误分类。然而，这种错误分类（如果有的话）不会改变我们的研究发现，因为在我们最终的分析样本中，99.9%的支付均列出了少于5种产品。

评述

这是*PLoS Medicine* 2021的例文，探究的是行业营销会不会促使医生开具长效胰岛素（最常用和最昂贵的胰岛素类型）处方。Limitation通常会有它特定的标识，如例文中的 "Several limitations of our analysis should be considered"。其他的语句包括 "This study has several limitations" "Study limitations include…" 或者直接设立小标题 "Limitations" 等。例文中整个Limitation部分总共5条，我对每一条做了其相应的归属类别（括号中）。有个小技巧：说完Limitation之后，可以自我挽救一下，通常是指出这些Limitation确实没办法或很难避免，或者通过一定的技巧如敏感性分析，证实缺陷的存在并不影响结果的稳健性。针对例文中最后一点Limitation，作者做了挽救措施："然而，这样的错误分类（如果有的话）不会改变我们的发现，因为99.9%的支付在我们最终的分析样本中均列出了少于5种产品"。下面再举一个在Limitation中做挽救的示例。

示例2[6]

原文

This study has several limitations. First, ascertainment of dementia using linkage to electronic health records likely misses milder cases; however, this type of ascertainment has the advantage of allowing the analyses to include all persons recruited to the study rather than only those who continue participating in cognitive assessments for dementia at follow-up visits (挽救了). Second, dietary intake was measured using an FFQ, a commonly used method in population studies, which is open to measurement errors that are common in all self-reported dietary assessments to date (挽救了). Third, the primary exposure, the AHEI, is based on a set of specific and limited food groups and might not cover all aspects of a healthy diet and may not be adapted to the dietary habits of all populations. However, the results were similar when using the Mediterranean diet index and factor analysis– derived dietary patterns (挽救了). Fourth, as with all observational studies, it was not possible to rule out residual confounding (也算是挽救了，因为如作者描述的："和所有的观察

性研究一样……").

**翻译**

这项研究有几个局限性。①利用与电子健康记录关联的方式来确定痴呆症可能会遗漏轻症病例；然而，这种方式的优点是可以分析所纳入研究的所有人员，而不是仅针对随访中继续参与痴呆认知评估的人员。②食物摄入量的评估使用食物频率问卷（FFQ），这是一种常用的人群调查研究方法，这种评估方法容易出现测量误差，但这也是目前所有自我报告形式的饮食评估中普遍存在的问题。③主要暴露，即替代健康饮食指数（AHEI），是基于一组特定的且有限的食物种类计算的，可能不能涵盖健康饮食的所有方面，也可能不适合所有人群的饮食习惯。然而，当使用地中海饮食指数和基于因子分析的饮食模式时，结果还是相似的。④与所有的观察性研究一样，它不可能排除残余混杂。

**评述**

这篇文章于2019年发表在*JAMA*，探究的是中年时期的饮食状态与之后患痴呆风险的关系。针对4条缺点，作者能挽救的都挽救了，可谓滴水不漏。

## 三、Interpretation（解释）

这部分工作是在解释所做研究的结果合不合理。为什么会是这样？是否符合预期或支持一开始的假设？Interpretation部分需要针对这些问题，作出相应合理的解释，这部分基本都是紧接在Key results之后，另起段落说明。*STROBE*声明强调结合研究目的、局限性、多因素分析、类似研究结果和其他相关证据，谨慎地给出一个总体的结果解释。Interpretation对于专业性要求高，需要研究者们对研究话题相关的领域有很高的熟知度，才能十分到位地把相关内容拿过来进行讨论。做Interpretation需要大量的文献支持，充分地利用现有的证据来佐证自己结果的合理性，这体现的是一个研究者长年累月的内在积累。另外，观察性研究更多的是停留在表观层面上的探索，比如某某因素与某种疾病的发生有关，而不是像基础研究那样有很多机制的部分来说明两者之间的内在联系，所以对于如何去解释所观察到的现象会存在一定的困难。个人经验是如果能找到潜在的已有事实去做研究结果的解释，那就旁征博引；如果缺乏现成的证据来支持研究结果，那就要头脑风暴，形成合理的假说，为将来进一步的研究创造动力。

**示例**[7]

**原文**

The low prevalence of self-reported cervical cancer screening identified in this study is especially concerning given that this analysis examined lifetime prevalence of screening as opposed to the prevalence of being screened in the past 3 to 5 years as recommended by the

WHO, the limited sensitivity of available screening tests, often poorly functioning referral systems for positive cervical cancer screening tests in LMICs, and low quality of care for cervical cancer diagnosis and treatment in many of these settings (解释为什么此项研究中宫颈癌筛查普及率低). Nevertheless, even though the majority of countries (37 of 55) included in this study missed the target of 70% cervical cancer screening prevalence proposed by the WHO, the analyses identified large differences in self-reported lifetime prevalence among regions and among countries within regions. Relative to their GDP per capita and total health expenditure per capita, many countries in Latin America and the Caribbean, as well as some countries in other regions (eg, Belarus, Bhutan, or Moldova) achieved high self-reported lifetime prevalence levels of cervical cancer screening may include having national cervical cancer control programs in place that provide free cervical cancer screening to women in primary health care system structures at the local level, integration of screening services into comprehensive cervical cancer control activities, as well as trialing and implementation of programs to reach underserved socio demographic groups (解释为什么宫颈癌筛查普及性在国家和地区间差异大)...

**翻译**

在这项研究中发现自我报告的宫颈癌筛查的低流行率是值得关注的，因为此研究探究的是筛查疾病终生流行率，而不是WHO推荐的在过去3~5年内筛查出的流行率，现有筛查手段的灵敏度有限，中低收入国家（LMICs）宫颈癌筛查试验阳性的转诊系统通常运转不良，并且在许多这种筛查下宫颈癌诊断和治疗的护理质量低下。然而，尽管纳入本研究的大多数国家（37/55）未能达到WHO提出的70%宫颈癌筛查流行率的目标，但分析发现，各地区之间以及各区国家之间自我报告的终生流行率存在巨大差异。说到人均国内生产总值和人均总医疗支出额，拉丁美洲地区、加勒比地区以及其他区域的一些国家（如白俄罗斯、不丹、摩尔多瓦）实现了较高的自我报告的宫颈癌筛查终生流行率，可能是由于他们实施国家宫颈癌控制计划，在地方的初级卫生保健体系结构中为妇女提供免费的宫颈癌筛查，将筛查服务纳入全面的宫颈癌控制活动以及为筛查本没有覆盖的人群制定计划……

**评述**

这篇文章于2020年发表在JAMA，文章分析了在55个中低收入国家开展的横断面疾病筛查自我报告调查数据，以确定中低收入国家宫颈癌筛查的普及率以及这一指标在各个国家和地区间的差异。文章也主要报告了这两方面的结果：一是中低收入国家宫颈癌筛查的普及率；二是该普及率在各国及地区间的差异。紧接在Key results之后的便是上面这段对于主要结果针对性的解释。所列理由均客观中肯合理，没有过度。

## 四、Generalisability（外推性）

观察性研究大部分都是利用既往资料总结出某项规律，这个规律的出现首先当然会适用于该研究所选取的这批数据的情况，那是不是也可以用到其他的数据情境中？这个问题能够决定研究的影响力。举一个很简单的例子，科学问题是：中青年结肠癌患者是否存在过度化疗的情况？最简单的方法就是把中青年结肠癌患者分成2组——化疗组和未化疗组，然后比较两组患者的生存有无差异，如果无统计差异，说明这个年龄段的患者没必要化疗，化疗对他们来说就是多余的、过度的；反之，则有必要。我们使用本单位的患者数据，经过统计得到答案发现存在过度，那么别的医疗单位是不是也存在这样的过度？这就是Generalisability需要解决的问题。多中心研究比单中心研究更诱人的一个原因，就在于其样本代表性更好，从而能够有更好的外推效果。比如，如果我们利用一个全国性的数据库来解决上面提到的问题，并假设同样也会得出存在过度化疗的结论，虽然感觉殊途同归，但利用数据库的方式是更为恰当的，证据级别更高，规律更具有普适性。

*STROBE*声明将Generalisability解释为研究结果的普适性（外推有效性），也就是围绕针对什么对象、在什么条件下、接受什么样的暴露以及达到什么样的结局等方面，把总结出的规律说明清楚，以评估它是在什么样的情形下才可外推有效。其实这些信息在方法学部分已经提供了，就是PICOS原则里的信息：P是patient/population（针对什么样的患者）、I——intervention和C——control分别是干预组、对照组（即暴露和对照因素是什么）、O——outcome（评估的是什么终点指标）、S——study design（做的又是什么样的研究设计）。之所以得够得出结论中的规律，就是建立在这些设定基础上的。读者要想把这个规律应用到自己的患者人群数据中，会很自然地评估这个规律的前提条件是什么（什么样的人群、什么样的干预、什么样的结局等），如果想外推研究规律，就应当满足这些设定，所以其实也没必要在讨论中特意再说一遍，尤其是在篇幅过长的情况下。不过对于一直火热的预测模型的文章，统计方法本身就会涉及内部验证和（或）外部验证相关方面的东西，所以对于它的外推性，确实可以讨论一下。

### 示例[8]
原文

Notably, the median overall survival of our cohort is higher when compared with published population-based reports of cancer of unknown primary (CUP). However, we believe that this selection ensured development based on a large and vigorous dataset which has consistent availability of detailed data elements. This is necessary in light of the complexity of CUP diagnosis in general. In the development cohort, CUP diagnosis was rigorously evaluated by an experienced team and the primary outcome and prognostic variables to be included in the nomogram were defined a priority adding support to its performance. Importantly, we validated the model in multicenter cohorts, adding to the generalizability of the nomogram.

翻译

值得注意的是，虽然我们队列与已发表的关于未知原发癌（CUP）的研究里的队列相比，中位总生存期更长。然而，我们确保了这种选择是基于一个庞大而有力的数据集的开发，该数据集具有一致的详细数据元素，这是顾及CUP诊断的复杂性所必需的。在开发队列中，CUP诊断由经验丰富的团队严格评估，列线图中包含的主要结果和预后变量是事先定义的，以增加对其性能的支持。重要的是，我们的模型在多中心队列中进行了验证，增加了列线图的外推普适性。

评述

这篇文章于2021年发表在*Clinical Cancer Research*，开发了对未知原发癌患者个体化预测生存的新型列线图，文章通过描述所构建模型基于庞大有力的数据集以及多中心队列进行了验证，以说明其外推性强。

## 五、Others（其他）

这一部分在*STROBE*声明中是不存在的，然而，Discussion部分的重要内容并不单纯只有以上所陈列的4个条目。另外值得一提的框架部分是Strengths（强势之处）和Implications（启示意义）。这两点其实对于体现所做研究有多让人信服以及有多大的影响是非常重要的，尤其是名刊都会希望研究者们把这些部分强调突出出来。研究者们应该在充分了解自己研究的基础上尽量"吹捧"。Strengths指的是论证自己研究做得有多好，告诉别人这研究做得"天下无敌、盖世无双"，质量超群；这多是从研究设计、样本的质与量、统计处理方式以及与已有相关文章的比较等角度去挖掘优点。Implications则是说明自己研究有多大价值，又能提示这、又能指导那，要么全球首篇、要么样本最大，总之是告诉编辑和审稿人，如果你们不接收这篇文章将会造成巨大的损失；这多是从临床现状和需求的角度去挖掘优点。但切忌过度浮夸，也不要啰唆重复。比如说，你的结果与之前类似的研究有什么不同？这些结果是证实还是挑战了现有的理论？有怎样的实际临床意义或对于未来研究的指导意义？

## 参考文献

[1] Cals J W L, Kotz D. Effective writing and publishing scientific papers, part VI: discussion[J]. J Clin Epidemiol, 2013, 66(10): 1064.

[2]　von Elm E，Altman D G，Egger M，et al. 加强流行病学中观察性研究报告质量(STROBE)声明：观察性研究报告规范[J/OL].赵乐，译. Lancet，2007，370：1453-1457[2021-06-20]. https://www.strobe-statement.org/fileadmin/Strobe/uploads/translations/STROBE_short_Chinese.pdf.

[3]　Ganguli I，Sheridan B，Gray J，et al. Physician Work Hours and the Gender Pay Gap -Evidence from Primary Care[J]. N Engl J Med，2020，383(14)：1349-1357.

[4]　Vandenbroucke J P，von Elm E，Altman D G，et al. Strengthening the Reporting of Observational Studies in Epidemiology (STROBE)：explanation and elaboration[J]. PLoS Med，2007，4(10)：e297.

[5]　Inoue K，Tsugawa Y，Mangione C M，et al. Association between industry payments and prescriptions of long-acting insulin：An observational study with propensity score matching[J]. PLoS Med，2021，18(6)：e1003645.

[6]　Akbaraly T N，Singh-Manoux A，Dugravot A，et al. Association of Midlife Diet With Subsequent Risk for Dementia[J]. JAMA，2019，321(10)：957-968.

[7]　Lemp J M，De Neve J-W，Bussmann H，et al. Lifetime Prevalence of Cervical Cancer Screening in 55 Low- and Middle-Income Countries[J]. JAMA，2020，324(15)：1532-1542.

[8]　Raghav K，Hwang H，Jácome A A，et al. Development and Validation of a Novel Nomogram for Individualized Prediction of Survival in Cancer of Unknown Primary[J]. Clin Cancer Res，2021，27(12)：3414-3421.

（赵毅）

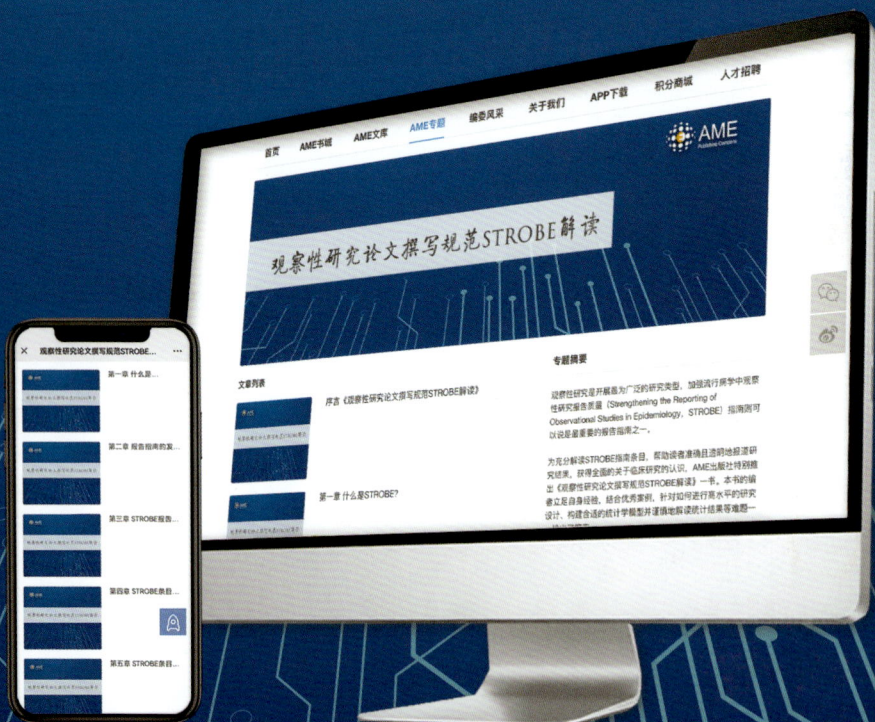

# AME Medical Journals

Founded in 2009, AME has been rapidly entering into the international market by embracing the highest editorial standards and cutting-edge publishing technologies. Till now, AME has published more than 60 peer-reviewed journals (13 indexed in Web of Science/SCIE, 7 indexed in Web of Science/ESCI and 20 indexed in PubMed), predominantly in English (some are translated into Chinese), covering various fields of medicine including oncology, pulmonology, cardiothoracic disease, andrology, urology and so forth (updated on Aug. 2022).

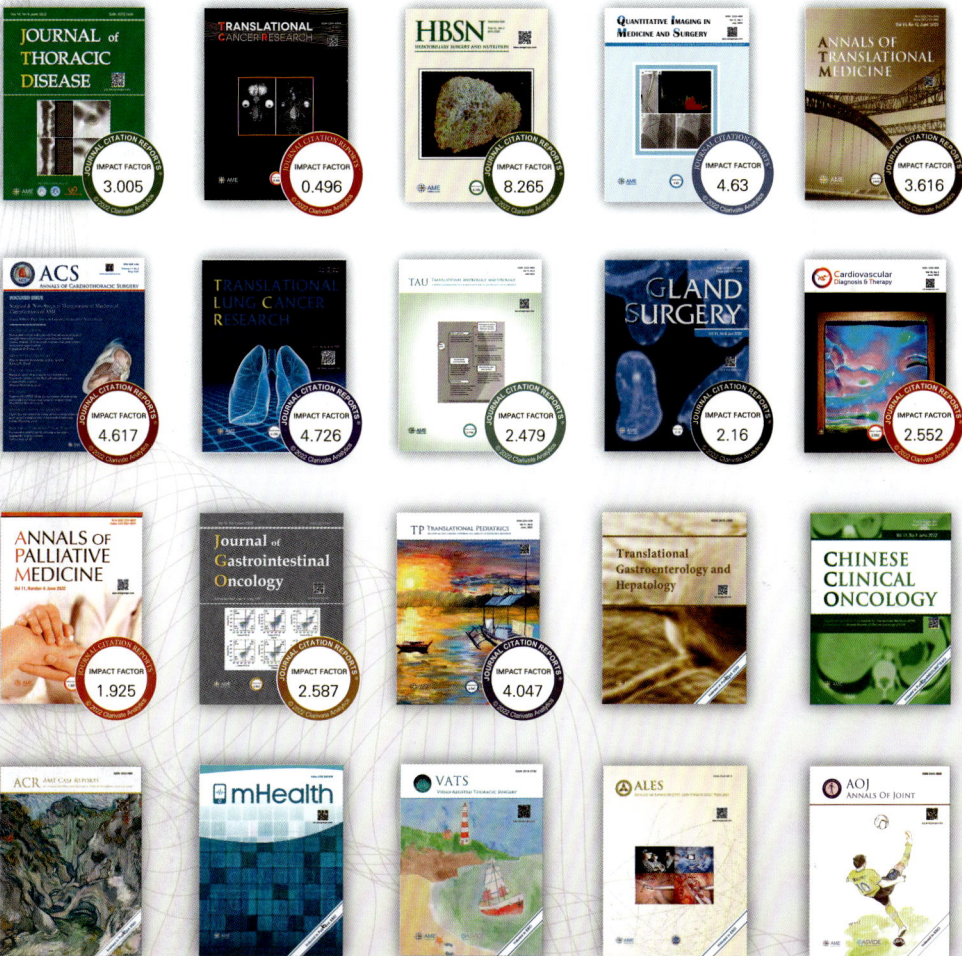

JOURNAL of THORACIC DISEASE — IMPACT FACTOR 3.005

TRANSLATIONAL CANCER RESEARCH — IMPACT FACTOR 0.496

HBSN HEPATOBILIARY SURGERY AND NUTRITION — IMPACT FACTOR 8.265

QUANTITATIVE IMAGING IN MEDICINE AND SURGERY — IMPACT FACTOR 4.63

ANNALS OF TRANSLATIONAL MEDICINE — IMPACT FACTOR 3.616

ACS ANNALS OF CARDIOTHORACIC SURGERY — IMPACT FACTOR 4.617

TRANSLATIONAL LUNG CANCER RESEARCH — IMPACT FACTOR 4.726

TAU TRANSLATIONAL ANDROLOGY AND UROLOGY — IMPACT FACTOR 2.479

GLAND SURGERY — IMPACT FACTOR 2.16

Cardiovascular Diagnosis & Therapy — IMPACT FACTOR 2.552

ANNALS OF PALLIATIVE MEDICINE — IMPACT FACTOR 1.925

Journal of Gastrointestinal Oncology — IMPACT FACTOR 2.587

TP TRANSLATIONAL PEDIATRICS — IMPACT FACTOR 4.047

Translational Gastroenterology and Hepatology

CHINESE CLINICAL ONCOLOGY

ACR AME CASE REPORTS

mHealth

VATS VIDEO-ASSISTED THORACIC SURGERY

ALES

AOJ ANNALS OF JOINT

AME Publishing Company

Academic Made Easy, Excellent and Enthusiastic
欲穷千里目，快乐搞学术